国家社会科学基金“老年慢性病智慧居家服务模式研究”项目（15BSH123）成果
杭州师范大学省一流学科公共管理学社会保障二级学科点建设成果

老年慢性病患者
智慧居家服务模式

Research on
Smart Home-based Service Model for
Elderly Patients with Chronic Diseases

朱海龙 / 著

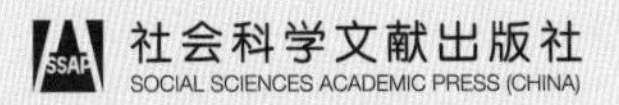

序

当前中国正处于人口老龄化加速发展时期，改革开放以后的社会总抚养比（少年抚养比与老年抚养比之和）持续减小的时期已经结束，社会总抚养比自 2011 年跨过拐点后持续快速增大。特别是，我们过去一直低估快速现代化对人口增长的抑制作用，而人口自然增长率的持续走低和人均预期寿命的延长，使我国老龄化的速度远高于我们过去的多数预测结果，老龄化的程度也远高于一些发达国家在同等发展程度时的情况，即所谓“未富先老”。我国老龄人口总量庞大，老龄化速度又超乎寻常，形成一种“超常规老龄化”，对经济社会发展产生了重要影响。

这本关于老年慢性病患者智慧居家服务模式研究的专著，研究主题更加专门、更加细化，代表着我国社会学以现实问题为导向的特点和分领域发展的深入。

人口老龄化已经成为我国发展面临的严峻挑战之一，传统的养老模式已不足以应对日益严峻的养老问题。在居家养老方面，慢性病问题作为最典型的老年问题，使我国失能老人数量激增，同时降低了老年人生活质量与基本权益保障效率。根据《中国居民营养与慢性病状况报告（2015）》的相关分析与预测，目前我国慢性病死亡人数占社会整体死亡人数的 86.6%，未来 10 年将有 8000 万名中国人死于慢性病，在慢性病群体中，患有高血压的占 25.2%，患有糖尿病的占 9.7%。[①]《中国居民营养与慢性

① 陈燕：《卫生计生委等介绍〈中国居民营养与慢性病状况报告（2015）〉有关情况》，中国政府网，http://www.gov.cn/xinwen/2015-06/30/content_2887030.htm，最后访问日期：2021 年 6 月 21 日。

病报告（2020年）》数据显示，因慢性病死亡的人数比例也会持续增加，2019年我国因慢性病导致的死亡人数占总死亡人数的88.5%，其中心脑血管病、癌症、慢性呼吸系统疾病死亡比例为80.7%。[①] 由此可见，慢性病防治已经成为除最贫穷发展中国家外其他国家的主要疾病负担，是死亡和致残的主要原因。而当前的医疗体系主要针对的是急性疾病，还没有对老年慢性病建立起系统性的、制度化的、充分而完善的社会照护体系。目前，我国对老年慢性病患者智慧居家系统的研究，主要集中在单一的技术建设层面，还缺乏在智慧平台下对老年慢性病预防的相关研究。老年人服务与老年人生活质量不仅是社会问题，也是我国构建新发展格局、推进高质量发展和高品质生活的内在要求。

这本著作从社会医学角度出发，提出了老年慢性病患者智慧居家服务模式，实行老年慢性病照护社区化、智慧化，对于实现传统养老模式的革新提出了可操作的探索性方案，是非常有意义的。

该著作的特点主要体现在以下四个方面。

第一，问题导向。该著作指出，在中国老龄化、社会智能化、信息网络化的发展趋势下，老年慢性病患者智慧居家服务模式的构建要打破“信息孤岛”，运用现代技术实现资源合理配置。该著作十分重视老年慢性病患者照护需求的感知体系与需求平衡体系，也十分注重构建需求导向的现代老年人慢性病服务体系。作者特别强调，要实现社区层次的老年慢性病居家服务智慧化变革，在智慧化的基础上形成家庭、政府、自治组织、社会组织、企业、志愿者之间的协同效应，实现社区层面慢性病患者智慧居家服务资源整合，提高相关服务资源的配置效率。

第二，服务模式的创新意识。该著作强调，老年慢性病患者智慧居家服务系统要遵循人性化、智能化、专业化等原则，提供精细的服务并注重老年人隐私和挖掘潜在需求。在老年慢性病患者智慧居家服务定位与原则方面，作者提出了生活照料、健康、心理监测、社会生活和资源配置的综合服务理论，在老年人服务理论的构建方面进行了创新探索。

---

① 王洋：《国务院新闻办就〈中国居民营养与慢性病报告（2020年）〉有关情况举行发布会》，中国政府网，http://www.gov.cn/xinwen/2020-12/24/content_5572983.htm，最后访问日期：2021年6月21日。

第三，跨学科的研究。作者综合运用社会学、社会医学、社会工作、社会信息学等方面的知识，设计了老年慢性病患者智慧居家服务系统运行的社会支持系统，提出建立开放性、动态性、自我调适、智慧化发展的老年服务体系。

第四，利用多种方法收集资料。作者运用文献研究、实地调查、访谈、数据分析等多种途径收集资料，使这项研究建立在比较扎实的经验材料基础上，也使得相关研究结论和方案有比较好的经验基础。

期望我国社会学界能有更多的这种专门化、细化的问题导向研究成果，这也许预示着我国未来社会学研究发展的一个新趋势。

朱海龙是我指导的一名已经出站的博士后，他邀我为他这本新作作序，我写了以上感想，权作序。

李培林

2021 年 1 月 18 日

目 录

第一章　绪论

一　研究背景及意义

（一）研究背景

当前，中国是世界上老年人口数量最多、老龄化速度较快的国家。1999年，中国60岁以上的人口占总人口的10.0%，开始进入老龄化社会；到2017年底，这个占比已经提高到17.3%，65岁以上的人口已经达到11.4%[①]，60岁以上的人口达到2.40亿人，65岁以上的人口达到1.58亿人；到2030年，中国65岁以上人口将占全部人口比重的20.0%，预计到2050年每3个中国人中就有1个人超过65岁。[②] 中国人口老龄化发展呈现速度快、规模大、程度深、健康水平低以及地域差异大的特征。在中国快速老龄化的同时，由于社会生活的变迁，老年慢性病几乎呈暴发式增长。目前，我国老年慢性病患者人数增长较快，2008年第四次国家卫生服务调查的结果显示，我国老年人慢性病的患病率为43.8%。[③] 因慢性病死亡的人数比例也会持续增加，2019年我国因慢性病导致的死亡人数占死亡总人数的88.5%，其中心脑血管病、癌症、慢性呼吸系统疾病

---

① 廉超、刘慧、林春逸：《以人民为中心的中国城乡居民养老服务均等化研究》，《改革与战略》2018年第8期。

② 隋雨荧、阮云军、吴赛珠：《医养结合养老模式研究进展及我国现状》，《中华保健医学杂志》2019年第3期。

③ 程怀志、郭斌、谢欣、刘艳瑞：《我国慢性病患病率的社会人口学分析》，《医学与社会》2014年第3期。

死亡比例为80.7%。[①] 现有的传统养老模式已经不能适应养老需求和解决养老事业存在的问题。创新养老模式是解决人口老龄化与慢性病普遍化难题的必然要求。人类在进入老龄化社会的同时也逐步进入智慧化社会。要适应中国人口老龄化发展与慢性病患者日益增多的趋势，必须站立在新的智慧社会发展潮头，利用新的社会条件，对中国当前的养老方式进行方式创新与模式突破，只有充分运用全新的社会要素才能满足中国养老服务与慢性病应对日益增长的需求。联合国前秘书长科菲·安南曾经指出："我们正在经历一场静悄悄的革命，它大大超出人口学的范围，给经济、社会、文化、心理和精神均带来重大影响。"[②] 人口老龄化不仅影响老年人的生活，而且关乎每个人以及国家每项事业的发展。在今后很长一段时间，老年人口快速增长的精神物质需求与相对不足的养老服务资源和供给之间的矛盾将是中国老龄事业和产业发展的主要矛盾。因此，以大数据、互联网、云计算、智能科技等智慧社会新要素为推动力，提升养老服务的职业化、专业化、复合化水平，推进养老服务的业态转型，形成涉及医疗护理、生活照料、心理干预的综合性的、系统性的智慧养老服务模式，已经成为中国积极应对人口老龄化问题的题中之义。

（二）研究意义

1. 理论意义

（1）从社会医学角度关注并研究老年慢性疾病患者群体的照护问题，提出老年慢性病患者智慧居家服务，进行理论和实践思路创新；

（2）通过对老年慢性病服务模式进行社区化、智慧化构建与整合，丰富老年慢性病居家服务的研究内容；

（3）通过深入探讨老年慢性病患者智慧居家服务模式，可以弥补我国目前老年福利研究的不足。

2. 实践意义

（1）相关方案可直接应用于老年人慢性病患者的照护实践；

---

① 《国家卫健委：中国有超过一半的成年居民超重或肥胖》，中国新闻网，https://baijiahao.baidu.com/s?id=1686835123867595669&wfr=spider&for=pc，最后访问日期：2021年6月21日。

② 北京大学人口研究所课题组：《全球人口发展趋势及其对世界政治的影响》，《当代世界与社会主义》2012年第8期。

（2）为我国政府加快民生体系建设、完善社会治理提供政策参考、制度保障；

（3）为我国政府全面了解和完善老年慢性疾病患者社区社会工作提供实证资料。

二　主要研究文献述评

随着社会老龄化的加剧，慢性疾病的发病率越来越高，且大多为老年人。[①] 国际社会普遍认为慢性病是指具有一种或一种以上特性的疾病或病况，如患病时间长，有不可恢复的病理状况，会遗留残障，视病况需要不同的复健训练，需要长期追踪照护等，称为慢性病。[②] Edward L. Bortz 率先将慢性疾病或病况称为 The chronic invalid（Bortz，1948）。当前，慢性病防治已经成为除最贫穷发展中国家外其他国家的主要疾病负担，也是死亡和致残的主要原因。而现有卫生保健系统是围绕分散短暂的急性保健模式组织的，不能满足许多患者，特别是慢性病患者的需求。因此针对慢性病照护的模式主要有两个。

一是慢性病照顾模式。此模式以系统改变为前提，强调团队照护及医病协商（collaborative decision making），此模式亦可应用于初级预防和健康行为改变，但须更加延伸强调小区资源与政策。[③] 二是慢性病的创新照护模式，世界卫生组织（WHO）于 2005 年提出慢性病的创新照护模式（Innovative Care for Chronic Conditions Framework，ICCC）；此照护模式包括三个层次：微观层次（患者及其家属）、中间层次（卫生照护机构及小区）与宏观层次（政策及财务资源筹措）。此照护模式以患者、卫生照护团队及小区“三位一体”之伙伴关系为中心，强调族群导向。[④]

---

① 熊富林：《LTE 多模终端快速功率校准方法的研究与实现》，硕士学位论文，北京邮电大学，2014，第 1 页。

② 刘贵平：《我国农村慢性病老年人的贫困风险分析》，《重庆科技学院学报》（社会科学版）2017 年第 10 期。

③ Joann M. Burkholder, Howard B. Glasgow, Nora Deamer-Mella, “Overview and present status of the toxic Pfiesteria complex（Dinophyceae）,” *Phycologia* 40（2001）：186 – 214.

④ JoAnne E. Epping-Jordan, Gauden Galea, Colin Tukuitonga, et al., “Preventing chronic diseases: taking stepwise action,” *The Lancet* 366（2005）：1667 – 1671.

两种模式主张在慢性病治理模式上应由急性保健模式转向慢性保健模式；在治理方式上应采取健康系统与社区相结合的社区化方式①；在治理程序上都强调早期干预与预防。但国外的研究集中在卫生保健模式的改变上，主要以慢性疾病群体为主，较少考虑老年慢性病的照顾。而老年慢性病的社区化方式需要与社区居家服务相结合，如何将公共卫生系统体系等社会资源与老年慢性病居家服务相结合还需要进一步研究。而英国生命信托基金会（2008）提出的智慧居家养老（Smart Home Care）为慢性疾病居家服务提供了新的思路，但其具体模式为患者—信息技术—医生的格式②，对老年慢性病患者的服务趋向技术化、个体化、生产化、商品化，缺少整体的社会、政策、法律支持，更缺少对老年慢性病患者的心理与社会关怀，因此其关于老年慢性病的照护仍主要局限在生物医学方面。

从当前国内的研究来看，对老年慢性病照护的研究主要是医学界的生物医学模式，关注的仍然是老年慢性病的身体照护、疾病的相关性、影响因素③，探究老年慢性病患者的常见心理问题及护理措施、慢性病患者的医养结合④，对老年慢性病的居家服务还较少有深入的、针对性的研究，尤其是从社会医学角度，针对慢性病的特点开展身体、心理、社会的整合、全程（包括预防、治疗和康复）照护的研究还鲜见。少数学者对老年慢性病患者使用非处方药的个体经验进行探究，⑤ 分别对农村和城市的老年慢性病患者的长期照护服务意愿、影响因素、服务体系进行研究。这几年，对老年慢性病患者的居家养老服务介入机制研究增多，比如，要加强通过对家属干预来提升慢性病患者自我管理能力的相关研究⑥；社区居家

---

① The International Council of Nurses, "Code of Ethics for Nurses," *International Nursing Review* 47 (2000): 138 - 141.

② Epstein, et al., "Measuring patient-centered communication in Patient-Physician consultations: Theoretical and practical issues," *Social Science and Medicine* 61 (2005): 1516 - 1528.

③ 李烨、胡世莲：《老年慢性病患者铁代谢异常与慢性病的相关性》，《中国临床保健杂志》2019 年第 4 期。

④ 张萍、沈凤杨、春芸、张丹霞：《医养结合理念用于老年慢性病患者住院管理的价值》，《中医药管理杂志》2019 年第 12 期。

⑤ 徐贺：《慢性病老人使用非处方药的个体经验的探究——以厦门市 Y 社区为例》，硕士学位论文，厦门大学，2018，第 22 页。

⑥ 曾巧妹：《居家慢性病老人自我管理能力的社会工作介入研究——以 H 市 X 社工机构的居家养老服务为例》，硕士学位论文，厦门大学，2018，第 20 页。

养老的慢性病护理服务设计研究、社区综合干预老年慢性病患者照护研究[①]；居家老年慢性病患者自我管理能力的社会工作介入研究[②]。特别是，针对现在“421”家庭结构模式，分析老年慢性病患者的家庭照顾负担、功能与自我管理行为，并结合养、护、医“三位一体”对智慧居家养老服务的精细化研究[③]，研究连续护理模式在老年慢性病护理中的应用效果，认为连续护理模式可有效改善老年慢性患者的护理质量，在饮食、生活、运动、用药等方面为患者提供有效的指导[④]。

随着智能信息技术对社会生活的渗透，2010 年前后，国内“智能养老”“智慧养老”的概念被提出，中国人民大学信息学院成立了智慧养老研究所。2015 年初通过的具有开拓意义的《北京市居家养老服务条例》《天津市养老服务促进条例》都不约而同地提到要运用信息网络服务平台开展老年人服务，但对如何具体运用则还需要进一步探讨。大多数学者对智慧养老的内涵、意义、需求、机遇等进行了初步的关注和研究[⑤]，并对我国“互联网+”智慧养老的服务现状进行研究，认为“互联网+”居家智慧养老有助于实现资源的有效配置，减轻老年人社会孤寂程度，为老年人提供全方位的健康服务，提高老年人的满意度[⑥]。少数学者对互联网、大数据、智能技术等与养老结合的智慧养老模式进行了深入研究，认为通过使用信息化手段，普及智能沟通交流渠道和技术，不仅能有效监测老年慢性病患者的健康与生活[⑦]，还能有效增强老年人的自我保护意识、自我照顾能力和心理应激水平[⑧]。以社区为核心搭建智慧养老模式可以解决居

---

① 林浩：《社区居家养老的慢性病护理服务设计研究：以广州为例》，硕士学位论文，广东工业大学，2017，第 2 页。

② 曾巧妹：《居家慢性病老人自我管理能力的社会工作介入研究——以 H 市 X 社工机构的居家养老服务为例》，硕士学位论文，厦门大学，2018，第 20 页。

③ 王宏禹、王啸宇：《养护医三位一体：智慧社区居家精细化养老服务体系研究》，《武汉大学学报》2018 年第 4 期。

④ 王艳凤、梁珍伟、叶芳飞：《连续护理模式在老年慢性病护理管理中的应用思考》，《中医药管理杂志》2019 年第 3 期。

⑤ 左美云：《智慧养老的含义与模式》，《中国社会工作》2018 年第 32 期。

⑥ 李宝娟、孙晓杰：《我国“互联网+”居家智慧养老现状分析》，《卫生软科学》2019 年第 3 期。

⑦ 文荣强：《运用大数据构建智慧居家养老服务模式》，《重庆文理学院学报》2019 年第 3 期。

⑧ 梁春艳：《“互联网+”背景下社区慢性病老人健康养老新思路》，《中小企业管理与科技》2017 年第 19 期。

家养老所面临的诸多问题，对社会工作介入智慧居家养老服务路径、打造居家社区智慧养老模式进行了深入研究①，但针对老年慢性病患者智慧居家养老的关注仍然不够，且对智慧养老与老年慢性病患者养老相结合的研究还亟待深入。

从上述研究综述可以看出，国内外相关研究为本研究奠定了较好的基础。但是，我们也要看到以往研究存在的不足，主要表现在生物医学研究较多，深层次、系统性的社会医学理论和有针对性的实证研究比较缺乏上。具体表现为：（1）研究很少有针对老年慢性病的专门研究，忽略了老年慢性病的特性及需求；（2）即使有针对老年慢性病的研究，也主要从生物医学角度出发，关注的是老年慢性病患者身体层面的医药卫生探讨，偏重于身心自理障碍及其工具使用，和医药治疗、资金筹集等，忽略了慢性病预防等需求，缺乏对心理尤其是社会层面的照护研究；（3）已有研究没有反映最新技术引起的社会生活变化，都是在传统递送服务模式框架下开展的，较少在智慧平台下开展综合研究。本研究将依据慢性病走向社区化的照护方式发展趋势，在社会生活日趋智慧化的背景下，研究老年慢性病患者智慧居家服务模式。

三　研究问题的提出

人口年龄结构与疾病发病率密切相关，衰老会使老年人机体适应能力、抵抗能力下降，从而使老年人罹患各种慢性病的概率增大。老年慢性病已成为威胁老年人健康和生命的主要疾病，极大地影响了生命质量，成为社会和家庭关注的重点。《2016 年全球疾病负担研究》结果显示，2016 年慢性病死亡人数快速增加，死亡人数最多的三类疾病及死亡人数为：心脑血管疾病 1760 万人、肿瘤 893 万人、慢性呼吸系统疾病 354 万人。2006 年到 2016 年，糖尿病导致的死亡绝对数和过早死亡寿命损失年分别增加了 31.1% 和 25.3%；肿瘤死亡人数增加了 17.8%，从 758 万人上升到 893 万人；肺癌和乳腺癌死亡人数都有所增加，肺癌死亡人数从 144 万人上升到

① 何世亮：《社会工作介入智慧居家养老服务路径探索》，《辽宁经济管理干部学院学报》2018 年第 6 期。

171 万人，乳腺癌死亡人数从 46.6 万人上升到 54.6 万人。[①] 目前我国慢性病死亡人数占总死亡人数的 86.6%，未来 10 年将有 8000 万名中国人死于慢性病，在慢性病群体中，患有高血压的占 25.2%，患有糖尿病的占 9.7%。[②] 可见慢性病已成为除最贫穷发展中国家外其他国家的主要疾病负担，是死亡和致残的主要原因。而当前的医疗体系主要针对急性疾病，还没有对老年慢性病建立起系统性、正式化的、充分而完善的社会照护体系。

当前知识界已基本达成共识，医学不是一门纯科学的世界，在当前阶段无法查明诸多慢性病的所有病因，因此构建可持续、综合性、系统化的老年慢性病照护体系对于老年慢性病患者来说非常重要。尤其是在社会生活日趋智慧化的背景下，现有研究与应用没有老年慢性病的预防，也没有反映最新技术引起的社会生活变化，大都是在传统递送服务模式框架下开展的，较少在智慧平台下开展综合研究与应用。随着社会老龄化加剧，慢性疾病发病率越来越高，老年慢性病患者群体的养老问题已经成了亟须解决的难题，而构建以社区为基础的老年慢性病患者智慧居家服务模式是解决这一难题的重要举措。目前，对于老年人居家智慧系统的研究主要在技术层面，而对整个服务架构、终端、系统运行及用户需求研究甚少，难以有效满足老年人特别是老年人慢性病患者的需求。慢性病患者智慧家居服务模式以增强慢性病患者的自我照顾能力和提升社会服务供给能力为目标，整合政府、社区、医院、志愿者等服务资源，从模式现状、理论基础、服务过程等方面分析慢性病患者需求、系统运行、结构特点以及问题现状，探讨如何构建以社区为平台的老年慢性病患者智慧居家服务模式，从而有效地满足老年慢性病患者的多方面服务需求。

本研究将依据慢性病走向社区化的照护发展趋势，从社会医学角度出发，构建一个依托现代智能科技（如物联网、互联网、社交网等），以社区老年慢性病患者为核心，以提高社会服务供给能力和增强老年人自我照

① Theo Vos, Amanuel Alemu Abajobir, Kalkidan Hassen Abate, et al., "Global, Regional, and National Incidence, Prevalence, and Years Lived with Disability for 328 Diseases and Injuries for 195 Countries, 1990 - 2016: a Systematic Analysis for the Global Burden of Disease Study 2016," *The Lancet* 390 (2017): 1211 - 1259.

② 顾景范：《中国居民营养与慢性病状况报告（2015）解读》，《营养学报》2016 年第 6 期。

顾能力为目标，以上门服务和社区日托为主要形式，整合社会服务资源，为老年慢性病患者居家养老提供生活照料、紧急救援、康复护理和精神慰藉服务的老年慢性病患者智慧居家服务模式。本研究致力于找到老年慢性病患者智慧居家养老需要什么样的服务，如何更好地提供这些服务，让老年慢性病患者的晚年生活能够更有质量、更有尊严和更有幸福感。研究预期目标上将以应用性为主，学术性为辅，以已有的研究作为起点，既要填补研究空白，又要有的放矢。因此，需要对慢性病患者需求进行深入的研究，以建构老年慢性病患者智慧居家服务模式为核心，研究的预期目标主要是应用性目标，提出的现实问题主要包括两方面。

（1）总体目标：如何构建老年慢性病患者智慧居家服务模式，建构怎样的老年慢性病患者智慧居家服务模式？

（2）具体目标：①如何在社区层次促进老年慢性病居家服务的智慧化？②如何在智慧化的基础上，依托社区，构建家庭、政府、基层群众性自治组织、社会组织、企业和志愿者之间的关系？③如何在社区层次促进慢性病患者智慧居家服务资源整合？④如何进行效益评估？

四　研究设计

（一）研究视角

从已有的研究和实践资料来看，老年慢性病照护的研究主要是医学界的生物医学模式，关注的仍然是老年慢性病患者的身体救护，因此已经远远不能满足当前中国老年慢性病患者的需要。所以，在社会生活日益智慧化的背景下，本研究选择以社会医学为研究视角，并进一步在此基础上构建老年慢性病患者智慧居家服务模式。社会医学是从社会学角度研究社会因素对个体身体、生理的作用及其发生、发展的规律，并在改进社会服务，促进社会完善的基础上消除、减缓人们的身体、生理和心理等方面的疾病，从而使人类的生活达到一种完整的健康化状态[①]。社会医学理论主要关注以下四个方面。

① 杜敏：《浅析生物－心理－社会医学模式》，《成功》（教育）2013年第5期。

1. 环境、认知与意识

与通常的急性疾病治疗关注点不同，社会医学除了关注疾病外，对环境（包括自然、社会和心理三个方面）给予特别的关注。同时，由于人们的经历、所处的环境及年龄差异，每个人对健康都有不同的理解和认知，即健康意识或信念。健康意识或信念较好的人会自觉保护健康，并采取积极措施预防疾病，反之就会忽视健康保护。目前，我国老年慢性病患者人数增长较快，越来越多的老年慢性病患者的数据显示出社会因素正在成为人们患病的主要因素之一，人们的致病原因已经由传统的身体、生理因素向环境、社会因素转变，疾病的环境预防、生活认知与介入乃至社会调适在人们的身体保健过程中都已经上升到与疾病治疗具有同等重要甚至更为重要的作用，而对这一巨大变化，人们与社会显然还没有充分意识到，对慢性病危险因素的预防比较欠缺。而社会医学恰恰从社会学角度研究各种慢性病危险因素，尤其是社会环境因素对健康、疾病的作用及规律，促使人们与社会改变对疾病及其应对方式的认知，为慢性病制定疾病预防、治疗与康复措施，从而促进人们健康意识的转变，确保人们的身心健康和社会活动能力平衡，并为提高慢性病患者的生活质量提供医学依据。智慧居家服务系统具有高强度的生活监控与社会数据收集能力，它注重提高老年人对慢性病的健康管理认知，并且通过服务平台宣传养生知识及慢性病的影响因素，远程监测老年人的健康情况并适时反馈、介入、干预调整老年慢性病患者的生活环境、健康认知与意识，注重管理老年慢性病患者的身体、心理与环境的互动，对老年慢性病的预防和照护具有重要作用。

2. 社会行为与生活方式

社会医学理论关注人们的社会行为与生活方式对人们身体健康的影响，甚至直接指出诸多疾病实际上为“生活方式病”或者“社会行为病”。当然，“社会行为病”从根本上来说是指影响生活方式从而导致身体疾病的那一部分的行为原因。社会医学行为理论认为，生活中的行为的启动和维持是一定疾病发生、发展的重要原因，这些行为存在一定的社会化心理动机，如研究表明，吸烟和饮酒与心理动机和社交有关。同时，行为的发生不仅与其价值和实现的可能性有关，还与其实现的时间相关，如人们明知吸烟可以致癌，但是大多数人为何不愿意戒烟？因为患病具有滞后性，只有事情发生了才会引起重视。所以大多数人都在社会生活中不自觉地形成了不利于身体健康的行为习惯、生活方式，日积月累，最终成为身体上各种慢性疾病暴发的重要原因。因此他们都缺乏对疾病的预防，且大多数都是事后采取措施。老年慢性病患者由于年轻时长期对健康防护缺乏必要的预警，才使得在年老时健康被各种疾病侵蚀。智慧居家养老服务基于社会医学行为理论，利用社区平台技术和社会服务资源，实现与老年人的友好、自主式、个性化智能交流，实时监测、分析和提示老年人的社会行为与生活方式等情况，有效督促老年慢性病患者减少不健康行为，促进慢性病患者的治疗和康复。

3. 社会压力

除环境、遗传、不当的健康认知、行为生活方式等外，社会压力也是慢性病产生的主要因素。现代社会生活的快节奏、强竞争导致社会压力无处不在，这也是导致现代人精神不济、慢性病缠身的主要因素之一。无论是研究者的访谈还是已有研究都表明，社会压力会使身体系统发生某些潜在的病变，成为一种潜在的致命因素，并且不为人所知。

4. 其他致病的社会因素

从笼统上说，致病的社会因素也包括社会压力，只是它更加关注社会的宏观方面。但随着生产社会化和科技现代化，越来越多的医学技术成就阐明了社会因素对健康与疾病有着不可忽视的作用①。美国一项关于人类死亡原因的调查显示，社会因素占死亡影响因素的77%②。社会医学中的社会因素包括人们的卫生习惯、卫生条件、医疗卫生状况、生活条件、居住环境、人口流动、风俗习惯等。老年慢性病是多种致病的社会因素长期综合作用的结果，诸如老年人心脏病、脑血管病等。许多慢性病的社会因素的发生、发展具有综合性、复杂性和长期性，个案化的应对方式往往无法有效处理。

总之，从社会医学的角度来看，不利的社会因素，尤其是不当的健康认知、行为、生活方式、压力等也是慢性病产生的重要因素，与生物

---

① 李晗：《长春市某区直机关公务员健康现状及影响因素分析》，硕士学位论文，吉林大学，2011，第28页。

② 《社会医学科研课题疾病发生和防治》，医学教育网，http://www.med66.com/yixuebaike/yixuewanhuatong/lj1502107255.shtml，最后访问日期：2019年5月9日。

学因素几无二致，且在某种意义上甚至可以说是慢性病的主要诱因，却又被当代医疗照护体系所忽略。因此，从慢性病理论基础归于现实研究，我们可以知道慢性病影响因素的复杂性决定了老年慢性病患者多元化的服务需求。

因此根据本研究的目标与社会医学的基本理论，应当从以下方面分析老年慢性病患者智慧居家服务模式的构建。

第一，关注老年慢性病患者致病的高危因素。

社会医学的“高危”理论关注高危人群和高危因素，认为医疗卫生服务的重点是关注高危险性：高危人群、高危环境、高危反应。社会医学中的高危人群是指容易受疾病侵扰的人群，包括处于高危环境、对环境有高危反应，以及有高危行为的人群，如妇女、儿童、老年人，处于职业危害、生活环境污染、外来务工的人群，以及吸烟、酗酒、不良行为人群等[①]。高危环境包括自然环境、社会环境和心理环境。如人际关系紧张、失业、离婚、丧偶等属于高危心理环境；经济危机、社会保障缺乏、公共事业落后等属于高危社会环境等。高危反应往往与自身的健康状况、生物遗传和生活经历等相关，当一个人的身心受到来自外界因素的高强度和连续的社会刺激后，会导致一些身体机能发生疾病。高危人群、高危环境、高危反应都有其特定的生理和心理的作用机制，通过中枢神经、内分泌和免疫系统，降低机体的防御能力，引起机体与环境平衡失调，导致疾病发生。而老年人既是高危人群，又面临“独居”在家的高危环境，还因长期疾病折磨具有高危反应，因此他们成为患各种疾病尤其是各种老年慢性病的主要人群。

老年慢性病患者智慧居家服务模式尤其关注老年慢性病危险因素。老年慢性病危险因素是指增加老年慢性病患者疾病或死亡发生的可能性因素，虽然目前并无可靠的证据证明该因素的致病效应，但是许多因素与慢性病有一定程度的相关联系，当消除或预防该因素时，疾病的发生率或死亡率也会随之下降。在病因学研究中，将这种与慢性病发生有关的因素称为慢性病危险因素，具体包括：环境危险因素、行为生活方式危险因素、

---

① MBA 智库百科：《社会医学》，MBA 智库网，https://wiki.mbalib.com/wiki/%E7%A4%BE%E4%BC%9A%E5%8C%BB%E5%AD%A6，最后访问日期：2019 年 6 月 5 日。

生物遗传危险因素、医疗卫生服务中的危险因素等。目前，人们已经逐步认识到除生理、遗传等生物学因素外，错误的社会认知，不合理的工作与生活方式，过大的社会压力等社会因素也是慢性病的危险因素。WHO 指出，抽烟、非健康的饮食习惯及体力劳动缺乏是导致慢性病的主要危险因素，这三种因素都属于缺乏正确的健康意识和行为所产生的不良生活方式的范畴。因此，老年慢性病患者智慧居家服务系统的理念设计要走出传统的对慢性病患者服务治疗—医药为主的模式，结合各种可能影响老年人健康的因素，从整体的角度，采用综合干预的方式，利用智慧平台，广泛收集数据，并集成大众数据和小众数据，在大众数据的基础上从宏观上整体分析各种慢性病发生的社会因素；在小众数据的基础上分析个体患慢性病的特殊致病因素，从而有针对性地开展社区老年慢性病预防、治疗、管理和康复等，促进老年人健康、积极老化，提高老年人生活质量与满意度，并在此基础上进一步构建科学、规范与有效的老年慢性病患者智慧居家服务系统。

第二，生理、心理、社会积极健康观与整体健康观。

整体医学观把人当作一个具有身体、生理、心理、社会活动的有机整体，是自然性和社会性的统一体。WHO 认为，健康不仅仅是指没有疾病或没有身体虚弱，健康还应该是一种身体、心理和社会的完好状态，是生物、心理和社会的三维组合。从生理角度看人的健康，主要是检查身体的各项指标是不是在正常范围内；从心理角度观察人的健康，主要是看一个人内心是否达到一种动态的平衡状态、有无自我调适能力、能否正确判断自己与外界的关系等；从社会角度衡量人的健康，主要涉及个体的社会行为能力、社会适应性、生活方式调控、人际关系处理和应付各种事件的能力①。随着人们对健康的需求日益增加和多样化，积极的健康观不满足于身体的无疾病状态，还对生命质量和健康水平提出更高的要求，它甚至要求营造对身心有利的健康的人际关系与和谐的社会氛围。老年慢性病患者疾病缠身之后，一方面，疾病会带来身体不适；另一方面，老年人又担忧成为子女的负担，产生悲观、孤独、绝望的心理，加重疾病。在这种情况

---

① 刘稳：《云南大学大学生生命质量影响因素研究》，硕士学位论文，云南大学，2014，第 9 页。

下，老年人不仅需要身体疾病的医药治疗，更加需要家庭或社区工作者积极的心理干预。智慧居家服务平台不仅利用先进的传感设备实时监测老年人的身体表征，提供个性化的慢性病医疗急救知识、康复护理常识，还通过智慧平台提供在线咨询与交流谈心服务。老年人通过远程视频服务系统随时与在外上班的子女、亲戚、朋友对话，在综合服务平台与同龄人玩游戏。通过平台可以缓解老年人的心理压力，丰富其精神生活，满足老年人的精神慰藉的需求，延伸老年人的社会活动范围和提升老年人的社会活动能力等。

第三，强调慢性病防治与健康管理中社会因素的主导作用。

随着社会经济的发展和生物医学技术的进步，愈来愈表明社会因素对健康与疾病有着重要作用。因此，针对老年慢性病患者的医疗救助服务也应从单纯的医药治疗方面扩大到预防保健、生活照料、精神慰藉和社会支持服务方面。老年慢性病患者智慧居家服务应依据社会因素与老年人健康和疾病之间的相互作用及其规律，整合社会资源以支持老年人的疾病治疗、健康管理和生活照料，通过分析导致慢性病的社会因素，及时采取预防措施，尽量减少或排除各类健康危险的主要社会因素，为老年人制定有助于增进健康的社会保健方案，为老年慢性病患者提供全方位的社会服务，保护和增强老年慢性病患者的身心健康和社会活动能力，提高生命质量，提高老年人的健康水平。

第四，突出要求全员、全过程参与。

疾病与健康越来越得到全社会的共同关注，老年慢性病患者的居家服务更是应该得到人们的关心与参与。老年慢性病患者关系到对人类社会中的弱势群体的照护，从理论上来说，每一个因素都可能是慢性病的致病因素，每个人都可能是老年慢性病的潜在患者，每个时刻都有可能引发慢性病，因此老年慢性病的防治需要全社会、全过程的积极参与。老年慢性病致病原因的社会性、复杂性和综合性，要求与老年慢性病患者相关的人员全员参与，只有这样才能从根本上改善老年慢性病患者的健康状况。因此全员参与观强调老年慢性病防治、康复等必须由只重视生物医学方法防治疾病，仅由医院开展疾病治疗的单项式的治疗行为转为政府、社区、社会组织、社工、志愿者、亲友、邻居、老年慢性病患者等配合协作，各用所长、各尽所职的方式，动员和规定全社会参与的综合性社会干预与协调行为，使老年慢性病患者智慧居家服务成为社会发展的一个重要组成部分。因为老年慢性病的发生是在社会中进行的，人的社会性甚至加剧了老年慢性病的发生和发展，同样，疾病的防治、康复等也需要得到社会各部门、各群体，乃至老年慢性病患者本身的配合，而不是医疗部门能够独自完成的。老年慢性病患者智慧居家服务模式的服务对象是老年慢性病患者，服务主体不能局限于家庭和社区成员，要把政府、医院、社区、志愿者、社会组织等主体拉入服务队伍，团结社会各界力量，为老年慢性病患者营造一个整体化的照护环境。

与此同时，老年慢性病患者的照护内涵也应发生多重意义的转变：从权威医疗导向转变为自我责任，从身体功能转变为心理社会冲击，从单向度定义转变为整体人文环境的考量。也就是说，老年慢性病患者照护需要从理念、模式、内容进行整体转换，照护理念从传统医疗救济、资金耗费、单向服务、被动参与向医疗－生活－精神慰藉服务、服务券消费、多元化服务、主动参与转变；照护内容从单一的生物医学治疗向社会医学的整体居家服务转变；照护模式从传统的家庭养老、机构养老向智慧居家养老服务转变。老年慢性病患者智慧居家服务系统的理念设计不同于传统的慢性病患者治疗以医药服务为主，而是结合社会医学理论中的生理、心理及家庭居住环境甚至整个社会因素，在全社会参与的基础上，有效整合社区服务资源，构建一个慢性病预防，加强社区老年慢性病管理，提高老年人健康水平的智慧综合服务平台，为老年慢性病患者营造一个舒适、和谐、亲切的整体化、智慧化社区照护环境。

从社会医学的理论基础归于现实研究，现有国内外智慧化居家服务总体状况呈现资源零散、个体化操作少、实践性低的特点，缺乏系统性理论基础做支撑。随着老龄化进程的加速，人类疾病谱发生了转变，传染性疾病已经成为过去式，慢性非传染性疾病是人类的主要疾病，这对当前的医学模式也提出了挑战，传统的生物医学模式已经不能满足慢性疾病的治疗和预防，必须向生物－心理－社会医学模式转变。社会医疗卫生服务的内容也从单纯治疗扩大到预防保健，从生理扩大到心理，从医院服务延伸到家庭和社区，从单纯的医疗技术措施扩大到综合的社会化服务。这种社会化服务需要吸收现代信息技术，结合慢性病社会医学的高危理论、生物－心理－社会健康理论、全员参与理论、社会因素理论，分析这些理论在老年慢性病发生和防治过程中的作用，确定社区、家庭、志愿者等在智慧居家养老服务中的角色，构建能满足老年慢性病患者健康、心理需求的智慧系统，指导老年慢性病的管理、预防、治疗、康复护理等。

（二）基本概念

1. 老年人

不同的社会文化对老年人的认定大不一样，因此人们识别老年人的方法、标准、路径往往大相径庭：有些人根据生理年龄来划分老年人，有些人根据心理阶段来划分老年人，有些人根据离开母体的生存时间来划分老年人，有些人根据社会角色来划分老年人，有些人认为有了孙子孙女标志着开始进入老年，有人认为退休即标志着人已经进入老年。WHO 划分老年人的标准是发达国家 65 岁为老年人，发展中国家 60 岁为老年人①。中国古代曾将 50 岁作为老年人的起始年龄。综合我国当前的社会特点、文化惯性、制度规定，还有本研究的需要，我们确定年龄在 60 周岁以上，且退休在家的为老年人。

2. 慢性病

美国慢性病委员会对慢性病的定义是患有一种或一种以上特性的疾病或病况，具有患病时间长，病理状况难恢复，会导致机体残障或视病况不同需要的治疗康复以及需要长期追踪照护等特点。本研究把慢性病认为是具有一种或多种复杂原因，患病时间长，不直接致亡，需要长期照护的病理状况。目前老年人患有的慢性病种类主要有脑血管病、慢性阻塞性肺部疾患、高血压、糖尿病、类风湿性关节炎和缺血性心脏病等。很多慢性病早期检测困难、中晚期难以治愈，所以对其进行综合性、系统性的预防、管理、治疗与康复已经成为重中之重。而目前国内针对老年慢性病的对策主要集中于身体医药治疗方面，忽略了慢性病的预防和心理、社会层面的干预、介入。由于人力的日渐珍贵，家庭模式与家庭生活的变化，在传统的家庭护理难以为继的情形下，无论从身体上、心理上，还是社会生活上，老年慢性病患者都有迫切的智慧居家服务的需要。

3. 老年慢性病患者

老年慢性病患者是达到国家法定退休年龄、患有或者可能患有一种或

---

① 本刊编辑部：《划分中老年人年龄的标准》，《中国自然医学杂志》2001 年第 4 期。

一种以上疾病或病况（患病时间长，不直接致亡，需要长期照护等）的居民。老年慢性病患者除本身患有的慢性病外，往往伴有一系列的心理“疾病”现象，如因为患病而产生的焦虑、自责、悲观、自暴自弃的心理，有时表现出绝望厌世、抑郁少言、急躁的特质，这也是日常人们所称的“老小孩”现象，就是越老性格变得越像未成熟的孩子，其家庭活动与社会参与等功能都可能出现功能紊乱的现象，令家人、亲戚、朋友、邻里等有所不适。此外，老年人所处的多元复杂的环境、社会因素等都可能是导致慢性病的重要缘由。老年人由于年龄、身体、社会等因素，因而具有典型的脆弱性，且更多地面临高危的生活环境与具有更多的高危因素，更易发生高危行为，使每个老年人事实上都是老年慢性病的潜在患者。而在传统的健康观里，人们总是忽视各种慢性病的非身体致病因素，从而导致中国老年慢性病患者死亡率非常高。因此本研究的老年慢性病患者包括老年慢性病的潜在患者。事实上就是由于身体、心理、社会等因素，老年人本身的脆弱性导致所有的老年人都是慢性病的潜在患者，也只有从他们入手进行研究，才能真正做到提前预防，化被动为主动，对老年慢性病进行整体化、综合性的干预，才能真正达到本研究的目的。

4. 居家养老服务

居家养老服务是指以家庭为核心，以社区为依托，以专业化服务为依靠，为居住在家的、有照顾需求的老年人提供上门护理、日间照料、托养服务以及志愿者帮扶、邻里互助等多种服务，营造一个使老年人特别是老年慢性病患者能够自立并提升其尊严的社区生活环境。服务内容包括生活照料与健康指导，疾病治疗与医疗服务，心理咨询与精神关爱服务以及社区参与和社会互动服务等，服务形式有多种：在社区创办老年人服务中心，直接为老年人提供上门居家服务；专门的社会服务机构（包括公益机构、商业机构等）提供的上门服务；由经过专业培训的服务人员上门为老年人开展居家服务；志愿者、邻里乡亲等提供的帮助性居家服务等。基于老年人的特殊需求，传统文化与现实国情，居家养老服务无疑是最人性化并为大多数老年人所向往与追求的，应该成为中国社会养老服务体系建设的基础。

5. 老年慢性病患者智慧居家服务模式

老年慢性病患者智慧居家服务模式是指依托社区，利用信息化的现代智能科技（如智能数据监测、储存、传输、分享系统，互联网，社交网，物联网，移动计算等）以老年慢性病患者为核心整合社会资源以支持老年人的疾病治疗、健康管理和生活服务，对老年人身体信息、心理状况、生活情形等自动监测、预警甚至主动处置，使这些建立在社区平台上的技术在增强老年人自我照顾能力的同时更好地整合、利用社会服务资源，实现与老年人的友好、自主式、个性化智能交互，从而协助老年患者预防慢性病及其合并症的发生，加强对慢性病的治疗与康复，并尽可能地保存老年慢性病患者身体、心理与社会功能。智慧居家养老可化解人口老龄化所带来的照顾风险，且兼顾民众的健康需求、医疗质量与成本控制及增加民众参与度，从而呈现社区照顾活力，实现可持续性。①

（三）分析框架

本研究的核心问题是如何整合社会资源，构建以社区为导向的老年慢性疾病智慧居家服务模式，主要解决五个问题。（1）老年慢性病患者照护为什么要社区化、智慧化？（2）当前老年慢性病患者智慧居家服务发展的现状是什么，存在什么问题以及未来的发展方向是什么？（3）以社区为导向的老年慢性病患者居家照护需要什么样的服务？（4）如何依托社区实现老年慢性病患者居家照护的智慧化服务？（5）老年慢性病患者智慧居家服务模式需要哪些社会支持制度来保障其运行？

围绕核心问题，总体框架如下。

（1）基础理论研究。通过查阅和整理国内外有关文献资料，阐述选题的背景和意义，智慧居家服务模式的概念界定，理论基础和思想渊源，理论依据和相关假定。

（2）老年慢性病患者智慧居家服务模式建构必要性分析。主要解决为什么要构建老年慢性病患者智慧居家服务模式。一是从人口结构变化分析老年人照护压力日增，二是从家庭结构功能变化分析智慧居家服务模式的迫切性，三是从传统养老模式功能分析其改革探索较为艰难，四是从老年人口特征、需求及社区特质和优势分析慢性病照护社区化的必要性，五是从社会网络化、智能化以及照护智慧化分析老年慢性病患者智慧居家服务

---

① 朱海龙：《老年慢性病智慧居家养老服务定位研究》，《湖南师范大学社会科学学报》2017年第5期。

的必要性，六是从成本效用和业态的角度比较分析老年慢性病患者智慧居家服务的必要性。

（3）老年慢性病患者智慧居家服务发展现状、问题与未来发展方向研究。主要从国内外老年慢性病患者智慧居家服务现状研究当前我国老年慢性病患者智慧居家服务存在的问题并进一步明晰老年慢性病患者智慧居家服务的未来发展方向：一是国内外老年慢性病患者智慧居家服务模式发展现状分析，二是分析当前我国老年慢性病患者智慧居家服务存在的问题，三是研究未来老年慢性病患者智慧居家服务的发展方向。

（4）老年慢性病患者智慧居家服务定位、原则、内容和方式研究。主要从社会医学角度出发解决老年慢性病患者智慧居家服务应该提供的服务。一是老年慢性病患者智慧居家服务定位研究，主要解决老年慢性病患者智慧居家服务属于什么服务，服务什么，应当做什么，可以做什么，怎么做。二是基本原则包括哪些。这主要是解决智慧居家服务模式中智慧系统、社区和各种服务供给主体的角色、定位、功能等。三是服务内容，主要解决智慧服务系统应该为老年慢性病患者提供什么样的服务。四是老年慢性病患者智慧居家服务方式，主要解决智慧居家服务如何为老年慢性病患者提供服务。

（5）老年慢性病患者智慧居家服务系统构成、建设与运营研究。主要从社会医学角度出发解决智慧居家服务如何提供服务：一是社区层次智慧居家服务系统构成，主要包括智能系统、配套保障系统、社区和社会支持系统；二是老年慢性病患者智慧居家服务系统建设，主要包括社区服务能力建设和社区服务智慧化建设。

（6）老年慢性病患者智慧居家服务社会支持制度研究。在结合访谈、实地调查等实证资料的基础上，完成以社区为导向的老年慢性病患者居家服务模式构建的环境测评、资源分析等可行性研究，从社区组织结构、政府扶持政策、资金投入、社区软硬件设施以及社区治理体制等方面进行评估并提供方法与路径。主要包括智慧居家设施保障制度，智慧居家医疗卫生制度，智慧居家长期护理保障制度，智慧居家人才保障制度，智慧居家社会保障制度，智慧居家社会资源利用制度和服务效益评估制度等。

（四）基本思路和研究方法

1. 基本思路

（1）研究内容基本思路。首先，在文献研究和借鉴国内外相关经验基础上，为本研究相关定义和智慧居家服务模式的构建与支持提供理论上的支持；其次，结合相关访谈资料对社区老年慢性病患者群体性特质进行分析；再次，在结合深度访谈资料的基础上，以该群体的老年居家服务需求为导向，在智慧化的基础上对社区有效资源进行多层次整合；最后，从社区治理视角对老年慢性病患者智慧居家服务体系进行构建和支持机制建设。

（2）研究方法基本思路。首先，根据老年慢性病患者照护社区化、智慧化定义对我国代表性的地区进行初步实地调查，了解当前老年慢性病智慧居家服务的服务原则、服务策略和服务方法；其次，选定典型地区，在每个地区选取典型老年慢性病智慧居家服务社区，在每个社区选取老年人家庭数户，尤其是老年慢性病患者家庭，以老年人尤其是有老年慢性病患者家庭和个体为访谈对象；再次，由课题组拟定访谈提纲，课题组成员分组、分批进入这些社区和家庭进行长期的实地调查，以老年慢性病智慧居家服务为基点，采用访谈法、座谈法、观察法和文献收集法来收集资料；最后，在完成实地调查之后，进行资料分析和内容撰写。

2. 研究方法

（1）资料收集对象。资料收集对象为两类：一是开展智慧居家服务的典型社区相关工作人员，二是社区中患有慢性病并已达到退休年龄的老年人。

（2）资料收集方法。本研究目的是建构老年慢性病患者智慧居家服务模式，主要采取质性访谈方式收集资料，以增强资料的丰富性和完整性。质性访谈法旨在了解中国老年慢性病患者智慧居家服务的脉络背景以及相关议题，主要包括开展智慧居家服务模式构建社区的资源分析、服务资源支援机制、智慧综合服务平台发展策略，以及享受智慧居家服务体系的老年慢性疾病患者需要满足状况。

（3）资料分析方法。本研究采取 Nvivo 软件进行分析，将收集的资料进行编码。分类方法遵循扎根理论（Strausss & Corbin，1990）的开放登录：首先，将原始数据以每一句子、每一段落或每一文件、观察或访问形式加以打散后，对各形式所代表的现象以概念化的形式加以命名，并发展概念类别以及类别的属性与次类属；其次，在概念化类别的基础上发挥社会学想象力进行理论与思想的建构。

（五）本书结构与主要内容

本研究报告分为七章。

第一章为绪论。一是阐述了研究背景及意义。当前中国社会正在快速老龄化，老年人口数量急剧增加，老年慢性病患者数量也在同步快速增长，人口结构正在发生历史性的变化。与此同时，社会生活也在日益智慧化，如何在老年人结构与层次比例发生改变的情况下进行慢性病照护模式的创新，其原则应当为何？二是主要阐述了国内外研究及其相关实践的现状，国内外慢性病照护模式，当前较少有针对老年慢性病患者居家服务的研究，已有的研究也主要集中在生物医学层次，深层次、系统性的社会医学理论和有针对性的实证研究均比较缺乏。从社会医学角度研究社会因素对个体和群体健康、疾病的作用及规律，制定各种疾病预防措施，保护和增进人们的身心健康和社会活动能力，提高人群的健康水平。三是围绕所研究的主题，阐述了基本概念、分析框架、基本观点、基本思路和研究方法，本研究的核心问题是如何整合社会资源，构建以社区为导向的老年慢性病患者智慧居家服务模式，同时介绍了本书的基本结构。

第二章为老年慢性病患者智慧居家服务模式构建的迫切性。一是从人口结构变化分析老年人照护压力日增；二是从家庭结构功能变化分析老年人赡养去功能化；三是从传统养老模式功能不足、转型受阻和改革探索较为困难分析老年慢性病患者智慧居家服务模式构建的迫切性；四是从老年人口特征、需求及社区特质、优势分析老年人照护社区化是根本之道；五是从社会网络化、智能化、智慧化分析照护智慧化是老年人照护问题解决的新途径；六是从成本效用与业态的角度比较分析养老模式重构的必要性。社区服务的自主性、专业性、智慧化要求建立跨部门的机制，使机构能协助小区自主组织的发展，强化小区自主的能力，以专业的老年人照护技能与小区资源链接为基础，建立跨专家整合机制，确立不同层级的专业服务能够在小区智慧平台获得协调与整合，建立连续的、相互支持的、有效的连续服务提供机制，要充分利用智能平台，以整合、协调、激励社会资源为目标，发挥智能设备、网络的工具化促进作用。

第三章为老年慢性病患者智慧居家服务发展现状、问题与发展方向。一是老年慢性病患者智慧居家服务现状，二是老年慢性病患者智慧居家服务存在的问题，三是老年慢性病患者智慧居家服务的发展方向。由于人口老龄化进程加速了疾病谱从以传染性疾病为主向以慢性非传染性疾病为主转变，医学模式从传统的生物模式转变为生物 - 心理 - 社会模式，因此，慢性病的照护内涵发生多重意义的转变：从权威医疗导向转变为自我责任，从身体功能转变为心理社会冲击，从单向度定义转变为整体人文环境的考量。因此老年慢性病照护的理念、模式、内容需要进行整体转变，照护内容从单一的生物医学的治疗向社会医学的整体居家服务转变，照护理念从传统的医疗救济、资金耗费、单向服务、被动参与向医疗 - 生活 - 精神慰藉服务、服务券消费、多元化服务、主动参与转变，照护模式应该从疾病治疗、失能照护和失能给付模式向疾病预防、健康管理和健康促进模式转变。

第四章为老年慢性病患者智慧居家服务定位、原则、内容和方式。主要从社会医学角度出发解决老年慢性病患者智慧居家服务应该提供什么样的服务等一系列问题。一是老年慢性病患者智慧居家服务定位分析，老年慢性病患者智慧居家服务是一种全新的居家养老模式，研究老年慢性病患者智慧居家服务要做什么、应当做什么、可以做什么和怎么做的问题。二是服务原则包括哪些，主要解决智慧居家服务模式中智慧系统、社区和各种服务供给主体的角色、定位、功能等，以及社区服务能力建设、专业化能力建设、智慧化建设。三是服务内容包括哪些，主要从物质照顾层面和精神照料层面进行社会生活、规则设计和资源统筹与组织管理等方面内容的研究。四是服务方式是什么，主要解决智慧居家服务如何为老年慢性病患者提供服务。

第五章为老年慢性病患者智慧居家服务系统构成、建设与运营模式。通过探讨慢性病智慧居家服务模式的构建问题与进路，从社会医学角度出发解决智慧居家服务如何通过网络整合老年慢性病患者的健康管理、智能系统和社会服务，如何为老年慢性病患者提供服务，主要解决责任主体是谁，各个参与主体之间如何协作及其如何问责等问题。智慧系统以老年慢性病患者为核心，依托社区，并以社区为枢纽，通过网络整合智能设备、老年慢性病患者和社会服务供给主体等；遵循预防、治疗、康复的过程，采取综合智慧化服务方式，通过智慧化系统建立健康照护团队、患者/家属及社区之间的伙伴关系和整合各部门的方式，给予服务需求者社区资源、身体医疗、心理精神慰藉、生活与安全管理等服务内容，以促进慢性病患者身心健康发展。

第六章为老年慢性病患者智慧居家服务社会支持制度。一是社会支持制度。二是老年慢性病患者智慧居家服务社会支持制度体系，主要包括智慧居家设施保障制度；智慧居家医疗卫生制度；智慧居家长期护理保障制度；智慧居家人才保障制度；智慧居家社会保障制度；智慧居家社会资源利用制度；老年慢性病患者智慧居家服务模式效益评估制度。

第七章是结论与讨论。对全书的分析进行总结，回答最初提出的问题，验证提出的构想，得出研究的结论，并在此基础上就研究问题展开进一步的讨论。老年慢性病患者智慧居家服务模式需要通过社区管理体制改革、组织结构重塑、资金筹资机制创新、政府扶持政策优化以及充分利用智慧居家系统进行保障。

总之，本研究试图克服过于关注慢性病群体的医疗资源、资金筹集难题，从智能角度研究在智慧化系统下老年慢性病患者群体的居家养老服务的生成和发展这一全新模式。本研究将会丰富社会医学理论，特别是智能网络在这一新生养老模式的运行过程和机制特征，开辟智慧养老的新领域和新视角。同时，这一研究成果也将会给政府部门及其领导决策、计划、控制和协调等提供理论依据以及实践参考，以促进养老事业的发展，提高老年人特别是老年慢性病患者群体晚年幸福生活，推动社会和谐①（结构与思维框架见图 1－1）。

---

① 朱海龙：《场域、动员和行动：网络社会政治参与研究》，博士学位论文，上海大学，2011，第 24 页。

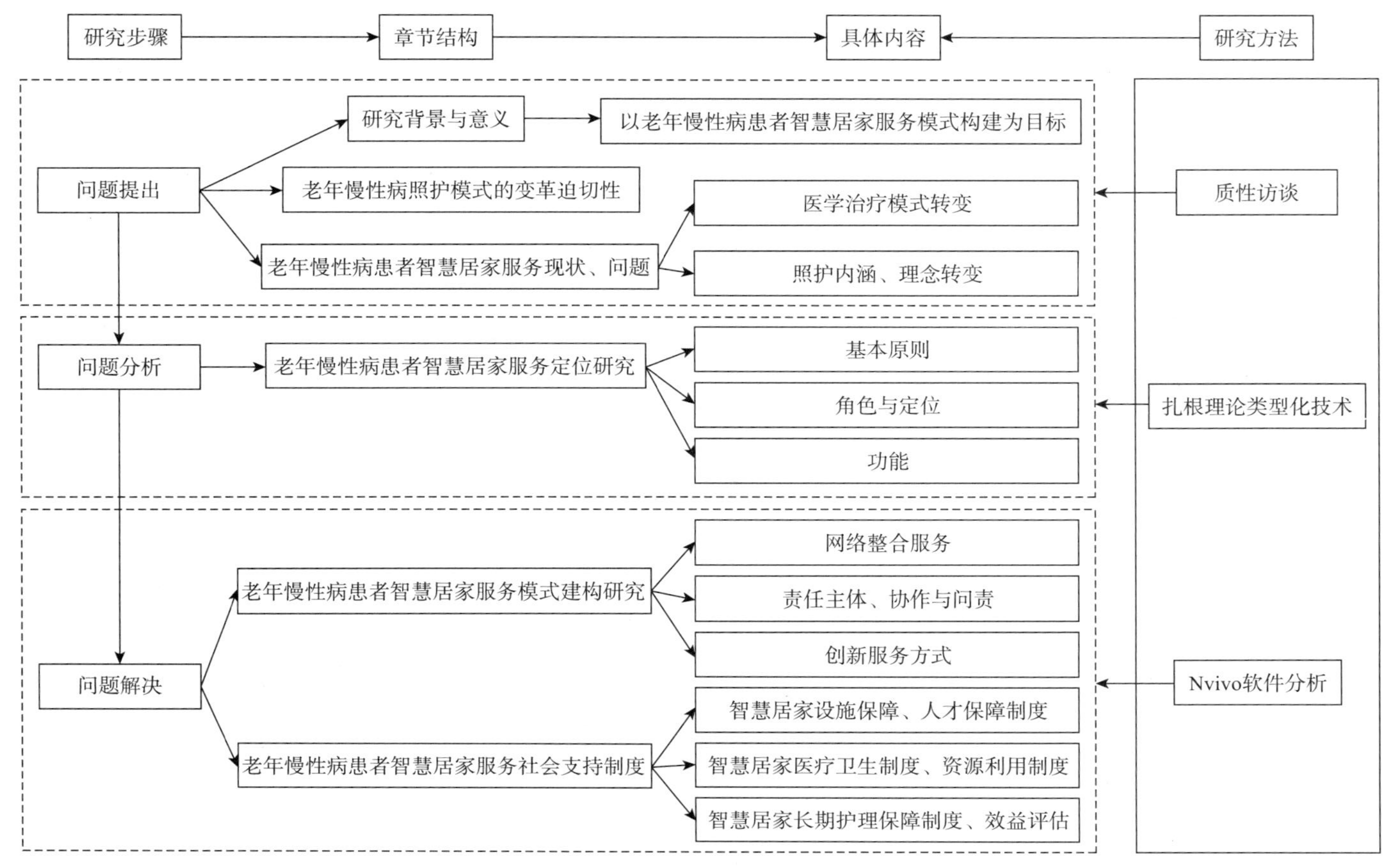
研究步骤
章节结构
具体内容
研究方法
问题提出
研究背景与意义
以老年慢性病患者智慧居家服务模式构建为目标
老年慢性病照护模式的变革迫切性
老年慢性病患者智慧居家服务现状、问题
医学治疗模式转变
照护内涵、理念转变
质性访谈
问题分析
老年慢性病患者智慧居家服务定位研究
基本原则
角色与定位
功能
扎根理论类型化技术
问题解决
老年慢性病患者智慧居家服务模式建构研究
网络整合服务
责任主体、协作与问责
创新服务方式
老年慢性病患者智慧居家服务社会支持制度
智慧居家设施保障、人才保障制度
智慧居家医疗卫生制度、资源利用制度
智慧居家长期护理保障制度、效益评估
Nvivo软件分析

图1-1 本书结构与框架

第二章　老年慢性病患者智慧居家服务模式构建的迫切性

老年慢性病患者智慧居家养老服务利用信息技术等现代科技，围绕患有老年慢性病患者的生活起居、安全保障、医疗卫生、保健康复、娱乐休闲、学习分享、社会参与等各方面支持老年慢性病患者的生活服务和管理，对涉老信息自动监测、预警甚至主动处置，实现这些技术与老年人的友好、自主式、个性化智能交互，提升老年慢性病患者的生活质量，使患有慢性病的老年人过得更幸福、更有尊严、更有价值①。随着中国经济社会的发展变化，人口结构等出现历史性的转变，传统的家庭养老模式愈益受到挑战，构建新型老年慢性病患者智慧居家服务模式的迫切性日益显现。

一　人口结构变化加剧，老年人照护压力日增

当下人口老龄化已成为全球范围内主要发达国家不可阻挡的趋势，这引起了发达国家的关注与担忧。中国作为一个发展中大国，老龄化的速度、规模和程度都是前所未有的。与此同时，中国老年慢性病患者的数量也呈现快速增长的趋势，由慢性病导致的失能和半失能老人的数目也在不断增加，这一切都在极大地挑战着现有的老年人照护模式。

首先，人口快速老龄化。中国社会老龄化速度比其他任何国家都要

---

① 王坚、张玥、朱庆华：《智慧养老领域的研究现状与热点分析》，《信息资源管理学报》2019 年第 1 期。

快。目前，中国是世界上唯一老年人口超过 1 亿的国家，从 2000 年到 2014 年，中国 60 岁及以上的老年人口规模和比例呈现较快增长的态势，老年人口数量从 1.3 亿人左右增加到 2 亿人以上，比例则从 11% 左右上升到约 15%，2050 年甚至将达到 33%[①]。2018 年，我国老龄化程度仍继续加大，60 岁及以上老年人占总人口的比重都有明显增大。[②] 调查显示，我国老年人口数量占世界老年人口总数的 20%，人口老龄化年均增长率约为总人口增长率的 5 倍[③]，老年人口从 2011 年的 1.78 亿人增长到 2015 年的 2.21 亿人，老年人口的比重由 13.3% 增至 16.0%[④]。如此巨大的老年人口增长速度和增长数量让我国较其他国家提前进入了老龄化社会。我国每年新增长 100 万高龄老年人口，这种大幅度增长的态势将持续到 2025 年，其中还有数量巨大的失能和半失能老年人（到 2015 年，中国失能、半失能老人数量已接近 4000 万人）[⑤]。中国老年人的需求必定持续增加，老年人照护服务的短缺压力会不断加大。

老年人口比重和老年抚养比是衡量老龄化程度的主要指标。联合国教科文组织对老龄化有一个标准：如果一个国家或地区 60 岁及以上的人口占总人口比例达到 10%，或者是 65 岁及以上人口占总人口的比例达到 7%，那么这个国家或地区已经进入老龄化[⑥]。依据这一标准，我国在 1999 年底就已经进入老龄化社会。2000 年 11 月底第五次全国人口普查时，我国 65 岁及以上老年人口已达 8811 万人，占总人口的 6.96%，60 岁及以上人口达 1.3 亿人，占总人口的 10.20%，以上比例按国际标准衡量，均已进入了老年化。通过 2010 年 11 月第六次全国人口普查数据可以看出，我国 60 岁及以上人口为 1.78 亿人，占总人口的 13.26%，其中 65 岁及以上人口

---

① 朱海龙：《智慧养老：中国老年照护模式的革新与思考》，《湖南师范大学社会科学学报》2016 年第 3 期。

② 任泽平、熊柴、周哲：《中国生育报告 2019》，《发展研究》2019 年第 6 期。

③ 朱慧鸿、邓琦、曹莹、苗志刚：《信息时代的智慧养老服务平台》，《散文百家》2019 年第 3 期。

④ 《2015 年国民经济和社会发展统计公报》，国家统计局官网，http://www.stats.gov.cn/tjsj/zxfb/20160229-1323991.html，最后访问日期：2021 年 6 月 21 日。

⑤ 王金营、李天然：《中国老年失能年龄模式及未来失能人口预测》，《人口学刊》2020 年第 5 期。

⑥ 隋澈、周晓梅：《人口老龄化背景下劳动力供给对中国经济增长的影响》，《当代经济研究》2014 年第 3 期。

为1.19亿人，占总人口的8.87%。[①] 2020年第七次全国人口普查数据显示，我国60岁及以上人口为26402万人，占总人口的18.70%（其中65岁及以上人口为19064万人，占总人口的13.50%），60岁及以上人口比重上升5.44个百分点，人口老龄化程度进一步加深，未来一段时期将持续面临老龄化所带来的压力。[②] 与此同时，中国近10年来的老年人口抚养比在不断增大。尤其是自2001年以来，中国的总人口抚养比在不断减小，其中少年儿童的抚养比减小是主要原因，而老年人口的抚养比在不断增大。到2009年，中国的老年人口抚养比达到了13.24%，老年人口抚养比与青少年的抚养比之和是36.21%，即每个劳动人口需要抚养的老人和小孩是0.36个。[③] 2020年我国人口抚养比为45.9%，与2010年相比，增长了11.7个百分点，当前我国仍然处于人口抚养比低于50%的人口红利期，但由低人口抚养比带来的人口红利逐步减少。[④] 可见，无论是从老年人口比重还是老年抚养比来看，我国都在进入老龄化社会。

我国的老龄化还呈现出不断加快并不可逆转的增长态势。《2019年民政事业发展统计公报》数据显示，截至2019年底，全国60周岁及以上老年人口25388万人，占总人口的18.1%，其中65周岁及以上老年人口17603万人，占总人口的12.6%。[⑤] 数据表明，当前我国人口老龄化已经到了比较严峻的程度，但人口老龄化形势最严峻的时期还未到来。据全国老龄办发布的《中国人口老龄化发展趋势预测研究报告》，从2001年到2100年这100年可分为三个阶段：第一阶段，到2020年是快速老龄化阶段，老龄化水平将达到17.17%；第二阶段，2021～2050年是加速老龄化阶段，到2050年，老年人口总量将超过4亿人，老龄化水平推进到30%

① 王琳、周世锋：《沿海发达地区人口流动特征与发展趋势研究——基于全国第五次和第六次人口普查数据的分析》，《浙江科技学院学报》2016年第2期。

② 国家统计局局长宁吉喆：《第七次全国人口普查主要数据情况》，国家统计局官网，http://www.stats.gov.cn/tjsj/zxfb/202105/t20210510_1817176.html，最后访问日期：2021年6月21日。

③ 李中秋、王朝明：《中国人口老龄化对储蓄率的影响》，《理论与改革》2013年第1期。

④ 北京大学人口研究所所长陈功：《我国人口发展呈新特点与新趋势》，人民网，http://www.stats.gov.cn/tjsj/sjjd/202105/t20210513_1817394.html，最后访问日期：2021年6月21日。

⑤ 民政部：《2019年民政事业发展统计公报》，民政部官网，http://images2.mca.gov.cn/www2017/file/202009/1601261242921.pdf，最后访问日期：2021年6月21日。

以上；第三阶段，后 50 年是稳定的重度老龄化阶段，2051 年，中国老年人口规模将达到峰值 4.37 亿人，这一阶段，老年人口规模将稳定在 3 亿～4 亿人，老龄化水平基本稳定在 31% 左右。[①] 由此可以看出，我国老年人口在整个人口结构中数量庞大，老年人口比重呈现增大的态势。我国的人口老龄化日益严重，呈现出老龄人口基数大、增长速度快的特点。人口老龄化进程的加快，不仅在经济领域对劳动力市场、养老金、投资与消费等产生冲击，而且会在社会方面影响社会福利、医疗制度、家庭结构等，更重要的是关系到我国现代化能否顺利实现，影响社会主义和谐社会建设的进程[②]。

其次，慢性病患者、失能老人数量巨大。当今人口老龄化已成为全球范围内不可阻挡的趋势，我国已经跨入了老龄化社会，并呈现日益加深的趋势，与此相伴的是其中的老年慢性病患者日益增加，由于慢性病等导致的老年失能、半失能人数达到一个新的量级。依据年龄和健康状态，老人可以分为健康老人、亚健康老人、疾病老人、临终老人等，他们大多与慢性病有着或多或少的联系，且这种联系具有相当的复杂性，很多方面暂时都无法明确。一般来说，只可以预防与减缓，而无法从根本上消除慢性病，因而不断地导致老年人的失能或半失能状态，加剧国家、社会、家庭和个人负担。2019 年老龄办主任会议上发布全国 60 岁及以上的老年人达到 2.49 亿人，占比约 17.9%[③]，这个比例无论是从世界卫生组织规定，还是从其他国家（即使是老龄化特别严重的韩国、日本）来看，中国的老龄化程度都相当高。而根据生命周期律与生命体的发展规律（身体机能逐渐衰退），再累积社会生产、生活方式的转变等因素，老年慢性病的发病率必然随之升高。周宏灏院士在国家老年疾病临床医学研究中心协同创新联盟大会上提到，预计到 2050 年，全世界老年人数量将在历史上首次超过年轻人数量，我国老年人群慢性病的发病率不断上升，大约 80% 的老龄人口中，65 岁以上老年人的慢性病患病率为 64.5%[④]。这部分老年人的正常生

---

① 全国老龄办：《中国人口老龄化发展趋势预测研究报告》，《中国妇运》2007 年第 2 期。

② 夏红升：《基于计划行为理论的老年人参与智慧居家养老意向研究》，硕士学位论文，湖南师范大学，2018，第 1 页。

③ 泰康保险集团、毕马威中国：《2019 年中国大健康产业财税热点报告》，未来智库网，https://www.vzkoo.com/doc/18278.html，最后访问日期：2019 年 11 月 29 日。

④ 李琪等：《我国 65 岁以上人群慢性病患病率超六成》，华声新闻网，http://news.voc.com.cn/article/201807/201807031713398352.html，最后访问日期：2019 年 11 月 25 日。

活受到极大限制，必须长期依赖国家、社会、家庭的介入与帮助。

在大规模的老年人口中，其中部分失能和完全失能老人将达到4000万人[①]，超过八成是生活能自理的老人，整体生活自理能力较好的老年慢性病患者占七成多[②]，日常生活完全自理的老人占全国老年慢性病患者人口数的87.46%，轻度和中度失能所占比例为10.54%，并且2%的老人为重度失能，不容忽视的是重度失能老人的绝对数量，并且患慢性病的老人比例较高[③]。到2014年，我国重度失能老人的数量已经达到444万人，这些重度失能老人的老年照顾更加复杂化和常态化，需要家庭和社会共同提供，照护成本也更高。[④] 并且糖尿病、高血压、心脏病/冠心病、颈/腰椎病、关节炎和类风湿等疾病是城乡患老年慢性病患者的常见患病类别[⑤]。老年慢性病造成世界性的死亡率大于60%，估计到2030年将达到75%[⑥]。

因此，老年慢性病患者是典型的弱势叠加群体，这使他们更易招致各种社会风险，尤其是身体疾病的侵蚀，从而更需要长期全过程预防、介护和康复等。我国已经进入慢性病的高负担期，老年慢性病患者数量多，患病种数多且复杂，其需要长期的日常照护，并且慢性病导致的死亡人数在所有死因中所占比例不断上升，中国卫生部部长称中国慢性病死亡率在85%以上（也有研究认为其比例为80%左右）[⑦]。很多慢性病早期检测困难，中晚期难以治愈，所以对其进行预防已经成为重中之重，但大多数慢性病可以通过改变生活方式进行控制和干预。[⑧] 我国慢性病的高致病率与

---

① 王金营、李天然：《中国老年失能年龄模式及未来失能人口预测》，《人口学刊》2020年第5期。

② 中国老龄科学研究中心课题组：《全国城乡失能老年人状况研究》，《残疾人研究》2011年第2期。

③ 中国老龄科学研究中心课题组：《全国城乡失能老年人状况研究》，《残疾人研究》2011年第2期。

④ 中国老龄科学研究中心课题组：《全国城乡失能老年人状况研究》，《残疾人研究》2011年第2期。

⑤ 许晴晴：《8成老年人生活自理　7成多患慢性病》，健康中国网，http://health.china.com.cn/2016-03/07/content_8615983.htm，最后访问日期：2019年11月19日。

⑥ WHO, "The World Health report 2002," *Midwifery* 19 (2003): 72-73.

⑦ WHO, "The World Health report 2002," *Midwifery* 19 (2003): 72-73.

⑧ 段祺华：《建议以购买服务形式鼓励社会医疗机构参与公卫服务》，中国政府采购网，http://www.ccgp.gov.cn/specialtopic/2015lh/lhszc/201503/t20150310_5067624.htm，最后访问日期：2015年3月10日。

高死亡率极大地增加了中国社会的负担，形成巨大的公共卫生压力。国内外经验表明，针对多个危险因素开展综合性社区干预是有效预防和控制慢性病的最佳手段（Mau et al.，2010）。国内也有很多学者指出，针对老年慢性病的特点，可以建立一系列的智慧居家养老服务模式。卢剑伟（2016）提出，在我国人口老龄化、高龄化的趋势下，国家应大力发展养老产业，不断提升养老服务能力和质量，他从智慧技术入手，以人为本，探索了如何利用现代化的技术手段来为居家老人提供物联化、互联化、智能化的养老服务。

最后，劳动年龄人口急剧减少。人口老龄化导致我国劳动力供给减少和劳动力年龄结构老化，劳动年龄人口急剧减少。按照国际标准，劳动年龄人口主要是指 15～64 岁的群体。国家统计局发布的 2012 年国民经济和社会发展统计公报显示，全国劳动年龄人口首次出现下降，2011 年中国劳动年龄人口数量达到 100283 万人，到 2012 年绝对数减少了 345 万人，达 93727 万人。[①] 自 2012 年以来，我国劳动年龄人口的数量和比重连续 7 年出现双降，共减少了 2600 余万人。2018 年末全国就业人员总量也首次出现下降，预计今后几年还将继续下降。[②] “第七次人口普查数据显示，与 2010 年进行的普查相比，16～65 岁劳动年龄人口减少 4000 万人。”[③] 我国劳动人口数量急剧减少主要有三方面原因：一是我国退休制度不完善，二是我国人口老龄化严重，三是我国已经进入少子化阶段。

第一，我国退休制度不完善。我国法定退休年龄是男性 60 周岁，女性 55 周岁，特殊工种的退休年龄会有所调整。我国目前的退休年龄同发达国家的 65 周岁或更高的退休年龄相比处于较低水平，在我国经济不断发展，人们生活水平和健康状况不断提升的情况下，我国的退休年龄仍有一定的延长空间。[④] 同时，我国还有部分工种在满足一定退休条件的时

① 国家统计局：《中华人民共和国 2012 年国民经济和社会发展统计公报》，《中国统计》2013 年第 3 期。

② 李希如：《人口总量平稳增长　城镇化水平稳步提高》，国家统计局官网，http://www.stats.gov.cn/tjsj/sjjd/201901/t20190123_1646380.html，最后访问日期：2019 年 4 月 5 日。

③ 《国家统计局回应中国劳动年龄人口减少：“人口红利”仍存》，中国新闻网，http://www.china.news.com/gn/2021/05－11/9474728.shtml，最后访问日期。

④ 张荣：《少子老龄化背景下我国养老金收支失衡问题及对策研究——以辽宁省为例》，《经济经纬》2017 年第 4 期。

候，可以申请提前退休，或根据诊断书办理病休、病退等，这更导致我国劳动人口的减少。

第二，我国人口老龄化严重。随着我国人口老龄化的发展，我国劳动力人口的年龄结构逐渐呈现老化的趋势，中青年劳动力即将率先出现较大幅度的下降。[①] 人口老龄化不只是老年人口的比重和规模的扩大，也是劳动年龄人口中高年龄组劳动力人口的比重和规模的不断扩大。根据联合国2012年人口预测“中方案”，我国未来劳动年龄中，15～24岁和25～44岁中青年组的人口规模和比重在2035年之前呈现快速下降的趋势，而45～64岁组年龄的劳动力人口规模和比重呈现明显上升的趋势，到2040年达到46%的高峰，这说明我国未来劳动力将进入老龄化状态[②]，劳动年龄人口在逐渐减少。

第三，我国已经进入少子化阶段。我国进入少子化阶段减少了劳动年龄人口数。出生人口方面，2018年我国出生人口比上年减少200万人，这主要是因为育龄妇女持续减少。2018年，我国15～49岁育龄妇女人数比2017年减少700余万人，其中20～29岁生育旺盛期育龄妇女减少500万人[③]。另外，生育水平比上年略有下降，“全面二孩”政策在2016年、2017年集中释放，2018年政策集中释放效应弱化，二孩生育趋于平稳，在此影响下，2018年二孩生育率下降，使整体生育水平略低于上年[④]。而且，由于抚育服务的欠缺，生活方式与生育观念变化等，在可预见的将来，人口出生率会进一步下降，从而导致劳动年龄人口比重将继续下降，劳动力人口存量仍将以每年200万～300万人的规模持续减少[⑤]。联合国经济和社会事务部人口司曾经按照中国生育率方案对中国未来劳动年龄人口数量进行预测，结果表明：中国劳动年龄人口数量将于2015年达到顶峰；此后，

---

① 童玉芬：《人口老龄化过程中我国劳动力供给变化特点及面临的挑战》，《人口研究》2014年第2期。

② 童玉芬：《人口老龄化过程中我国劳动力供给变化特点及面临的挑战》，《人口研究》2014年第2期。

③ 李希如：《人口总量平稳增长　城镇化水平稳步提高》，国家统计局官网，http://www.stats.gov.cn/tjsj/sjjd/201901/t20190123_1646380.html，最后访问日期：2019年4月5日。

④ 李希如：《人口总量平稳增长　城镇化水平稳步提高》，国家统计局官网，http://www.stats.gov.cn/tjsj/sjjd/201901/t20190123_1646380.html，最后访问日期：2019年4月5日。

⑤ 邓高权：《中国家庭结构变迁与养老对策探讨》，《湖南社会科学》2014年第4期。

中国劳动年龄人口数量将不断减少，到2030年将减少到10亿人以内，为98757.0万人；此后，中国劳动年龄人口数量将进一步减少，2050年将减少到84947.5万人，到2100年中国劳动年龄人口数量将进一步减少到61464.2万人[①]。

劳动年龄人口的急剧减少会对社会发展的各个层面产生重要影响，在养老服务产业领域表现为养老照护压力不断加大。首先是加大家庭尤其是子女对老年人照护的压力，其次是加大社会对老年人照护的压力，最后是加大国家对老年人照护的压力。由于劳动年龄人口的减少，从事养老行业的人员数量也随之降低，从而致使养老服务人员的短缺。与此同时，人口老龄化不断加重，导致老年人养老需求日益增多与养老服务供给之间的矛盾不断突出，需要不断变革创新养老服务模式以化解劳动年龄人口减少的危机，为老年人提供养老照护，满足他们的养老需求。

二　家庭结构功能嬗变，老年人赡养去功能化

众所周知，家庭几乎是中国几千年来主要乃至唯一赡养老人的主体。在中国社会系统里，孩子是照护老人最关键的人。而从文化的视野来看，中国人习惯的生活状态是非常社会化的，他们不习惯于独居或被隔离，他们喜欢“四世同堂”“儿女承欢膝下”的天伦之乐，修身、齐家、治国、平天下是他们的价值追求，“国”与“家”是同构的，家是他们活动的主要场域与寄托[②]。他们把自己的一切奉献给“家”，同时自己老了的时候也靠“家”来照护。当然这个时候“家”的主要支柱就是具有劳动能力的中青年儿女，这就是著名的中国文化中的“反哺模式”，但这一切在新的时代出现了新的挑战。

（一）家庭小型化

家庭小型化是指家庭人口与规模日趋缩小。中国是一个家族社会，有

① 隋澈、周晓梅：《人口老龄化背景下劳动力供给对中国经济增长的影响》，《当代经济研究》2014年第3期。

② 朱海龙：《智慧养老：中国老年照护模式的革新与思考》，《湖南师范大学社会科学学报》2016年第3期。

家庭而无个人，由家庭而家族，由家族而宗族，由宗族而乡，由乡然后才有郡县以上的国家政权，所谓的“政权不下乡”。总的来说，“家国同构”：从宏观上来说，国家就是一个超大的家庭；从中观意义上来说，同乡、同宗、同族则具有一定社会保障功能的一家人，且大多具有共同的地域、财产、意识形态、仪式等；从微观意义上来说，以“五服”为传统标准的是明确的一家人，由血缘等厘定、保持等。因此无论是从社会建制上，还是从个体认同与追求上，多子多福、“四世同堂”等的大型家庭都是中国文化的追求与象征。但随着社会现代化转型，尤其是计划生育政策的实施，延续了数千年的中国大型家庭正在逐渐小型化，核心家庭正在逐渐成为我国主要的家庭模式，丁克家庭、单亲家庭等小型家庭也在不断涌现。

首先，家庭小型化的主要表征就是核心家庭普遍化，这已经成为家庭模式的一种主流模式，占六成以上[①]。在社会不断工业化、信息化、网络化、智能化的今天，看不到这种趋势被扭转的可能。自 2016 年全面放开二胎政策以来，二胎生育并未像预计的一样普遍化，大多数是中青年的补偿式生育，而即使是这种补偿式生育也未像期望的一样爆发，只是稍有增长而已，从总体来看仍然呈不断下降的趋势。退一步来说，即使是二孩家庭也仍然是一个偏小型家庭，无法承担起养老的完全责任，更何况二孩家庭占比较低。其次，除了家庭核心化外，家庭小型化另一个表征就是异地生活，表现为“同家不同居”，这在市场化的流动社会与传统的工业社会、农业社会交错存在的当代中国社会，是一种甚为普遍的形式。很多老年人不得不继续留在农村或者自己生活的城市和社区，而他们的儿女由于资源的分配与制度性的安排不得不卷入各种宏观的社会流动，与父母异地而居，从而成为一种事实上的小型家庭。再次，家庭小型化的另一个重要表征就是宗族与乡邻组织的解体，使传统中国广义的家庭组织分崩离析。一方面，使家庭失去监督与约束，家庭成员离心化、松散化；另一方面，它承担的广义的家庭照护责任等也随之流失。最后，家庭小型化的再一个表征就是丁克家庭、单身家庭、单亲家庭等特殊型的家庭纷纷出现并扩展化，甚至如一些二婚家庭的松散式的家庭结构日益增多，这种家庭实质上仍然是一个小型家庭，因为他们彼此的联系与互动不具有义务性、责任性

---

① 王培安：《中国家庭发展报告》，中国人口出版社，2014，第 20 页。

和担当性，彼此的情感也不是全面投入，只是有限合作，老年人的照护更不在范畴之内了。与家庭小型化相伴生的晚婚晚育、晚婚不育、不婚主义等更是有一种日益扩散的青年意识流，日渐深刻地影响到当代的中国家庭形式和未来老年人照护模式。

家庭小型化不仅影响老年人的居家生活，而且意味着家庭要承担老年人的生活费用、日常护理、医疗费用等经济支出。对于小型化家庭而言是一个负担，如果年轻的夫妇都是独生子，那么这一负担就更加的沉重。居家养老给家庭带来经济负担的同时也会占用家庭中正在工作的成员的时间和精力，降低他们在职场的竞争力，加重他们的生活压力。由此可以发现，家庭小型化使传统的家庭照顾功能日益失去依托，导致对老人的照顾呈现诸多问题，主要表现在对老年慢性病患者照顾需要的人工照护、经济基础和精神抚慰方面都面临巨大的挑战上。同时，又由于这些问题还会衍生出巨大的相关问题，比如由于照顾者在照护老年人过程中承受着巨大的物质和精神压力，这种压力得不到释放时便会使照护者自身心理和生理出现问题，甚至将个人不满反射到老年人身上，滋生家庭矛盾，大大降低照护效果。因此家庭其既承担着经济支持、人工陪护功能，又具有精神抚慰、情感支持等独特功能，而家庭的小型化使当前的传统养老模式即使再辅以国家与社会力量，也只能满足老年人的基本生活需求，其他方面的需求则无法满足，目前老年人总体的照护水准还只能停留在“生存型”阶段，老年人的诸多新型需求无法得到满足。

（二）老人空巢化

空巢期在生命周期理论中被看作生命周期发展的最后一个阶段。空巢家庭是指子女不在身边，家中只有老人的家庭。空巢家庭也有多种分类，根据生命周期理论，一般将空巢家庭分为两种类型：一是纯空巢家庭，包括单身空巢家庭和配偶空巢家庭；二是身边无任何子女和亲戚在身边的家庭。[①] 2014 年底，在近 2 亿的中国老年人中约有一半为空巢老人。[②] 调查数据显示，我国 65 岁及以上的老年人家庭中空巢家庭的数量占比为 22.83%，其中独身空巢老人家庭占 11.46%，还有 11.37% 为子女不在身

---

① 马军腾：《浅谈空巢家庭子女教育的新问题及对策》，《教育教学论坛》2011 年第 35 期。

② 翟振武：《人口新常态与人口政策》，《攀登》2015 年第 6 期。

边的老人夫妇家庭；这种空巢家庭状况在城市里显示占比超过 50%，部分城市已经达到了 70%；在农村，随着青壮年劳动力的日益增多，农村大约有 4000 万的空巢老人，占农村老年人口的比重为 37%①。有人推测，“空巢家庭”将有可能成为中国社会主要的家庭模式。事实上，这个预测变成现实的概率正在不断地增大，中国当前家庭模式变迁的趋势正在一步步验证这一预测。

在计划生育政策的影响下，我国的生育率大大下降，根据上述对人口老龄化的分析，总结出我国现阶段呈现“少子老龄化”的人口状态。人口结构发生显著变化，人口年龄金字塔从传统的正三角形开始逆转向倒三角形。家庭逐步呈现小型化、核心化的趋势。在当前“421”家庭模式的大趋势下，两个年轻人要承担四个老人的养老和一个孩子的成长负担。迫于这种压力，为了生计，年轻人外出工作，不与父母居住在一起，这无疑加剧了空巢化的进程。空巢家庭的增多让更多的老年人处于照料风险中，老年人得不到来自子女的照料与慰藉。

相对于普通老年人，老年慢性病患者有着更多的照护需求，而慢性病空巢老人的养老现状更加堪忧。随着我国人口结构和城市化进程的变化发展，居住形式从原来的大杂居、小聚居逐步转化为小户型居住。邻里间互帮互助的功能下降，当患有慢性病的空巢老人需要医疗或者照护时，来自邻居的帮助甚微。并且，空巢化已经成为不可逆转的大趋势，邻居间都是空巢老人的现象普遍存在。因为老年人的精力和体力有限，所以不能给需要帮助的老年人提供切实如意的帮助。所谓的“时间银行模式”作为一种应对空巢化趋势的产物，其功能从更大意义上来说是空巢老人的一种互助，但也是无法真正满足老年慢性病空巢老人需求的，更何况自 20 世纪末“时间银行”登陆我国上海以来，其发展一波三折，“时间银行”时间并不持久，几乎没有超过五年的。时至今日，“时间银行”再度在中国受到重视，其中也有迫不得已的缘由。尽管我国现阶段有居家养老、社区养老、机构养老等多种养老模式的选择，可对于绝大多数老年人来说，居家养老“养儿防老”的观念在其心中已经根深蒂固，老年人不愿意去养老机构和

① 李兵：《我国构建长期护理保险制度的可行性与必要性探讨》，《改革与战略》2015 年第 3 期。

社区。这种思想和空巢化趋势下子女分开不与父母同住的现象形成了当代中国家庭发展的一对矛盾，空巢家庭的子女远远无法满足老年人的照护需求。

因此，老年慢性病患者智慧居家养老服务模式在空巢老人的养老过程中发挥了极大的优势。首先，老年慢性病患者智慧居家养老服务模式的构建能减少空巢老人的孤独感和失落感。慢性病空巢老人在心理上比常人更加脆弱，身体上的疾病可能会给其心理带来负担，不想忍受病痛的折磨，但是这种想法不能对他人倾诉。老年慢性病患者智慧居家服务模式构建之后，当老人需要帮助的时候能快速且有效率地满足慢性病空巢老人的需求。在这期间，老人家中会有人走动，服务人员给老人带去温暖和关心，也可以通过虚拟或者网络渠道减少老人心里的孤独和失落。其次，构建老年慢性病患者智慧居家养老服务模式能减少老年慢性病患者的家庭经济负担。从上述讨论和我国养老的现状可以知道，机构或者社区养老的成本高于家庭养老。老年慢性病患者心理上有很大的压力，他们中的许多人甚至想放弃治疗以减轻子女的负担，而老年慢性病患者智慧居家养老模式让老年人在家中就能安享晚年，大大减少甚至免除了去机构养老的床位费和护理费等，在很大程度上减轻了家庭经济压力。最后，老年慢性病患者智慧居家养老服务模式满足了老人传统的居家养老需求。从上文的分析可以看出，居家养老在现阶段的养老模式中占主导地位，绝大部分老年人选择的养老模式是家庭养老。但是社会的发展和经济的转型以及家庭观念的转变与老年人的这种想法出现了矛盾。老年慢性病患者智慧居家养老服务模式可以很好地缓解这一矛盾，满足老年人养老模式选择的需求。

（三）家庭生活“麦当劳化”

在科学技术高速发展的现代化进程中，人们的生活方式也发生了巨大的变化。不管是社会、企业还是个人，利润与效率最大化成了其共同追求的目标。生活节奏的加快也促使新的社会形态出现，如信息社会、消费社会、网络社会等。乔治·里茨尔提出“麦当劳化”[①]，他通过对现代社会各

---

① 〔美〕乔治·里茨尔：《社会的麦当劳化》，顾建光译，上海译文出版社，1999，第31页。

方面（饮食、教育、医疗、工作、购物、娱乐、旅游、休闲、政治、家庭等）进行研究分析，认为“麦当劳化”已经深入现代社会的方方面面，“几乎所有的社会机构（如教育、体育、政治和宗教）都在采用麦当劳的运作原则”①。人们追求效率和速度，产生了可计算性、可控制性以及以非人技术代替人，造成生产专业化、结构分化，社会生活的快餐化。大量的快餐店和连锁店，超市的自助购物，旅游团体，甚至在高校教育和医疗服务市场都衍生出了“麦当劳化”。社会生活的“麦当劳化”使人失去了原有的自由和人文主义思想。社会生活“麦当劳化”是老年慢性病多发的重要原因之一。

首先，社会生活程式化不能满足老年慢性病患者的养老服务需求。老年慢性病患者与一般老人养老服务不同的是其需要漫长的照护时间和不同的照护方案。程式化的社会生活让一切社会事务统一方法、统一程序、统一管理。而老年慢性病患者需要根据其自身的身体条件制定照护方案，完全按照统一的老年人照护标准则行不通。其次，高效率的社会要求同样不能应用于老年慢性病患者的养老服务。慢性病从患病、发病、治疗、照护等方面看，其本身就是一个漫长且复杂的过程，与健康老人甚至与急性病患者不同，其需要大量的时间、药物和金钱来维持整个照护过程。例如，老年慢性病患者发病，可能其药物的治疗效果并不明显，但是需要长期用药与长期生活方式管理。再次，慢性病的照护同样不能采用高节奏的模式。在现代生活中，火车、汽车、飞机等快速运转的交通工具将人们带进高节奏的生活方式，而老年慢性病患者的养老服务则是需要有耐心、慢节奏的长期照护。最后，“麦当劳化”的去人文特征是老年慢性病患者养老服务过程的一大阻碍。鉴于老年慢性病患者的特殊心理和身体状况，其比普通老人需要更多的人文关怀、精神上的理解和感情的寄托。“麦当劳化”的去人文化特征违背了这方面的需求。

因此在家庭生活“麦当劳化”的条件下，智慧居家养老服务几乎是服务老年慢性病患者的最好模式。

一是智慧居家养老服务模式能根据老年慢性病患者的不同情况制定不同的养老方案，区别于“麦当劳化”中的程式化和统一化。尽管所有的老

---

① 鲍成中：《学校管理的麦当劳化及其危害》，《教育理论与实践》2011 年第 2 期。

年慢性病患者的大体趋势是一致的，都患有慢性病，需要较长时期的照护，但是每位老人的具体情况不同，不能一概而论。制定符合老年慢性病患者的照护方案极为重要，老人能根据其方案清楚自己的情况，并且清楚在何种情况下的注意事项。

二是智慧居家养老服务模式于老年慢性病患者而言不是追求高效率。慢性病本身就具有特殊性，不同于一般的急性疾病，其需要较长时间的康复治疗和平时生活中的预防，更有许多老年人所患疾病是不能康复的。例如，患有慢性病的完全失能老人，他们的照护将伴随着整个老年直至死亡。于是，老年慢性病患者的养老不能遵循"麦当劳化"状态下的高效率。智慧居家养老服务模式能够长时间、始终如一且保证质量地给予老年人养老服务，只要老年人有需要就能提供相应的服务，为老年慢性病患者建立一个全面的养老服务过程。

三是智慧居家养老服务模式能给予老年慢性病患者全面的人文服务，尤其是心理关怀。对于老年慢性病患者而言，我们应更加注重其心理关怀和思想交流，"麦当劳化"的去人文化与其需求背道而驰。智慧居家养老服务模式的构建和发展，能整合各种资源，增加老年人的娱乐活动。例如，当老年人需要放松的时候，智慧居家养老系统会根据其自身情况选择合适的娱乐方式，让老年慢性病患者放松心情。智慧居家养老系统能密切地关注老年慢性病患者的心理变化，安排专业人员即时疏导其心理问题，与老年慢性病患者进行思想交流，了解其需求。

（四）家庭照护去功能化

家庭照护是指为满足老年人的养老和生活需求，照护人员（子女、配偶、保姆、邻居等）在老年人家中为其提供的各种有偿或者无偿的劳动。"照护"一词不仅包括了老年人的基本生活，还有其他（如患病时的基本护理）方面的诸多内容。"家庭照护去功能化"这一概念是指家庭照护的功能在逐步减弱，伴随着老年人需求的增大，家庭人员需要为其提供的照护越来越力不从心。

1. 亲人照护不可及性

亲人照护一般指的是老年人的子女、配偶、亲属、朋友等为其提供的无偿的劳动。首先，子女照护是最佳方式，但是其功能逐渐弱化。一种情况如上述空巢化中所言，空巢老人其子女能给予老人的照料微乎其微。另一种情况是老人与子女同住，但是在这个快节奏发展的社会形态下，劳动者的劳动量逐步增加，子女时刻忙于工作，给老人的陪伴甚少，无法寸步不离地照护老人。作为高发病率的老年慢性病患者这个特殊群体，一旦身体出现严重状况，子女可能因为工作无法给予其及时的照料。加之子女因工作已身心疲惫，没有太多的精力照护老人。其次，配偶照护是常见方式。一种情况是家庭中需要照护的老年人配偶健在，能为老年慢性病患者提供相应的照护。这就要求配偶的身体状况良好，但是同为老年人，随着身体各项功能的衰弱，对于患有重度慢性病如瘫痪在床，饮食起居无法自理的老人，配偶能给予的照护是有限的。加之老年慢性病患者不仅仅是要求基本的生活照护，还伴有医疗方面的需求。而为其提供照护的配偶老人由于知识水平低、眼花、记忆力下降等原因导致在照护过程中不认识药物标识、不记得药物的使用或者忘记药物治疗等情况时有发生。另一种情况是老年慢性病患者配偶因离异或者去世不在身边，老人的照护无法进行。由此可见家庭中配偶照护的功能也逐步减弱。最后，邻里、朋友、亲戚的照护方式也大有所在，但是这种方式的照护功能太弱，邻里、朋友、亲戚不可能时时刻刻前往老年人家中给予其相应的照料。

2. 他人照护不可靠性

他人照护主要是指需要照护的老年人家庭自行聘请照护人员（如保姆）对老年人进行照护，并支付其工资。这种方式现阶段在城市中普遍存在。它有减轻子女压力，陪伴老人，满足老人照护的基本需求等优势，但其也有许多缺陷。一是它对于被照护老年人家庭的经济状况有要求。现阶段保姆的价格日渐昂贵，一般家庭承担不起，在农村地区家庭中，请保姆更是可望而不可即的事。二是专业的老人照护人员少，大多数从事保姆的工作人员都是农村人口进城务工，没有专业的护理知识和经验，更没有接受过相应的培训，处于边干边学的状态，服务质量低。三是大部分照护人员在心理上不能把老年人当成自己的亲人一样去对待，其对老人进行的照护只是在履行职责，不能满足老人多样化的需求。

3. 智慧照护的必然性

智慧居家养老服务模式补充了传统的家庭照护模式，弥补了其不足之处。首先，智慧居家养老服务模式减轻了家庭成员的养老负担。经济体制变化带来思想观念的革新。当一个人的思想发生变化时，其行为方式以及生活方式就会发生变化，这就会造成两代人之间思想的隔阂。现在年轻人的家庭观念日渐薄弱，日复一日地照顾老年慢性病患者难免会有些力不从心，有时还可能会烦躁、抱怨。智慧居家养老服务模式构建之后，将老人的情况和养老机构或者社区联系起来。老人一旦有需求，养老机构马上就会得到反馈，不用等到老人联系子女就能给予其照护，使子女能安心工作，解决了其后顾之忧。其次，智慧居家养老服务模式满足了老年慢性病患者对于专业照护人员的需求。智慧居家养老服务模式可以利用自己的优势联通专业人员，按照老年慢性病患者的身体情况，针对不同的老人有专门的照护方案，解决了子女或者家庭成员信息不对称和不专业的问题。最后，智慧居家养老服务模式能较高程度地保证养老服务的质量。从上述分析可以看出，传统的家庭照护仅仅是针对老人的基本生活的照顾，不仅费用昂贵而且质量不高。智慧居家养老模式能根据老年慢性病患者的基本情况制定完整的养老方案，井然有序地进行，满足其多方面的需求，促进老年慢性病患者安享晚年生活。

三　传统养老模式式微，改革探索举步维艰

众所周知，"家庭养老"是中国最主要的传统养老模式，这一模式在中国延续了几千年，但自从20世纪末开始，中国开始实行改革开放，中国社会经济现代化，社会生活发生巨变。几乎与此同时进行的计划生育政策，使中国的整体社会结构在极短的时间内发生了巨变，中国传统的家庭养老模式正面临着日益严峻的挑战[①]。尤其是中国的社会人口结构的快速转换，中国老人几千年来的传统养老模式开始遇到了前所未有的挑战和危机。

养老模式是指对老年人提供资源与服务，满足老年人需求的基本形式与内容，简而言之，就是如何赡养老人。养老模式主要反映的是老人和其他社会主体的关系问题。因此，养老模式包括三个关键方面。第一方面是老人的需要。老人的需要具有多样性、层次化和变动性，主要包括经济提供、生活照顾、医疗护理和精神慰藉等，某种程度上具有相当高的延展性

① 董红亚：《中国社会养老服务体系建设研究》，中国社会科学出版社，2011，第1页。

（弹性），甚至从某种意义上来说，无法完全满足老年人的需求。[①] 因此，到目前为止并无完全相同的养老模式，不同文化、不同国家、不同家庭、不同个人有不同的生活方式，并无法真正用统一的方式解决老年人的需求。所以如何赡养老人成为一个社会文化的基础，并进一步塑造了社会生活的基本形式。它作为一个社会问题在中国延续了千年之久，直到今日，它不但没有即将解决的迹象，相反在中国当前的社会条件下，问题日益严重化。第二方面是其他社会主体所能提供给老年人的资源和服务。资源与服务相互连接，互相转化，资源更强调静态的内容供给，服务则更强调动态的供给方式。从某种意义上来说，资源与服务既可以是有限供给，也可以是无限供给（取决于社会资源和服务的总量，也取决于人们动用资源的意愿和服务的力度等），所以社会发展的程度并不能直接决定其他社会主体提供给老年人的资源和服务。第三方面是如何将其他社会主体的资源和服务提供给老年人，也就是双方衔接的形式与路径。这个方面本来不是问题，在初级社会里，老人几乎与周边的资源与服务直接互动，形式大多单一。但是随着社会的发展和变化，第一、第二方面本身的变动及其相互间的联系越来越复杂化，使它在养老模式中的地位和意涵日渐突出和重要。所以老人的需求，社会主体供给的资源与服务以及它们结合的方式，共同塑造了养老模式的形式与内容。

（一）传统养老模式功能不足

我国传统养老模式有三种：家庭养老、机构养老和社区养老，核心是家庭养老。进入 21 世纪以后，我国提出养老模式要逐渐形成“9073 格局”，即家庭养老 90%，社区居家养老 7%，机构养老 3%。随着老年人口规模的扩大与各种养老困境的集中产生，我国传统养老服务模式在应对人口老龄化的物质、精神和制度等方面存在着诸多问题，以家庭养老为核心的各种传统养老模式的养老功能却呈现不断弱化的趋势，根本无法真正有效应对老年养老问题，更遑论老年慢性病患者居家服务问题了。

1. 家庭养老功能不断缩减

家庭养老是指养老支持力主要来自配偶和子女的养老模式。中国自古

---

① 张恺悌、曾琦：《中国老龄工作年鉴——第七部分　赴瑞典、波兰出访报告》，华龄出版社，2016，第 287 页。

就有家国天下的观念，家庭养老是人类社会传承千年的最基本、最可靠的养老方式，但是社会转型不断冲击着传统家庭养老模式。根据我国第六次人口普查数据，2010 年我国户均人口规模为 3.10 人，一人户比例为 13.66%，两人户比例为 24.37%。[①]《中国统计年鉴 2018》数据显示，2017 年我国户均人口规模为 3.03 人，一人户比例为 15.58%，两人户比例为 27.24%，三人户比例为 24.75%，我国家庭主要以两人和三人为主体，家庭规模向小型化和核心化的方向发展。[②] 由于人口结构的转变，“421”式家庭、残缺家庭、老年空巢家庭不断增加，极大冲击着家庭抵御养老风险的能力。随着大量农村劳动力进入城市以及城市年轻人追求独立自由生活的趋势增强，家庭养老逐渐失去人力支撑的基础。激烈的社会竞争生存压力加重年轻人对老年人的赡养护理负担，家庭的养老意愿和养老能力之间的剪刀差逐渐显现，主要表现为子女赡养能力的退化和老年人寂寞感的增强。市场经济的发展不断冲击传统孝道伦理观念，个体本位思想逐渐取代家庭本位思想成为主流思想，年轻人不再以家庭利益为重，以“家庭伦理”为核心，而是在个人与家庭关系中更重视个人意志与利益，老年人的照料失去最基本的人员依靠，家庭养老模式难以为继。

2. 机构养老的供求失衡

家庭养老功能日渐弱化，机构养老成为一种不可或缺的养老模式。机构养老是指由专门的养老机构将老年人集中起来，进行全方位的照顾。[③] 尽管机构养老已经成为解决人口老龄化问题的重要途径，但是机构养老的发展远不能适应社会的需要。当前我国家庭养老面临的主要难题在于高龄化、空巢化和病残化，高龄老人多处于失能和半失能状态。据全国老龄办报告，我国目前完全失能和部分失能老年人达 2834 万人，其中多数属于农村老年人，近 20% 的失能、半失能老年人需要不同程度的家庭护理，需要护理和照料的失能老人占 9.9%[④]，老年人对机构养老和护理服务需求日益

① 国家统计局：《中国统计年鉴 2011》，国家统计局官网，http://www.stats.gov.cn/tjsj/ndsj/2011/indexch.htm，最后访问日期：2019 年 7 月 5 日。

② 国家统计局：《中国统计年鉴 2018》，国家统计局官网，http://www.stats.gov.cn/tjsj/ndsj/2018/indexch.htm，最后访问日期：2019 年 7 月 5 日。

③ 夏纯迅：《社区养老服务机构的开发与实践》，《价值工程》2014 年第 13 期。

④ 王瑜：《中国传统养老模式陷巨大困局　服务与需求严重脱节》，《工人日报》2011 年 10 月 30 日，第 3 版。

增多。但是，调查显示，我国机构养老存在着供给与需求严重脱节的问题，养老机构和护理人员严重不足，远远低于老年人的需要。民政部《2019年民政事业发展统计公报》显示，截至2019年底，全国共有各类养老服务机构和设施20.4万个，各类养老床位合计775万张。国家统计局《2020年国民经济和社会发展统计公报》显示，养老床位数上升至823.8万张（见表2-1）。然而，在此状况下，我国养老机构床位数量远低于国际平均水平为50张的标准。同时，专业护理人员也严重缺乏，据统计，我国养老护理员潜在需求在1000万人以上，而一线护理员仅有100多万人，受过专业训练并取得资格证书的仅有10万人。[①] 养老机构和养老护理人员的供给远远难以满足养老服务的现实需求。湖南省第三产业领导小组办公室在专题报告《养老服务与产业发展》中提到，“养老服务要包括老年食品、产品、医疗保健、保险、旅游和文化教育业等服务”，但是由于我国养老机构发展起步较晚，财政投入力度有限，导致养老机构的功能相对单一，主要以满足老年人的基本生活照料和身体照料为主要内容，难以满足老年人的心理、精神等多元化的服务需求，导致老年人缺乏归属感。[②]

表2-1　养老机构及其床位数情况

单位：万个，万张

	2018年	2019年	2020年
所有机构与设施	16.8	20.4	—
住宿机构	2.8	3.4	3.8
床位	727.1	775	823.8

资料来源：民政部：《2018年民政事业发展统计公报》，民政部官网，http://images3.mca.gov.cn/www2018/file/202009/1601261242921.pdf，最后访问日期：2021年6月22日；民政部：《2019年民政事业发展统计公报》，民政部官网，http://images3.mca. gov.cn/www2017/file/202009/1601261242921.pdf，最后访问日期：2021年6月22日；国家统计局：《2020年国民经济和社会发展统计公报》，国家统计局官网，http://www.stats.gov.cn/tjsj/zxfb/202102/t20210227-1814154.html，最后访问日期：2021年6月22日。

① 养老信息化智库：《10年后老年人口突破3亿，智能护工为养老减压》，新浪博客，http://blog.sina.com.cn/u/5640851940，最后访问日期：2019年10月5日。

② 艾丽：《对我国机构养老模式的思考》，《人民论坛》2013年第11期。

3. 社区养老职能发挥受限

中国人口老龄化最大的特点是“未富先老”，由于我国老年人口多、受传统居家养老观念的影响以及机构养老费用较高，90% 以上的老年人选择居家养老，但是随着社会转型和人口结构的转变，家庭养老服务模式面临严峻挑战，机构养老自身存在供求不平衡的问题，社区养老成为养老业发展新趋势。社区养老主要是为居家老人提供日常照料服务，是以家庭养老为主，依托社区机构养老，主打上门服务、托老所服务为辅的整合社会各方力量的养老模式。但是社区养老由于受到多方面的因素干扰，导致其养老职能不能有效发挥。一是受传统观念的影响，我国长期形成家庭子女养老方式，政府职能部门和社区管理服务部门忽视社区养老服务职能；二是社区养老发展资金获取渠道单一，主要依靠政府资助，但是由于政府资金有限，无法满足日益增长的社区养老需求，社区养老发展受到制约；三是社区养老基础设施和专职人员供给不足，公共资源短缺，导致养老服务项目不完善，无法真正满足老年人实际需要，最终导致社区养老出现有养老中心无设施，有设施无老人，有老人无护理人员服务的问题，极大地限制了社区养老服务功能的实现。

（二）传统养老模式转型受阻

传统养老模式功能弱化的核心原因是专业化水平低，养老模式的专业化是指由专业人员在专业理论的引导下用专业知识和技能，设置专业化服务内容，辅助以专业设备参与养老、助老服务活动，通过专业的养老保障体系保障老年人的合法权益，推动中国养老模式向专业化的方向发展，以解决严峻的人口老龄化问题。专业化水平低主要体现在养老保障、养老服务人员、养老设备、养老内容设置、养老服务效率和管理水平等方面。

1. 缺乏成熟的养老保障体系

坚持政府主导，建立和完善多元化的养老保障体系是实现养老模式专业化发展的保障，也是实现老年人美好生活需要的迫切要求。新中国成立以来，我国逐渐构建了包括基本养老保险、补充养老保险和个人储蓄型养老保险的多层次养老保障网。但是随着人民生活水平的提高，老年人养老需求从基本的物质生活保障提升为全方位的保障，这对我国社会养老保障体系提出更高的要求。首都师范大学龙玉其副教授认为，面对庞大的老龄人口引发的日益旺盛的养老需求，未来需要构建一个以经济保障、服务保障和精神保障为主要内容的“三位一体”的老年保障体系，这是实现养老专业化的保障条件。[①] 我国现存养老保障体系存在着全覆盖完善度不高，制度不健全，政府与市场职责不明晰等方面的问题。一是全覆盖基本完成但完善度不高。据统计，截至 2017 年底，我国参保人数达到 9.15 亿人，其中参加城镇职工基本养老保险的人数为 4.03 亿人，参加城乡居民养老保险的人数为 5.12 亿人，农村户籍的农民工有 6202 万人参加了城镇职工基本养老保险。[②] 城乡养老水平的差距逐渐变小，社会养老保障的全覆盖工作基本完成。但是完善度不高，缺乏公平性，私企员工、农民工、无业人员、下岗职工等部分社会弱势群体选择放弃参加社会养老保险的资格。二是制度不健全。养老保障制度不健全主要体现在支柱之间发展不平衡和基本养老保险制度存在分割现象上。中国在 1997 年就提出建立多支柱养老保险体系改革，但是仍然主要依靠基本养老保险保障老年人基本生活，第二、第三支柱发展滞后，不能在体系中发挥其应有的作用。老年人过分依赖政府提供的养老救助金和基本保险，限制了养老保障体系整体功能的发挥。同时，我国养老保障体系存在城乡、区域、人群等发展不平衡的局面，对公务员、城镇职工、农民实行完全不同的制度，在保障方式、保障水平、资金来源和资金运行等不同方面都存在着显著的差异性。三是政府与市场职责不清。随着社会养老保障体系的改革，政府逐渐退出养老保障体系的部分领域，充分发挥市场作用，鼓励个人养老保险的发展。但是由于没有厘清政府与市场、社会保险与商业保险等方面的关系，导致政府与市场职责分工不明确，主要表现在：在制度设计与提供上，缺乏对养老保障制度的统筹规划；在基本养老保险制度的完善上，社会保险部门过多介入补充养老保险，限制了市场作用的发挥，阻碍了商业养老保险的发展；在农村养老问题上，政府在制度支持和财政支持等方面承担的责任不够；政府对社会养老保险立法表现出较大随意性，缺乏对政府行为的有效约束，缺乏配套措施和政策，缺乏有效的约束与奖惩机制。

---

① 皮书说：《中国社会保障发展报告（2019）》，中国皮书网，https://www.pishu.cn/zxzx/xwdt/530099.shtml，最后访问日期：2019 年 6 月 5 日。

② 李贝：《引导社会养老保障由“碎片化”走向“系统化”》，《人民论坛》2018 年第 27 期。

2. 专业养老人才供给不足

我国老龄化已进入快速发展阶段，多层次、多样化、多种类的养老服务需求，使养老市场需要大量专业化养老服务人才，专业化养老人才队伍是养老模式实现专业化转型的关键。但是，我国目前养老服务的人才队伍仍存在很大的“供需矛盾”，人才供给不足、数量少、质量差和人才结构不合理是主要问题。具体表现为“四个不平衡”和“四个不充分”。不平衡，首先表现为区域不平衡，农村与城市养老服务人才之间的不平衡、东中西部人才分布区域的不平衡；其次表现为内部不平衡，居家社区与机构养老服务人才之间结构的不平衡、人才内部结构的不平衡。不充分则表现为专业人才数量不充分，人才培养和供给能力不充分，中高端管理人才严重匮乏和人才的服务能力不足。这些不平衡和不充分，限制了老年人对养老服务日益专业化的需求，成为制约当前养老服务业发展的瓶颈。《2017年中国养老服务人才培养情况报告》显示，目前全国失能、半失能老人约有4063万人，若按照国际上失能老人与护理人员3∶1的配置标准推算，我国至少需要1300万名护理人员；按照国际上不能自理老人与专业护理人员1∶3的配置标准推算，我国至少需要20万名专业护理人员，但是目前各类养老服务设施服务人员不足50万人，持证人员不足2万人[①]。当前多数养老机构的服务人员属于临时工，主要由外来务工人员和下岗人员组成，学历处于初中及以下水平，没有相关专业知识和专业训练，缺乏专业的医疗、护理、心理、社会工作管理知识，无法满足老年人多方面的高质量养老需求。此外，传统养老模式主要采取依靠原始人力劳动和管理，不能普遍实现科学技术与养老业的有效结合，养老基础设施科技水平落后。虽然国家出台了一系列养老政策保障老年人的权益，但是从老年人养老长远发展来看，需要培养一大批具有专业知识、专业技能和专业伦理的养老服务人才，以适应快速发展的老龄化社会的需要。

3. 专业化养老设备分布不平衡、不充分

为老年人提供专业化养老服务，需要有专业化养老设备作为支撑。目前我国不论是家庭养老还是社会机构养老，都普遍存在着养老设备短缺且老化落后；养老设备分配不均；养老设备功能分区不明确，共享性质缺乏

① 张要茹、金真：《我国医养结合人才队伍建设分析》，《人口与计划生育》2018年第12期。

的问题，这极大地阻碍了我国养老服务水平的提高，制约着老年人生活质量的提升。[①] 首先，养老设备短缺且老化落后。随着老年人口的不断增多，他们对养老设备的需求持续增加，养老设备缺口逐渐扩大。例如，即使是上海，养老床位也只有10.8万张，只占老年人口的2.8%，这说明现有的养老设备的数量严重短缺。同时，我国传统养老模式下的养老设备配置简单，主要提供与基本生活照料相关的设备，缺乏与专业化养老服务内容相匹配的餐饮、医疗、护理、康复、休闲娱乐等设备设施。现有的养老设备存在着设备老化落后的问题，护理康复设施陈旧不堪，存在着极大的安全卫生隐患。养老设备老化落后大大降低了养老服务的效率，是提升养老服务质量的重要障碍。其次，养老设备分配不均。这主要表现在不同区域、不同养老机构之间设备配置差异大，东、中、西部地区养老设备配置率呈现出由高到低的规律，城乡二元经济社会结构与养老城乡二元结构之间存在着彼此固化的交互关系，城镇的资源配置率明显高于农村的配置率。这种养老设备资源配置不平衡也给不同老年群体之间平等共享优质养老服务带来困难，影响养老服务专业化提升的整体性效果。最后，养老设备功能分区不明确，共享性质缺乏。不同身体状况的老年人对养老设备功能的需要不同，但是当前养老设备的配置根本没有考虑不同老年人的身体状况需要的具体情形，配置的随意性很大，且没有建立起与社会共享的机制。养老设备管理的低效导致养老设备利用率低，既浪费了社会资源，又降低了养老服务的水平与质量。

4. 养老服务内容不健全

设置专业化养老内容是解决养老模式专业化水平低的必要条件。养老模式实现专业化发展，不仅需要有专业人才和专业设备，还需要设置专业化的养老服务内容，深切关注老年人的实际生活需要，根据老年人需求设置一体化、一站式的服务内容。传统养老服务模式所提供的养老内容主要是满足老年人的基本生活照料，设置的服务内容单一，缺乏专业化、规范化，与老年人的需求之间存在着一定程度的错位。专业化养老模式要顾及老年人的经济需求、医疗保障需求、生活照料需求、心理需求和自我实现

---

① 胡宏伟、李玉娇、张亚蓉：《健康状况、社会保障与居家养老精神慰藉需求关系的实证研究》，《西华大学学报》（哲学社会科学版）2011年第4期。

需求，设置多层次、多元化的服务项目。设置专业化养老内容需要整合家庭养老、机构养老、社区养老三方资源，针对不同老年群体设置不同养老内容，这是实现养老模式专业化发展的必备条件。一是针对具有生活自理能力的老年人，提供上门照料和社区服务相结合的服务。在满足老年人基本生活照料的基础上鼓励老年人参加社区各类生活、文体实践活动，满足老年人的精神需求。引导和帮助老年人再就业，实现自身社会价值，满足老年人的经济需求，提升老年人的社会地位。二是针对半失能、半自理的老年人，可以根据个体需求分别提供助餐、助卫、康复、护理、精神慰藉等全方位的上门服务，也可以采取日间照料、短期介护等形式，使这些老年人可以根据家庭情况接受生活帮助与身体护理和康复服务，同时也可以协助他们参与各种社区活动（包括文娱活动）①。三是对完全失能、不能自理的老年人可以考虑社区协助的居家长期照护或者养老院与养老机构集中供养，以满足老年人多元化的养老需求，提升老年人的晚年生活质量。但是当前的居家服务内容设置并不能很好地满足老年人晚年生活的需求。

5. 养老服务效率和资源利用率低下

传统的养老模式大多采用现有多数养老服务机构采用的机制，这种模式使养老信息化建设比较滞后，信息化程度低，无法实现智能数据管理，从而导致养老服务效率低下，不仅不能实现高效率养老，还会耗费大量人力、物力。首先，由于养老信息的不对称以及传递的滞后性，一些老年人由于缺乏信息获取渠道，无法找到适合自己的养老服务机构。同时，养老服务机构由于不能及时地将机构所提供的服务项目、收费标准、服务质量等信息传递给老年人，从而限制其服务范围，使服务资源无法得到充分利用，导致服务资源使用率低下。其次，养老服务机构由于工作能力与工作范围的局限性，特别是作为单一的机构，一般只是对有限的老年人的低层次需求进行收集、记录与满足，这就导致：一方面，忽略了对老年人其他方面尤其是健康管理方面指标等基础信息的收集，不能从纵向和横向两个方面系统地形成养老信息资源库，导致无法形成标准化的、统一而有序的体系化的服务，极大地降低了服务效率；另一方面，养老服务资源缺乏有效的协调与统筹，无法精准识别老年人的养老需求，导致服务具有同质

① 赵婧：《山西省养老事业与产业融合发展研究》，《劳动保障世界》2018 年第 36 期。

性，缺乏针对性，大多数时候与大部分老人的真实需求相去甚远，从而降低了养老服务的可及性，也大大地降低了养老服务的效率。再次，养老服务项目管理也存在“九龙治水”，互不统一的现象，如卫生部门负责医疗服务、公共卫生等，民政部门负责养老机构和社会工作等，消防部门负责消防安全等，关于生活照料、日常餐饮等大多还受到其他部门的管理与介入[①]。这种分类管理模式导致各部门养老服务资源不能实现共享与合作，养老管理服务相互交错，互不融通，内生隔阂与阻挡，管理模式的限制导致信息管理水平与反应速度低下，从而不能及时获取老年人的需求信息及其关于服务质量、服务效果等的反馈信息，从而极大地降低了养老服务资源的有效利用价值和服务效益。最后，根本问题还是人本身的问题，大多数养老服务人员并未经过专业的培训、管理、考核等，提供的服务质量尚待提高；而大多数养老服务机构也没有专业化的资质和相应的配备，基本上是有房、有床、有大妈就可以开工，专业化的人员几乎没有可能及时、全员到位，老年人的服务需求也不可能得到准确、及时的回应。这两方面的交错矛盾，使养老服务效率与其资源利用率的低下成为必然。

（三）传统养老模式改革与探索

中国传统的养老模式核心就是首先以家庭为主体、对老年人基本生活需求进行相对直接而简单供给的要素、结构与机制。这种模式中的老年人的需求实际上是被迫限制在较低层次（主要是生存型的需求）上的，具有单一性、稳定性。其次是以家庭为主体供给老年人的各种资源与服务。自古以来，中国家庭的生育就承担了一部分保险的功能，所以才有中国人崇尚“多子多福”，这也是长期以来中国人口数量位居世界第一的社会因素。同时，家庭人口的不断增长也为持续不断的养老资源与服务注入了不竭的动力和源泉，再辅以孝敬老人这一个基本的文化制度（如举孝廉的文官制度）安排，中国的老年人在家庭农业自然经济年代可谓获得了世界上最好的资源与服务（实质上，中国历史上人口增长最快的时期往往也是老年人福利最好的时期）。[②] 同时，家庭农业自然经济时代的“工作并不离家”的

---

① 孙东青：《智慧社区养老服务精准化问题的思考》，《重庆行政》（公共论坛）2018 年第 1 期。

② 李琬予、寇彧、李贞：《城市中年子女赡养的孝道行为标准与观念》，《社会学研究》2014 年第 3 期。

工作方式，经验主义崇老的生活方式，宗族化与地域化的社会组织生活，“父母在不远游”的人文传统，使得对老人的需求供给与满足相对直接、简单而家庭化，以家庭为基础的养老体系与社会其他各个方面的有机契合，成为家庭自然经济时代最有效的养老模式，也成为中国东方文明最显著的社会特征之一，我们的研究把这种简单、传统的养老模式称为“守望相助”的家庭养老模式，这种“守望相助”的家庭养老模式与以家庭为基础的生活模式、生产方式合为一体，主要采取的是以“一对一”“人盯人”为基础的家庭合作模式。

然而自近现代以来这种以家庭为本的养老模式的基础、体系与条件不断遭到侵蚀。首先，家庭农业自然经济的不断解体，工业化、市场化的不断蔓延、渗透。从“面朝黄土背朝天”的农耕生活，到“离土不离乡”的初级工业化的生活，再到“背井离乡”的市场化生活，过去“守望相助”为老服务体系开始解构。老人（尤其是农村老人）几乎失去人力服务的来源。其次，传统家庭解构。众所周知，自我国实行计划生育政策以来，一方面，家庭的人口和结构发生了变化；另一方面，更关键的是家庭养老的核心价值在逐渐变化（有人将这种变化概括为“新家庭主义”），这种变化使家庭养老变得不可持续和几乎不可能。[①] 再次，生活条件的变化与生活方式的转变，一些新型的老年疾病尤其是慢性病大规模暴发，极大地增加了老年人服务的需求；同时，随着生活方式的转变，老年人的服务需求日趋多元化与层次化，更加具有延展性与弹性。最后，货币化的普遍化与宗族化、地域化的社会组织生活的解构。一切以货币作为衡量工具与基础，老人的经验价值货币化程度低，而老人社会服务辅助性供给和家庭供给的监督主体的传统社会组织逐步解体，传统的家庭养老服务模式陷入解构。

很明显，这种传统的家庭养老模式已经难以为继，中国的养老模式在自发地探索转型的道路。首先，个体的增责。这在现代中国更加难以平衡，一方面依然是几乎带有法律强制性的养老抚幼的抚养与赡养义务；另一方面是对自我责任的托大，个体必须为自己的养老赋予更多的责任和义务。养老金的积累作为一个日常性的制度被安排纳入法律体系，从根本上

① 邓高权：《中国家庭结构变迁与养老对策探讨》，《湖南社会科学》2014 年第 4 期。

来说，每个人都必须现在就为自己将来的养老负责，而不再是依靠家庭，这无疑是中国养老模式一次前所未有的巨大变革。其次，资源供给主体来源的拓宽，其他社会主体（主要是工作单位）尤其是国家的直接介入，使养老资源的供给正式由家庭走向整个社会。2018 年，我国在国家层面设立了老年人福利部门，同时养老保险被纳入国家税收，由国家征税机构统一征收，以国家力量确保养老资源的普遍化的可持续供给，这在以“孝文化”为核心的中国是一个划时代、前所未有的变革。最后，服务主体界面的拓展，就是在家庭养老服务以外，探索新的社会主体的服务介入，比如机构养老、社区养老等方法。[①] 在家庭成员无法提供直接服务的条件下，让社区或者专业化的养老机构和其他专业化的市场机构介入提供服务。由于中国发展的阶段性与福利层次性、多元化，一部分中下阶层老人资源没有基础性的保障，还有一部分老人即使拥有资源也不能找到优秀的服务供给主体。因此更多的人选择直接聘用保姆照顾老人（保姆已经作为一个职业在探索，中国甚至开放了菲律宾籍保姆来中国工作）。

但是，这种探索目前遇到了巨大瓶颈，这主要由三方面构成。首先，按照马斯洛的需要层次理论，新时期老年人的需求不再局限在最低层次，从某种意义上说，既是老年人主体性的需求得到释放，同时也是在新时代条件下被迫在需求的层次上进行多元化开发，因此，实际上老年人的需求在当代具有延展性、弹性与时代性、变化性。一方面，作为老年群体他们有着诸多的共同需求；另一方面，他们又具有特殊性。正因如此，老年人的需求在传统的养老模式下无法通过现代工业化的、规模化的生产来满足（因为在市场化的状态下，没有智慧技术的支持，这种需求是分散的、无集成的）。其次，介入养老资源与服务的社会主体多元化及其相互关系的协调。个体责任的复杂化与外部化，使家庭不再是唯一的供给主体，多元主体相互交错；相互责任与地位的模糊性，及其社会监督与生活激励的缺失，使老年人的福利在资源与服务增加的情况下并没有相应地增加。最后，供给方式链接的复杂化。由于老年人需求与供给主体的多元化，工作与生活、工作与家庭、生活与家庭的离散等使老年人需求供应不可能通过

---

① 姚燕：《常州养老服务管理与运行机制研究》，《常州大学学报》（社会科学版）2016 年第 4 期。

直接而简单的服务满足，因而产生了复杂的程序与交错的环节。这种复杂的程序与交错的环节对体制与管理的要求是一般的转型社会很难达到的；同时，这种程序与环节的设置具有很大程度的单方性特征，很少能考虑到老年人的特征与真正需求，且具有相当程度的强制统一性。

因此，解决传统养老模式专业化水平低、程序交错、主体矛盾、效率低下等问题，需要在社会智慧化的大时代背景下顺势推进智慧居家养老服务：大力开展养老服务信息化建设，利用互联网、物联网、云计算、大数据等新兴技术，实现养老模式向智慧化方向发展。首先，通过智慧化发展实现对老年人的赋能、扩权，增强老年人的活动能力，延长老年人的活跃期，减少老年人的照护需求与资源要求。其次，智慧养老可以扩展社会资源供给，明晰主体责任，并实现资源高效、有序地送达老年人尤其是老年慢性病患者。再次，智慧居家服务可以在“大众数据”和“小众数据”的合力下实现精准服务与规模化服务相统一，从而克服老年人尤其是老年慢性病患者居家服务长期以来的“散、乱、耗、贵”的状态，实现后工业时代，老年居家服务的精准化、高效化、规模化等。最后，通过智慧化的发展实现专业化的促进，从而改变整个行业的业态，突破原有模式的限制，提高养老效益，吸引养老人才与社会资源，使养老模式顺利转型，实现党和政府制定的老有所养、老有所依、老有所乐、老有所安的战略目标。

四　老年人需求增多且多元，老年人照护逐步社区化

（一）老年慢性病患者的特征与需求

老年慢性病患者作为一个特殊的群体，兼具老年人和慢性病两种特征，作为老年人，其日益贫困化，无论是在生理、心理还是在社会方面，应对各种不利因素的能力都在日渐降低；作为慢性病患者，慢性病的内卷化和普遍化，愈来愈加剧对老年人的各种生存与生活能力所造成的损伤，使老年人的生活日渐艰难。当然，随着时代的发展和进步，老年人的需求也日渐攀升与多元化，由生存型向生活型乃至发展型转变，这一切使老年人的需求的满足更加复杂化。原有的养老模式无法满足老年人的需求，必

须探寻新型的养老路径。

1. 能力贫困化

老年人口的一个基本特征就是老年人口能力的贫困化。我们通常所认为的贫困主要指经济收入及物质两方面，而诺贝尔经济学奖获得者阿玛蒂亚森提出了能力贫困理论。在他看来，贫困与收入存在着很大的联系，但是其实质却表现为可行能力低下，包括身体状况的良好、公平的受教育机会、参加社交活动等社会性的满足，如果这些方面不能满足则将出现能力贫困。根据阿玛蒂亚森的理论，老年人能力的贫困化是指老年人在实际应对生活事务中的综合能力的降低及这种趋势的不断延续。因此，从总体来看老年人能力贫困化主要表现在四个方面。

一是老年人身体防御能力的贫困化。老年人由于生理等自然规律，大部分患有慢性病，其身体处于脆弱多变的时期，其中许多生活不能自理，也因此容易造成直接的身体伤害，从而在根本上影响老年人的生活。

二是老年人心理调适与平衡能力的下降。老年人口存在一种普遍的心理——担心成为家庭的负担，担心拖累家人。这种情况在患病老年人中更加明显。老年人尤其是离职退休人员有很多心理问题，他们自尊心强，希望得到照护人员的恭维，希望得到家人的长期探望。失能老人一旦受人冷落，就会表现得不耐烦，暗自伤心。老年人极易产生自卑心理，没有价值感，在患有慢性病的老年人中，大多数对自己的病情感到悲观，心理压力大，有时甚至拒绝治疗；更有在养老服务机构的老年人变得敏感和多疑，甚至精神失常，感觉亲人和医生隐瞒自己的病情。大部分老年人会变得固执和刻板，情绪也阴晴不定，经常会因小事发脾气。他们经常以自我为中心，担心失去家庭，担心家里无法负担自己的养老和医疗费用，常常为此烦恼、焦虑不安。

三是老年人生活能力的贫困化。老年人生活能力贫困化主要表现在身体机能下降与心理调适不当等导致的老年人应对个人生活事务能力的下降上。受到生命周期规律的影响，老年人终究有一天将失去自我独立生活的能力，回到人生的起点，需要照顾与帮扶。

四是老年人社会活动能力的贫困化。随着老年人生理、心理变化，生活日趋困难，其社会工作、社会交往、社会娱乐等日渐困难，这都不可避免。

总之，老年人能力贫困化的不同方面交互影响，互为因果，从而从整体上导致老年人能力的贫困化，使其最终不可避免地沦落为社会弱势群体。老年人能力贫困化致使老年人日常生活、健康管理、社交活动、出行、娱乐等各种需求无法满足，使其成为典型的能力贫困人群。能力的贫困化是老年人作为弱势群体的典型体现，它使老年人在应对复杂的外来影响因素与急速变迁的社会影响的时候处于一种脆弱的地位，导致老年人社交活动、出行、娱乐等各种需求都无法满足，使老年人成为比较典型的“能力贫困”人群。也因此更容易对老年人造成伤害，深刻改变老人的身体、心理、生活和社会生活状况，加剧老年人的生活困难，也从总体上加重社会负担，影响社会整体的进步与发展。因此必须针对老年人能力贫困化的状况，依靠现代科学技术为老年人赋能、维权、扩力，以确保老年人在生理、心理、生活与社会方面持续保持相应的能力，通过积极老龄化实现健康老化，提高生活品质，减轻社会负担，实现个体与社会良性互动发展。

2. 老年慢性病内卷化

内卷化是指国家、组织或个人既无突变式的发展，也无渐进式的增长，长期停留在同一个层面上自我消耗和自我重复的怪圈。老年慢性病的内卷化是指老年慢性病既无突变式的重大创伤，也无渐进式的改善，长期停留在同一个病态上自我消耗与不断重复的怪圈。老年慢性病内卷化具有以下特征。

（1）慢性病起病相对缓慢，病程较长。慢性病在人体的潜伏期较长，病情发展缓慢，初期可能无任何明显症状。在日常生活中，很多慢性病患者初期完全没有任何不适，身体也无异常，可一旦发病，将给身体带来不同程度的损伤。慢性病在中老年时期发病率较高，随着身体状况的变化，中老年人群中有许多为慢性病患者，并且其症状缺乏典型性，一般情况下无从发觉。慢性病患者可能同时患有好几种慢性病，如高血压患者同时患有糖尿病，多种病情相互交叉影响且症状不明显。

（2）慢性病病理过程影响因素众多，且错综复杂。发病源自“内伤”，大都属于“生活方式病”“心身性疾病”，并且病程呈现由内而外的现象，如慢性胃炎和高血压。慢性病的发病及恶化与生活方式、饮食习惯和情绪密切相关。健康生活方式干预，可有效降低慢性病高危人群的危险因素水平，改善该人群的血糖、血脂水平，提高各项体格检查指标，这是控制慢性病发生、发展的有效途径。[①] 慢性病自我感知症状严重程度与实际病理损伤不成正比。慢性病的高危人群最易发展为糖尿病、高血压患者。

（3）慢性病大都很难治愈，十分影响患者的生活质量。慢性病治疗进程难以预计，许多患者可能治疗时间是死亡的最后一刻，并且慢性病往往表面平静，内在却急剧恶化，如果患者有疼痛或功能障碍存在，病情可能是持续性的。慢性病大多数不可治愈，给患者带来身心折磨，给患者家庭带来极大痛苦，不仅患者的生活受到影响，患者家庭的生活质量也会下降。如癌症，其患病早期非常隐蔽，可能几年、几十年前癌细胞就潜伏在身体中。癌症的病因极不明确，确诊时大多数为晚期，令患者防不胜防。现今，公民对于癌症的了解不多，社会上蔓延着“恐癌”文化，一旦确诊，因癌细胞与自身正常细胞同源，长期治疗效果不佳，治愈率微乎其微。

3. 老年人需求攀升与多元化

实际上，长期以来，老年人简单化的生存就是他们的全部需求，在当时的物质生产能力与人们生活水平的限制下，老年人除了生存以外没有追求其他美好生活的条件。随着全面建设小康社会的推进，老年人的需求已经从简单的生存型物质需求转变为对美好生活的追求，亦即从生存型、生活型到发展型乃至享受型。因此，老年人已经从基础性的生存需求转化为在生活、健康管理、心理和社会等高层次、多元化的需求。

（1）老年人的生活需求。幸福的老年生活需要资金做保障，因此大力发展经济尤为重要。经济发展，就业率提高，老人家庭能够负担得起老人的养老经费和医疗经费。做好社会保险也是老年人生活保障的重要途径，其中最重要的便是养老和医疗保险；现今，大病医疗和医疗救助的作用不可忽视，许多家庭因为老年人突发性的大病陷入贫困。老年人在生活中需要增强风险意识和对社会保险的正确认识。老年人不仅要求基本的生活，还需要适宜的娱乐活动。老年人生活需要社区和养老机构提高服务人员的专业知识和服务水平，相关人员应加强专业培训以提高其在失能老人养老服务过程中的服务质量。

---

① 龚学军：《社区慢性病管理存在的问题分析与对策》，《中医药管理杂志》2015 年第 12 期。

（2）老年人健康管理的需求。虽然国家大力发展居家养老，但是其作用往往达不到预期的效果。由于心理上的需求，老年人口极愿意和子女一起居住，但是随着家庭结构及养老观念的转变，子女无暇顾及老人，会选择居家式社区、社区和机构养老方式。而目前大部分社区人员上门在失能老人服务中仅仅表现在家政服务上，对于精神的慰藉、医疗卫生的定期检查远远不够；社区照护人员中很多对自己的角色认识不准确，知识结构单一，缺乏养老服务系统培训，并且健康意识薄弱，缺乏健康教育知识能力和技巧，不能全面、完整地在为老人的服务过程中将老人的身体及病理情况做有效的分析并提出相应的解决方案。因此，老年人需要更专业的照护人员，更便捷的医疗服务，更多的社会关注。

（3）老年人心理需求。在家庭观念根深蒂固的失能老人心中，“养儿防老”是其最认可的养老方式。而现今很多年轻子女没有“百事孝为先”的观念，对老人不管不问的事件时有发生。提高国民素质，倡导年轻人对老年人物质上和精神上的养老孝心，在两代人之间建立相互关心、相互尊重、平等沟通的代际关系显得十分必要。无论老年人选择何种养老方式，子女都要给老人更多的关注，除了物质方面的关注，更关键的是精神层面的关注。如许多只能躺在床上缺乏娱乐活动的老年慢性病患者，需要子女的关怀来排解心中的苦闷，需要子女对老人的思想和感情进行疏导。子女作为老人最亲近的人，他们的话语将直接影响到老人的心理状态，在养老机构和社区也应建立心理疏导机构，定期地对失能老人的心理状况进行全面的了解。

（4）老年人的社会需求。老年人虽然日渐居于社会弱势群体，但是一方面，老年人作为曾经的社会主体、社会的中坚力量与活跃主体，即使在体制上、社会形式上突然退出社会舞台中心，曾经的习惯在他们的日常生活中留下的痕迹也不能马上消退，他们的社会生活仍然需要一定的连贯性。在研究者的访谈中，很多老年人突然退出社会，他们确实感到很不适（一位接受访谈的老人原来是一名教师，他退休后即使低薪也愿意接受返聘，因为工作对他来说更是一种保持积极社会生活态度，推迟衰老的生活方式，是另外一种自己获得的工作价值）。另一方面，作为社会人，他们仍然有着高度的社会参与需求，他们的生活并非孤立，他们与社会方方面面仍然发生着联系，他们对社会的谈判能力显著降低，因此他们更加需要社会、依赖社会，所谓“老小老小”，越老越小。因此老年人仍然要积极参与社会，只是参与形式有所变化。特别是，在当前知识信息社会，老年人的经验价值等显著下降，宗族化、地域化的社会组织生活解体，重构老年人的社会化参与途径与形式更是满足老年人多样化需求的迫切路径。

老年人需求的攀升和多元化的发展趋势，要求全新的社会服务供给来满足，这对社会服务的要求无疑是一个巨大的挑战。很明显，传统的养老模式已经远远跟不上现代化的老年人需求的变迁。这从根本上来说，是由生产力和生产关系、经济基础与上层建筑之间的变化引起的，日益现代化的生产力的发展促使了老年人需求的攀升与多元化，但同时相应的服务供给却没能够做到相应的与时俱进的变化，使它们脱离于当代老年人真正的需求及其变化。因此需要寻求建立在新的生产力和经济基础上的服务供给方式，来真正解决当代老年人需求攀升与多元化所带来的诸多问题。

（二）社区的特质及资源整合优势

1. 社区特质

社会学家对“社区”有100多种定义，但其基本原则是一致的。社区是包括一定数量的人口、一定范围的地域、一定规模的设施、一定特征的文化、一定类型的组织①。社区作为一个聚居在一定地域范围内的人所组成的社会生活共同体，具有一定的人口数量、一定的地理区域；居民之间有共同的意识和利益，以及较为密切的社会交往②。社区不管是在促进人的交流和科教文卫事业的发展还是在资源的整合方面，都有其他组织、单位无法比拟的优势，并在实质上发挥着巨大的作用。

2. 社区资源整合优势

资源整合是一种营销多赢模式，通过社区资源整合营销，物业服务企业分享部分商家因降低营销成本所获得的利益，既能满足业主的需求和利益，也能实现物业服务企业的收益。通过资源整合，物业服务企业能够根据不同的业主需求拟订相应的计划，让商家的服务更准确并且最大限度地降低运营成本，同时提高其对业主的服务效率。社区资源指在物业管理区

---

① 陈玉祥：《建筑物区分所有权还是业主权——法律术语的选择与界定》，《盐城工学院学报》（社会科学版）2009年第4期。

② 陈佳伟：《遵循连续性》，《城市建筑》2010年第12期。

域内，可以为业主提供便利服务并为物业服务企业带来利益的载体，包括物业管理空间、场地、时间、人力、物力、物流、创意以及物业公共场地等各类资源。① 社区资源整合从原来的单渠道销售转变为由物业统一定价、统一销售，实现资源利用的最大化。例如，物业将几个或者几十个楼盘统一规划，定价销售，在不损害业主利益的前提下满足顾客的需求。社区资源整合更进一步的效果是能促进物业与业主之间的交流，懂得业主的需求，更好地服务于业主，打造和谐互动的交流平台。

（1）人力资源的整合。社区作为最大的社会生活交流平台，人力是主要资源。首先是社区有能力的人力资源，包括社区内的政府官员、专家学者、知名演员、医生、护士、社会工作者等，是社区中最重要的人力资源整合对象。在社区养老和居家式社区养老模式中，起主要作用的便是医生、护士和社会工作者。他们能为老年人提供生活和医疗上的帮助。其次是社区中的志愿资源，包括义工、志愿服务组织、志愿者协会等。志愿资源是社区人力资源中的积极分子，无偿地帮助社区完成任务。再次是社区中有同等教育水平、生活方式、兴趣爱好的人力资源。最后是社区中的平民，这也是非常重要的。

（2）物资的整合。物资是社区得以生存和发展的基本，包括社区财力和社区硬件设施。社区财力是社区资金的保障，是社区扩充基础设施的根本支撑。而社区硬件设施则是社区人们享受美好生活的基础。为了老年人幸福的老年生活，社区中许多设施都是必需的。包括体育器材、花园、游泳池等，并且实现资源共享。充分利用社区中的物资，拓宽资金来源，为老年人打造良好的养老环境。

（3）组织资源的整合。组织资源主要指社区范围内的各种社区组织和驻社区单位，主要包括社区居委会、业委会、物业公司和非营利组织、党政机关、社会团体等。② 社区中，依靠各种组织社区工作才能有序按时地完成。例如，社会团体中的社区医院，它是联系老年人家庭和医院的纽带。当老年人身体出现状况需要医生上门治疗时，其通过与医院医生的联

---

① 谢罗群：《“三项能力”建设破解发展难题——金海燕物业转型升级之路》，《中国物业管理》2013 年第 6 期。

② 李伟梁：《社区资源整合略论》，《重庆邮电大学学报》（社会科学版）2010 年第 4 期。

系和安排，解决老年人的问题。在老年人身体检查、就医、康复、护理方面起着至关重要的作用。社会工作者也在老年人养老过程中扮演重要的角色，其能为老年人提供生活上的照顾。

(4) 其他资源的整合。其他资源包括社区文化、地理资源。当一个社区拥有好的地理位置，并且环境优美，周围景色怡人时，将会吸引更好的人力、物力和财力。比如，能吸引更多、更好的专业水平的医护人员和社会工作者，他们将给予老年人更好的照护。社区文化也是重要的一个方面，良好积极的社区文化能促进人与人之间的相互交往，达成利益共识，提高人文素质。对于空巢老人来说，良好的邻里关系对其养老提供极大的帮助。而达成共识的社区文化对建立良好的邻里关系十分重要。

（三）照护社区化：老人需求满足在地化的路径

老年人能力的贫困化、需求多元化与慢性病的普遍化、内卷化，老年人需求的攀升，对美好生活的向往与追求都要求在社会与家庭之间找一个最佳的结合点：社区。社区是大多数老人熟悉的环境，是老人在居家养老中最得力的依托，也是最佳的资源整合点，有着特殊的禀赋与优势，是照护老人的最佳途径。但是社区照护作为一种独立的养老模式却受到多方面的制约，以至于迟迟无法承担起老年人的养老责任。智慧居家养老服务在利用智慧技术的基础上重整家庭、社区、社会的关系，在依托社区的基础上，通过重构一种全新的智慧居家养老服务模式来实现老年人照护的社区化，从而满足老年慢性病患者的需求。

一方面，社区的特质及资源整合优势对老年慢性病患者智慧居家养老模式有着积极影响。

(1) 社区人力资源的整合给智慧居家养老服务模式提供了人力保障。每个人不管处于何种地位和职位，都有老去的一天。社区人力资源的整合给老年慢性病患者的养老和医疗带来极大的便利。社区中有能力的人力资源是老年慢性病患者智慧居家养老服务模式最重要的方面，政府官员和专家学者可以根据老年慢性病患者的状况和对智慧养老需求进行考察和探索，从而为智慧居家养老建立健全的法律体系和制度，规范智慧居家养老模式。医生和护士是智慧养老机构不可或缺的人力资源，上文所分析的慢性病的特征体现出慢性病患者需要长期的医疗维持其身体状况，社区对医护人员的整合能保证老年慢性病患者在有医疗需求时有足够且有能力的医护人员。社会工作者是新兴的服务群体，他们具备专业的素质和服务水平，社区整合人力资源，能为老年慢性病患者提供高质量的养老服务。智慧居家养老服务模式，并不是指老年人与世隔绝的养老模式，社区中有同等教育水平的老年人和平民以及志愿工作者都是老年慢性病患者日常生活的必要方面，其通过信息的传达和日常沟通以及志愿的老年服务，丰富了老年人的娱乐生活。[①]

（2）社区物资和组织资源的整合为智慧居家养老服务模式提供了资金和组织保障。良好的组织是事情良好发展的前提，社区整合碎片化的组织资源，从小组织到大组织，纪律上更严格，要求上更规范。严格且规范的组织为智慧居家养老服务模式的建立提供了良好的组织基础。资金在整个人类生活中扮演最重要的角色，老年慢性病患者养老需要资金，看病吃药需要资金，满足其基本生活更是需要资金。因此，充足的资金对于智慧居家养老服务模式的建立尤为重要。社区将闲散的资金整合在一起，在一定程度上解决了智慧养老机构的资金来源，同时也为老年慢性病患者减轻了经济压力。另外，只有在资金充足的情况下，社区的物资才能得到完善。休闲娱乐设施的健全，不仅能给老年慢性病患者提供轻松愉快的养老环境，还能促进整个社区的发展，满足更多社区人口的需求。

（3）社区文化和地理位置的整合将直接影响慢性病居家养老服务模式的建立。社区文化是群众性、多样性、开放性的产物。社区文化是依靠社区居民、成员单位推进社区文化建设，并且社区文化是面向基层，重点服务于本社区的居民和成员单位的。社区文化建设的优劣，由社区居民和成员单位来检验，以他们的评判为标准。共同的社区文化能让社区居民达成文化共识，社区居民有着共同的文化意识，相互间利益的共同点和出发点让社区居民能顺利地接受新事物，这为智慧居家服务模式提供了前提和基础。通过信息的传播，各个社区之间达成利益共识，也为智慧居家养老服务模式的建立提供了路径。地理位置对智慧居家养老服务模式的影响很大程度上在于吸纳更多的专业养老照护人才和医护人员。便利的交通和良好的环境能增加老年慢性病患者养老位置的选择性。

---

① 李伟梁：《社区资源整合略论》，《重庆邮电大学学报》（社会科学版）2010 年第 4 期。

另一方面，智慧居家养老服务模式可以更有效地满足老年人尤其是老年慢性病患者的养老需求。

（1）智慧居家养老服务模式依托社区，连接各类服务主体的服务模式，与老年人尤其是老年慢性病患者的身体特征及行为能力等相适应。虽然慢性病的种类有很多并且特点不一，但是对于患有慢性病的老人来说，发病率极高，并且需要长时间的药物维持和治疗，给老年慢性病患者带来身心上的折磨。建立智慧居家养老服务模式，养老机构通过智能设备与老人情况相联系，老人生病时能即时给予其治疗，配送药物，派遣医生等；并且能根据老人的身体情况变化给予相应的提醒，如血压是否升高，升高后的注意事项等。这些日常生活中的琐事的解决不仅极好地照护了老人的身体情况，还解决了子女或者照护人员专业水平不足的问题，减轻了子女的照护负担。

（2）智慧居家养老服务扩张养老服务资源，提高养老服务资源质量能满足老年人尤其是老年慢性病患者日益攀升的多元化需要。老年慢性病患者智慧居家服务能减轻老年人的心理负担，除了满足老年人的物质生活需求外，还要满足其精神需求，即提供精神抚慰。许多老年慢性病患者为了减轻子女负担选择放弃治疗甚至结束生命。老年人没有收入来源，没有能力为社会做贡献，加之当今年轻人思想的变化，不愿意照顾老人，虐待老人的现象频频发生。首先，智慧养老平台非常关注老年群体的精神养老需求，通过整合一些适合老年群体的社交网站，让老年人在家里也可以登录互联网或使用社交网络追踪社会时事新闻，使其与亲人、朋友时刻保持联系以及进行网上娱乐等，不与社会脱节，不与家人生疏，让老人不孤单。其次，可以通过平台的便捷化、智能化开发利用老年人个人的智慧以及知识沉淀，通过线上、线下的互动，“抱团养老”，贡献个人力量，帮助老年群体继续融入社会，实现个人价值。

综上所述，从老年人的人口特征与慢性病的特征来看，老年人的能力贫困化和慢性病本身的内卷化，从老年人需求的攀升和多元变化的要求来看，我国老年慢性病患者急需社区化的服务，只有社区化的服务才有可能根据老年人的特征和慢性病的特征满足老年人的日渐攀升且多元化的需求。另外，社区本身具有无可比拟的老年服务禀赋和优势，社区的这些禀赋和优势既为老年慢性病患者智慧居家服务创造了条件，也与老年慢性病患者智慧居家服务刚好可以互为补充，这些都为老年慢性病患者智慧居家服务依托社区并拓展社区服务提供了条件与可能。因此，老年照护社区化是养老服务发展的根本之道。

五　社会网络化与智能化，老人照护智慧化乃大势所趋

当前中国社会正在快速老龄化，正在经历着人类历史上从未有过的规模最大的老龄化，且面临着未富先老，健康水平低下，社会矛盾浓缩，地区差异巨大等问题，现有的传统养老模式已经不能适应养老需求和解决养老事业存在的问题。创新养老模式是解决人口老龄化难题的必然要求[①]。世界还是给了中国人一把解决问题的钥匙：人类在进入老龄化社会的同时也在逐步进入智能化社会。适应中国人口老龄化发展的趋势，运用智能科技满足日益增长的社会养老服务需求，是中国养老方式改革创新的一个全新方向。人口老龄化不仅影响个人、家庭的生活，而且关乎国家、社会的可持续和健康发展。中国人口老龄化的典型特征是“未富先老”。在今后很长一段时间内，老年人快速增长的精神物质需求与相对不足的养老服务资源和供给之间的矛盾将是中国老龄事业以及产业发展的主要矛盾。因此，以智能科技为推动力，提升养老人才的职业化、专业化水平，推进养老服务的业态转型，形成智慧养老服务模式，已经成为中国积极应对人口老龄化问题的题中之义[②]。

互联网技术的高速发展，为当前的养老困境提供了新的出路。国外一些国家开始尝试把养老服务领域与互联网、物联网等技术融合起来，对传统的养老模式进行信息化、智能化改造，可以说是养老服务领域的新升级。我国对“智慧养老”的研究和实践工作起步较晚，2010 年前后才开始进行对以互联网技术为代表的新兴技术与养老领域的深度探索，旨在将互联网技术与居家养老、机构养老和社区养老进行有效结合，从而构建起具

① 朱勇：《智能养老》，社会科学文献出版社，2014，第 109～117 页。

② 罗娟、黄聘聘、石雷、赵莎莎：《对上海“9073”养老服务格局的思考》，《科学发展》2018 年第 3 期。

有中国特色的智慧养老服务体系，以此来缓解我国日益严峻的养老问题。虽然起步晚，但国家政策层面对此高度重视，特别是在国务院2015年印发了《关于积极推进“互联网+”行动的指导意见》之后，学术界加快了对智慧养老的探索工作，取得了显著的研究成果。很多城市开始了对智慧养老的试点研究，乌镇建立起了集居家养老服务照料中心、文体活动、社会组织孵化站、义工与志愿者服务站、社区便民服务于一体的智慧养老综合服务平台；绍兴市通过建立“一张网、一站式、一键通”为特色的“幸福安康一键通”智慧居家养老服务网络，为老年人提供紧急救助、家政服务、生活陪护等上门服务；四川攀枝花市民政局通过搭建“平台—终端”智慧居家养老信息平台，实现了市民养老需求与民政机构、社区服务的有效对接。在“智慧养老”时代强势来袭的大背景下，将智慧养老理念融入居家养老模式中，构建既能适应社会发展趋势，又能弥补传统居家养老方式不足的智慧居家养老模式，这必将成为我国探索构建智慧养老服务体系的突破口[①]。

（一）社会网络化

现代社会，科学技术突飞猛进地发展，人类已经进入网络化时代，智能化成为社会生活的常态。网络化是指各个社会主体与物质主体相互通过电子信息技术等以不同的形式不断连接起来的过程。[②] 智能手机、智能电视、计算机和互联网这些成为生活不可或缺的部分。从当前的形势来看，社会网络化主要分为两个阶段。第一个阶段是人和人之间的互联互通。在早期人和人之间的互联互通只有通过文字符号在非常局促的范围内开展，因此受到诸多社会、自然条件的限制，神交古人也只有极少数人能做到，人和人之间的联系主要是面对面的交往，且交往的范围非常有限。但在计算机、互联网的条件下，几乎所有的人都在理论上可以连接起来了，这给社会带来了复杂的变化，最突出的就是不在场的社会交往急剧增加，不在场传递经验的地位提升和网络塑造社会认同的力量彰显。网络的发展，不

---

① 夏红升：《基于计划行为理论的老年人参与智慧居家养老意向研究》，硕士学位论文，湖南师范大学，2018，第3页。

② 李岩、曾维伦：《网络阅读对传播社会主义核心价值体系的影响与对策研究》，《河海大学学报》（哲学社会科学版）2012年第3期。

仅影响了人们的社会实践活动，而且深入到了社会的心理结构。人们在家中便能知道全球发生的重大事件、重要新闻；网上购物送货上门，方便快捷；虚拟的网络社交世界满足了大多数人希望进行社会交流的需求。第二个阶段是物和物、人和物之间的互联互通，特别是随着5G在中国的推进，万物互联将越发清晰。这个阶段的社会网络化将极大地改变整个世界各个节点的关系，越来越多的人和物连接起来，并不断以积累的方式进入一个巨大的物联网，从而彻底进入一个万物互联的时代，这将革命性地重塑人们的生产与生活方式，其对人类的意义不亚于一场工业革命。因此，社会服务的诸多新模式与新形态也将以颠覆性的形式出现，比如，人们通过智慧居家养老服务，整合各方资源，实现对老人的全天候、彻底的改善与保护。所以，在可以预见的未来，社会形态将是以基于网络管理的基础设施，以服务的形式供给民众①。社会网络化是一个算术加法的扩张过程，也就是随着社会网络化程度的不断拓展，社会网络化的方便性和速度都在不断增加，社会网络化几乎是一个不可避免的过程，人类将处于一个不断扩展的巨大网络中，地球村正在由理论变成现实，“蝴蝶效应”将日益显现，命运共同体将切实落于全球化的过程中，资源与信息将在全球范围内得到快速、多样化的配置，人们的生活将发生翻天覆地的变化。

（二）社会智能化

智能化是指社会事物依托现代科学技术，越来越具有能动性地满足人们各种需求的能力的过程。例如，通过对老年人生活的长期实时监控与数据收集、分析和识别，通过将传感器物联网、大数据分析等技术与家居设备相融合，能动地满足老年慢性病患者的多样化需求。智能化的基础是人工智能（AI）技术及其设备，当前正好是大爆发的时期，不仅仅应用于诸多高端的科学研究和大型生产活动，而且日益向人们的生活渗透，智能手机和可穿戴设备等也越来越多地渗入技术与思想。正如CB Insights表示的，AI发展正在进入“端”时代，将越来越普遍地应用于社会生产生活设备“终端”的各个方面。而边缘化应用远不止于此，智能家居、自动驾驶等诸多热门领域中，都有它的身影。在美国，监管机构正在考虑批准AI用

① 许永硕：《中国制造新起点：服务业革命开启服务业文明》，电子工业出版社，2017，第97页。

于临床。AI在诊断方面可以提供更早期的准确性判断，这能让很多病症在早期被发现和治疗。AI“看片”也会比人类医生更具优势，还能快速普及。此外，医疗保健方面的AI创业也正在进入最热阶段。英瑞医药和生物制药公司AstraZeneca宣布与阿里巴巴子公司Ali Health建立合作伙伴关系，以在中国开发AI辅助筛查和诊断应用。GE和Nvidia也联手为GE的医疗成像设备提供深度学习功能。社会智能化是一个呈指数化加速的过程，也就是随着智能化的不断运用与深入发展，智能化的过程会产生一种巨大的叠加效应，会以一种加速度的形式前进，而且这种发展过程是相互作用，相互积累的，越往后发展，智能化的前提条件和基础越会大不一样，甚至人类已经在想象将来的一天智能化的程度超越人类本身的可能性。现在正好处于这样一个关键的路口，我们既要加速发展，充分利用智能化带来的种种生产与生活的便利，推动人类社会迈向新的高级阶段，同时又要恰当地把握智能化的方向与未来，使智能化永远走在正确的道路上，是一个为人类文明发展不断贡献力量的因素而不是一个可能消灭人类文明的力量，因此人类需要的智能化是朝着智慧化的方向发展的力量。

（三）社会智慧化

社会智慧化就是指在社会网络化、智能化的基础上集成数据与信息，并进一步融合产生新的高位阶的，以“人的需要”为中心的，更具能动性的社会发展过程。由此可见，智慧化的前提和基础是社会的网络化和社会智能化，而社会智慧化则是社会网络化和社会智能化发展的必然趋势与要求。当代社会，网络化、智能化几乎是以一种不可抗的形式迅猛向前推进，与此同时，智能化与网络化越来越形成相互交融推进、合二为一的发展态势，推动整个社会走向智慧化。

一方面，智能化依托数据网络集成、网络交叉开发，使人工智能等越来越具有类人功能，甚至具有超人类的功能，从而它越来越具备替换大多数人工的能力，并在组织化、系统化、规则化方面大大超越人类的单项工作，甚至超越人类组织，越来越形成不可阻挡的发展趋势。在诸多方面展现了巨大的潜力与可利用价值，尤其是在一些组织力比较强、关联度比较高、工作程序性比较强的企业已经得到广泛的应用，无人超市、无人酒店、无人工厂等开始纷纷出现，人们已经在预计并设计未来的无人工作的社会分配方案与生活方式，我们已经处在一个全新的社会入口处或者通常人们说的“风口”上（当然也有不同的人对此种发展趋势充满了担忧，人工智能三原则等就是对这种担忧的反映）。

另一方面，网络化也依托智能化使其性质、功能发生根本性变化，在智能化基础上的网络化将越来越具有主动性、组织性和规范能力，其使万物互联、信息一体、相互感应与互动以一种全新的形式作用于社会与个体，甚至从理论上来说，每一粒沙子都将汇聚在这个智能化的网络里，人们越来越成为一个整体，社会性将不断增强。可以说，有了智能化的网络，如虎添翼，将会重塑一个全新的社会，这个社会的位阶将明显高于过去的任何社会，它的社会性将愈来愈得到体现和加强；它将从根本上改变个体与社会的关系，从而从整体上改变个体的存在方式，社会将越来越成为个体生命中不可或缺的一部分，这不仅仅是成为一种社会意义上的人的过程，更是一种成为人之后的生存方式上的含义。这是一个不可避免的趋势，甚至已经有人在讨论如果有一天在一个智能化形成的网络社会里，这些智能化的万物主体是不是有可能形成超级智慧化的网络社会组织，形成一个类似于人类社会、国家式的组织，如果如此人类社会应当如何？当然这个智能化的网络也是以服务并服从于人类社会为根本原则与方向的。所以在一个社会结构发生变化，人类的需求不断攀升的情形下，这个智能化的网络将会为人们提供一种可行的解决问题的路径，比如老年人的养老需求和慢性病患者的照护需求等。

这将会是一个需要时间和积累完善的过程，当前阶段的信息化主要形式是数字化和网络化，因为它们是智能化最重要的前提和条件之一。随着基础设施的不断发展进步，科学理论和实践工具的不断推进，信息化已经完成了初步的积累，今后信息化的发展趋势是智能化。在未来，智能化是关键主题。在智能化得到充分发展的基础上，网络化与智能化将充分融合，经过融合的网络化和智能化将进一步催生全新的智慧化社会，也就是在网络基础上的智能科技将会造就巨大的跨界融合，在网络基础上的智能产品与智能化服务将产生一个全新的智慧化社会，其给人类生活质量的增量带来的价值和意义将不可估量，将会极大地塑造人类社会与人类个体的存在模式，尤其是给当前人类整体和个体存在的社会性问题带来解决的曙光与希望；同时，给全球正在形成的快速老龄化社会、迅速增加的慢性病患者等带来了全新的解决方案。

（四）照护智慧化：老年照护问题解决的新途径

为了解决日趋紧迫的老年人照护问题，结合社会日益网络化、智能化、智慧化的大趋势，老年人照护便自觉或者不自觉地转向了智慧化，具体体现在以下三个方面。

1. 养老管理智慧化

网络世界和智能环境给我们的日常生活带来极大便利，互联网和物联网可以解决养老服务人员供需的问题。世界上许多国家已经开启了智慧养老的模式，如美国各大城市陆续建立的老年人移动医疗服务车队（移动医联网）、法国建立的名为“e医生”的远程医疗系统为老人提供远程健康监控和紧急救助服务，日本的“30分钟养老护理服务社区”和新加坡的“老年医疗远程计划”等，中国也在大力推进“智慧社区”建设，这些都是充分利用网络为老年人提供服务的成功例子，为老年人开展智慧养老打下良好的基础。我国很多地区正在逐步推行智慧养老，如上海和重庆等[①]。

2. 养老设备智慧化

随着智能化和网络化的发展，智能设备日趋增加。首先，养老设备智慧化主要体现在老年人使用的设备上。在我们的日常生活中，很多东西可以做到智能化，如我们可以在智能手机上安装智慧养老软件，检测老年人的身体状况。更多的应用体现在老年人的穿戴上，如老花眼镜，女士戴的项链、耳环、手镯，男士所穿戴的皮带等。市场中最受欢迎的应该就是手表了，如重庆天柏有限公司推出的一款可以自动读取老年人身体数据的手表就是智慧养老设备运用的最好例子。其次，智慧化表现在社区机构和居家的智能服务设备上。养老机构通过智能设备与老人进行连接，对老人的概况实行视频监控，了解老人的活动情况，并能通过智能设备掌握老人的突发状况，给予即时的处理。

3. 养老技术智慧化

智慧居家养老服务模式对于老年慢性病患者来说是极其重要的，并且有强大的网络智能作为技术支撑。“智慧养老”体现了现代信息科技的集

---

① 郑世宝：《物联网与智慧养老》，《电视技术》2014年第22期。

成。我国正在大力推行“互联网+”项目以促进开发养老服务科技产品，推进互联网、人工智能等在养老领域的运用，融合了老年服务技术、医疗保健技术、智能控制技术、移动互联技术以及物联网技术等，使这些现代技术集成起来支持老人的服务与管理需求。[①] 在智慧养老这一领域，我们跟国外相比落后得并不多。在建立慢性病智慧居家养老服务模式中，我们应充分考虑老年慢性病患者的身体特征，其中某些老人可能行动不方便，因此在智能设备研发上，还需要进一步加大力度，如研发可以辅助老人洗澡和上洗手间的设备，以及可以帮助睡眠的设备。我国作为老龄人口最多的发展中国家，应充分利用互联网积极开展智慧养老服务模式。[②]

因此以社会的网络化、智能化为基础的智慧化等正在以一种前所未有的力道冲击人们的养老生活。从前文分析的我国人口老龄化的现状可以看出，我国的养老面临巨大的压力。目前，我国在养老方面还存在许多问题。首先，养老服务供求矛盾众多，人口老龄化逐步加剧，老龄人口众多，许多高端的医护机构费用昂贵，福利院一床难求，并且服务于失能、失智老人的专业护理人员紧缺，养老服务供不应求。其次，医养分离的养老模式不能满足老年人的养老需求。尽管我国现阶段大力发展“医养结合”的养老模式，许多城市纷纷试点推行，但是想做到惠及各个地区的老人则十分困难。最后，养老服务质量不一，质量评估和管理不完善。许多养老资源浪费，用于老年人健康保健的资源滥用。加之医疗市场化下信息的不对称，让众多老年人不能根据自身需要获得最好的养老服务。所以老年人照护模式转型的出路在于建立老年智慧居家养老服务。

第一，智慧居家养老服务能满足老年慢性病患者的长期照护需求。我国老龄人口数量庞大，当前老年慢性病造成了巨大的社会负担与压力。庞大的老龄人口基数伴随着老年慢性病患者数量的增加，给社会和家庭带来沉重的养老负担。随着老龄化的加剧，当前，老年人因身体器官功能的衰退以及慢性病发病而引起的死亡人数逐年增多，老年慢性病发病率日益上升。老年慢性病患者要求有长期的护理，而现有传统的居家养老照护模式

---

① 左美云：《智慧养老的内涵、模式与机遇》，《中国公共安全》2014 年第 10 期。

② 王婧婷、王园园、刘砚燕、袁长蓉：《智能手机应用程序在慢性病患者健康管理中的应用及展望》，《中华护理杂志》2014 年第 8 期。

不能做到，智慧居家养老服务模式正好弥补这方面的缺失。每个人都有身体不适和老去的一天，如果老年慢性病患者的日常照护是请护工或者保姆，当照护人员自己生病或有其他困难时，老年慢性病患者则会处于无人照护的状态，并且照护人员的照护任务沉重，会出现疲惫期。建立智慧居家养老服务模式，专业的照护人员间可以进行调动和调整，处于比较灵活的状态，可以根据老年慢性病患者的情况具体安排。智慧居家养老服务模式缓解传统照护人员的疲惫状态，能对老年慢性病患者提供长期的照护。

第二，智慧居家养老服务能给老年慢性病患者提供高质量的医疗照护。所有人到达老年期都要面临养老、医疗、照护、社会参与、精神文化生活等问题。[①] 老龄人口数量不断增多，对医疗产品和医疗服务的需求增加。从上述慢性病的特征可以看出，老年慢性病患者养老的最大需求在医疗服务上。其一，传统的养老模式，养老和医疗是分离的，老年慢性病患者一旦患病，在从家中或者机构到医院，再到看病治疗这一过程中，大多数时间是耽搁在去医院的路上和挂号排队上，老人经受长时间病痛的折磨后才能接受治疗。智慧居家养老服务模式建立之后，老人与智慧养老机构对接，一旦老年慢性病患者身体出现问题，与之连接的养老机构就能在第一时间得知其相关情况，并且能以最快的速度设计出最好的解决方案给予其相应的治疗。其二，智慧居家养老服务模式能更好地运用医疗资源，增加患者对医疗产品的了解。传统的老年慢性病患者的照护只是纯粹的生活照料，生病了还是得去医院，但是随着医疗服务的市场化，信息不对称让老年人不知所措，只能听从医生的说法，很多情况下造成了医疗产品的滥用。智慧居家养老服务模式不仅解决了生病上医院的问题，还能根据老人的身体状况提供固定的药物，不会乱拿或者多拿药，老年人对于自己经常服用的药物也有了相应的了解。

第三，智慧居家养老服务可以满足老年慢性病患者其他的多样化需求。现如今，越来越多“421”的倒金字塔形家庭结构表明家庭养老功能弱化，慢性病患者及其家人急需社区介入这种智慧居家式的养老服务。智慧居家养老可以满足老年人多种养老需求：一是老年人家庭安全感和归属感的需求，二是不同身体状况的老年慢性病患者多层次的“老有所养、老

---

① 党俊武：《关于我国应对人口老龄化理论基础的探讨》，《人口研究》2012 年第 3 期。

有所医”及预防康复护理需求，三是“老有所乐”及心理慰藉需求等。随着社会经济的不断发展，老年人的需求还会不断攀升和多元化；而随着人们预期寿命的延长，老年慢性病患者数量肯定会持续增加。而依靠现代智慧技术解决家庭养老功能弱化的问题，并逐步建立高质量的新型养老服务体系提供了最佳选项，也契合了老年慢性病患者的诸多需求。基于物联网的“智慧”综合服务平台为智慧居家服务提供最基础的技术支持，整合家庭、社区、专业机构的照护资源，实现优势互补，广泛的参与主体也为智慧居家服务满足老年慢性病患者的诸多需求提供了基本的可行性。

六　传统模式效益不高且业态落后，养老模式亟须重构

从总体上来说，目前我国养老服务存在的根本问题就是服务效率低下，供给与需求不平衡既是老年人（老年慢性病患者）日益增长的物质文化生活需要与落后的社会供给之间的矛盾，也是老年人对美好生活的向往、追求与社会供给发展不均衡不协调的矛盾。从根本上来说，就是老年居家养老服务由于业态本身的局限性，始终处于一个低效率的状态，无法从根本上满足老年人尤其是老年慢性病患者的居家养老服务需求。因此从当前的社会发展态势、条件等来看，只有从根本上改变老年人居家养老服务的业态，彻底改变老年人低效服务的供给状态，实现养老模式的智慧化转型，才有可能缓解日益迫切的老年人养老，尤其是人数日益增多的老年慢性病患者的诸多生活问题。可以说居家服务高效化势在必行，养老模式智慧化日益紧迫。

（一）传统养老模式效率低下

从成本效用的角度比较分析可以看出养老业态智慧化、服务高效化的特征，凸显传统养老模式效率低下的问题。成本论和效用论在西方微观经济学中有很详细、很系统的解释。成本是指生产厂商对所购买的生产要素的货币支出，效用是指商品满足人的欲望的能力。本文是把老年慢性病患者作为研究对象，从其在养老过程中的经济和人力投入角度，分析老年慢性病患者养老过程中的成本效用。成本包括直接成本和间接成本两部分。

家庭养老模式的直接成本为：家庭中的生活开销（衣食住行），平常的娱乐活动花销，老年慢性病患者的看病门诊费和药物费，生病时的住院费用等。间接成本为家人因照顾老人损失的工作时间以货币形式衡量的一种成本。机构或者社区养老模式的直接成本为：养老院机构或者社区的养老费用，平时老人的零花费用，看病门诊、药物、住院费用等。

1. 传统养老成本高

（1）从政府层面分析老年慢性病患者的养老成本。我国是老年人口最多的发展中国家，一方面，政府承担着养老的巨大财政负担与管理压力。老年慢性病患者数量逐渐增多，必然要求政府增加财政投入，并制定强有力的养老政策以确保老年人安享晚年。促进私立和公立的养老服务机构协调发展和公平竞争，提高服务质量，让老年人能安心并且有能力负担养老费用。规范监督并且促进医疗市场化的健康发展让老人看得起病。合理配置养老资源，加大养老支出在财政支出中的比重。健全社会保障体系，扩展社会保险的覆盖面等。另一方面，老年慢性病患者对政府养老管理资源需求较大。老年慢性病患者由于身体疾病需要更多的照顾和身体管理，这就需要统筹协调各界社会资源以帮助满足老年人的养老需求。一是需要国家老年管理部门制定养老服务制度维护老年人的利益和规范养老产业的发展，为老年人提供良好的养老环境，奠定养老基础，构建友老型的社会；二是需要政府管理部门认真执行国家养老相关制度，积极组织老年服务活动、娱乐活动，关心老年人的生活需求和心理需求，为老年人提供高质量的服务；三是老年慢性病患者对不同层级和不同领域的管理资源都有较大需求，这也会增加养老成本，比如需要在政府主导下的医疗部门（包括医院）关注老年慢性病问题，积极研制治疗疾病的方案，为老年人提供精准有效的治疗方案，等等。

（2）从社会层面分析老年慢性病患者的养老成本。主要是从养老资源方面进行探讨。首先，从前文中分析的慢性病的特征可以看出，老人对物质资源的需求最大。慢性病需要长期的药物维持和康复治疗，需要门诊或者住院服务，需要更多的养老设备和养老服务人员。但是现今我国养老中最大问题是养老资源的供不应求，许多高端医院一床难求，医疗物品分配不均，专业护理人员严重供应不足，不能有效满足老年人养老需求，这无疑是增加了养老的资源成本。其次，老人对照顾时间需求较大。老年慢性病患者由于身体疾病，大多数需要家人全天候的陪伴和照看，需要专业护理人员的护理和康复治疗。针对这一问题，需要不断加大专业护理人员供应数量和提高护理人员的服务质量，与之相应的养老成本必然会增加。同时对于老年慢性病患者的照顾必将引起家庭中工作人员的时间变动，个人对于社会的贡献随之减少，这也不利于整个社会的经济发展，社会成本增加。最后，老年人对养老金需求较多。老年慢性病患者由于退休后并无太多的收入来源，只能依靠基本养老金、退休金或子女贴补维持生活，但是由于慢性病需要大量药物资源和专业护理人员照顾，从而增加了养老成本，需要更多的养老资金来满足老年人的养老需求。

（3）从家庭层面分析老年慢性病患者的养老成本。在当前我国养老情况下，老人的养老经济支持有很多种，如缴纳养老保险达到领取条件的养老金，企业退休金，社会慈善事业的救助，政府对鳏寡孤独老年人给予的补助等，但承担老年人主要养老责任的还是家庭，这给家庭带来了沉重的养老压力。一方面，老年慢性病患者需要生活的经济支出和医疗费用的支出，增加了家庭的经济成本；另一方面，在家庭中，照顾老人需要时间和精力，子女在照顾老人过程中损失了机会成本，加上将时间折算为货币形式的成本等。

（4）从个人层面分析老年慢性病患者的养老成本。首先，在当前社会条件下，老年慢性病患者大多数为不在职的人群，其主要生活资金来源于基本养老金、退休金和子女供给，个人收入来源有限，而由慢性病等原因导致的个人生活成本却大大增加（曾有人做过统计，人生最后十年所花费的医疗卫生费占人生整体医疗卫生费的90%），因此个体支付能力减弱，而支付成本却大大增加，进一步导致对社会扶助和救助的依赖性的极大增强。其次，老年慢性病患者自理能力降低导致养老成本增加。老年慢性病患者主要分为有一定自理能力、自理能力较差和没有自理能力三种群体，自理能力较差、自理能力不强的老年人养老成本必然急剧增加，需要更多的社会养老资源，这也导致养老成本的增加。再次，现今老年慢性病患者养老需求攀升且日益多元化导致养老成本增加：老年群体的养老需求不再仅满足于基本的物质满足和生存需求，而是日益向自我发展、社会实现的发展型和享受型方向发展。在传统养老模式下，这必然要求增加个体养老成本和支出，同时要有高质量的养老服务，供给更多的养老资源。最后，慢性病本身的复杂性、综合性、内卷化等极大地加剧了老年慢性病患者的负担与压力，而政府与社会只有加大对慢性病的研究、干预等，才有可能逐步消除慢性病的综合成因，提高整体社会的健康化水平。

2. 传统养老效益低

老年慢性病患者由于病痛的折磨身体每况愈下，其作为资源的消费者，年老阶段能产生的社会经济效用极低。目前，中国是世界上老年人口最多的国家，约占世界老年人口的1/5。与一些发达国家相比，中国老龄人口基数之大，增长速度之快，都是前所未有的。“银发浪潮”扑面而来，我国人口老龄化冲击无法回避，伴随而来的老年人患各种慢性病机会增加，如何解决老年慢性病患者群体的居家养老服务问题，成为全社会关注的问题。而在传统养老模式的条件下，在老年慢性病患者养老过程中，国家、社会、家庭、个人需要花费巨大的成本，但其产生的效用却远远不能满足老年慢性病患者的需求。

首先，传统养老模式对老年人服务满足效用不够。传统养老模式主要以家庭养老模式为主，辅助以社区养老和机构养老，其提供的养老内容主要是满足老年人基本生活照料需求，如饮食、卫生等物质方面的内容，对于老年人的精神和心理需求满足程度不高。同时，患有慢性病的老年人除了基本的生活照料和精神照顾等养老服务之外，还需要有专门的医疗照顾，帮助其治疗慢性疾病和进行护理、康复等活动，在传统养老模式下，老年慢性病患者的这类养老需求满足效益并不高。在传统养老服务方式方面，由于传统养老服务主要借助于“一对多”的人工养老方式为老年人提供养老服务，导致养老效率并不高，容易忽视某一老年人的养老需要，降低养老满足效益。

其次，传统养老模式不利于资源的整合和优化配置，导致资源利用效益较低。老年慢性病患者是弱势群体，他们随着年龄增长、身体和心理变化，对养老的需求是多层次和多元化的。老年群体的特殊性也要求社会为其提供专业化的养老保险，特殊的医疗保障措施和专业的护理人员等，需要个人、家庭、社区、政府、社会等方面对养老资源的投入和管理。但是我国传统养老模式并不能有效应对老年人口变化带来的挑战，不能有效满足老年人的养老需求。传统的家庭养老模式主要提供基本的物质养老资源，保障老年人的衣食住行，并不能即时兼顾到老年人的精神需求，老年人的精神照顾主要依赖于社区和家庭共同提供，对于养老设备、养老资金等养老资源不能集中优化、合理配置，对于家庭、社区和机构以及个人、家庭、社会和国家不同层面的养老资源不能进行整合与优化配置，从而降低养老资源的有效利用率，降低养老需求效益。

最后，传统养老模式无法开拓养老服务资源，延伸养老服务。慢性病患者养老服务需要巨量的社会资源与极大的人工参与，方有可能解决当前所面临的巨大问题。显然，依靠现有的政府、社会、家庭乃至个人的投入都无法真正满足老年慢性病患者的需求，在有限的范围内，永远无法开辟出一个新的天地。解决老龄化问题不仅仅是解决分蛋糕的问题，更重要的是如何解决人口老龄化对把蛋糕做大的影响问题。[①] 只有打破现有的界限，开拓新的领域，利用新的资源，并对各方力量与资源进行新的组合、匹配方能改变当前养老服务的困境。尤其是当“敬老”“孝老”，作为一个民族千年的文化传统和行为追求，而“老有所养、老有所依、老有所乐、老有所安”作为一个国家社会政策的时候，其实际上养老服务资源的开发具有无限大的可能性，但依靠现有的传统养老模式最大的问题却是资源不足，从根本上来说不是资源本身不足的问题，而是现有的养老模式资源既不能充分开发，也不能有效利用的问题。

综上，目前中国的养老还是以家庭养老为主，但是在现有的传统养老模式下存在着养老效益较低的问题，不能满足我国老年人日益增长的养老需求，不能有效解决人口老龄化的问题。

（二）传统养老模式业态落后

毫无疑问，传统的家庭养老模式已经无法承担现时的中国养老责任，而新的养老模式还处于探索过程中，且遇到巨大挑战，老年人的需求远远得不到满足。全国老龄办的调查显示，目前在中国，即使是在城市，居家养老服务需求总的满足率只有15.90%，家政服务满足率为22.61%，护理服务满足率8.30%，聊天解闷服务满足率为3.16%，而在大多数农村这些

---

① 邓颖、吴先萍、李宁秀、何君、刘朝杰、张宁梅、任晓晖、刘丹萍、杨晓妍、袁建国、汪凯：《不同养老模式的养老成本及成本—效用分析》，《预防医学情报杂志》2004年第4期。

服务基本处于一种自发状态，甚至是没有。[①] 其根源就在于当前的社会条件下，传统的“人盯人”“一对一”的家庭养老模式由于效率低下而解构，从而无法继续，而其他的养老资源和服务“碎片化”的提供无法整合成新的养老模式。如果要充分解决当前中国老年人问题，其出路就在于改变养老模式，主体由家庭养老向居家养老转变，并进一步提高养老效率。因为养老事业的特殊性，虽然通过建立养老服务机构，将老年人集中起来，但是这种简单地将老年人集中起来的方法与世界养老事业正在经历的“去机构化”的大趋势相违背，效率并未得到很大的提高（对老人来说成本偏高，诸多养老院却同时宣布亏损），严重违背大多数具有“恋家情结”老人的意愿（床位空置便是明证）。按照当前大多数养老机构的护理人员与老年人的大致比例，即使是机构养老也只能是将传统的“一对一”“人盯人”转为“一对二”“一对三”，甚至即使“一对更多”，按照目前的人口结构比发展趋势，将来即使所有的年轻人都照顾老人，也无法彻底解决中国的养老问题。纵观养老模式的各种问题，从根本上来说还是养老效率低下的问题。

其一，老年人的需求具有综合性、延展性、个体性和变化性等，涉及老年人生活的各个方面，不同行业类别之间服务内容跨度大，单个个体、机构都无法全面准确掌握。首先，需要在个体性、特殊性的基础上全面掌握单个老人“小众化数据”（包括个人需求的各个方面及其变化），这样才能开展针对性的精准服务，真正满足老年人的需求。而在传统养老模式下，依靠初级劳动，即使是“一对一”模式也无法真正解决这一难题。其次，在普遍性、共同性的基础上会产生“大众化数据”（一个集群的老人甚至是所有老人的共同需求及其规模化的变化），这种本来可以在规模化、科学化甚至科层网络化的管理模式下采用不同社会化程度的统一服务极大地提高了养老效率，但它因为传统养老模式分割在各自的家庭范畴乃至个人的范畴而无法有效发挥作用。实质上这种基于“大众化数据”的服务还会产生“突生”作用（1 + 1 > 2）。当然这种“大众化数据”是建立在“小众化数据”的基础上的，是对“小众化数据”的筛选并进一步综合而成。这更非一人、一家，乃至一机构所能有效为之。因此只有居家养老的

① 梁捷：《专家指出：居家养老任重道远》，《光明日报》2009 年 10 月 23 日，第 5 版。

智慧化发展的方向才真正有可能满足老年人的需求。

其二，中国养老服务的供给普遍采取依靠原始人力劳动和管理，提供的服务质量和水平较低，从而使养老服务业专业化程度与职业声望低下，职业化过程步履蹒跚。在市场经济的条件下，高素质人才的流动以经济效益为主要原则，因此在传统的照护模式下，高素质人才普遍不会选择以初级劳动为主的、报酬低廉（在传统的“人盯人”模式下，只有极少数人才能在某种条件下获得较高报酬）的养老服务业。同时，中国养老行业的护理人才缺乏且专业化程度低，据统计，中国养老护理员潜在需求在1000万人以上，而一线护理员仅有100多万人，取得职业资格的不到10万人。当前在中国即使是专业化的养老机构的服务人员也大多属于临时工，主要由外来务工人员和下岗人员组成，处于初中及以下学历水平，缺乏相关专业知识和专业训练，工作强度大、工资待遇水平低，容易滋生工作厌倦、懈怠的心理，养老服务事故频发。正因如此，养老服务的发展步履艰难。实质上专业化、职业声望、职业程度都从根本上受制于养老服务不能普遍实现科学技术与养老业的结合，从而使自己的服务局限在社会服务链条的底端，进而从根本上影响养老服务业的发展。只有与现代科学技术相结合，走智慧化的发展方向，中国养老服务业才可能改变“人盯人”依靠原始人力劳动和管理的初级模式，才可能形成专业化、职业化和高效率的发展模式，从根本上满足中国数量巨大的老年人的养老需求，从而使中国养老事业发展变得可行并可持续。[①]

其三，中国当前的养老服务与资源的供给与老人的连接呈“碎片化”“断裂式”。“碎片化”是由于各个供给主体缺乏协调导致的养老服务和资源呈现出的分割状态。“断裂式”是指由于物理隔离和社会限制导致的服务与资源的不可及性。虽然居家养老模式下的老人也是居住在家里，但是家庭已经不再是唯一的供给主体。当前中国的老年服务业发展需要政府、企业、社区、市场以及居民等多方主体的共同参与。各个服务主体只有相互协调，互相配合才能形成整体效益，最大限度地满足老年服务的需要。在目前中国经济快速增长，社会资源与服务极大增长的背景下，老年人自

---

① 罗娟、黄聘聘、石雷、赵莎莎：《对上海“9073”养老服务格局的思考》，《科学发展》2018年第3期。

身的福利并没有相应增加，有两个主要原因：一是从横向的角度来看，各个主体的服务与资源交错配置，相互矛盾、纠结消耗；二是从纵向的角度来看，诸多服务与资源因物理连接和程序限制无法送达老年人，使诸多存量共享资源无法开拓，增量扩容服务无法开展。而且老年人自身福利不与社会资源和服务同步发展看起来是一个难解的题目，要想解决这个难题，需要做好两个方面。一是把各个主体能够提供的服务与资源统一起来、协调起来，共同致力于满足老年人的需求。比如，通过智慧系统将处于不同线下空间的老年人、家庭和保姆、医院、社区等连接起来，使他们处于同一个照护老人的网络系统空间，从而互相监督，重构交互模式，确立新型的合作照护机制。[①][②] 二是尽可能促成各种资源与服务精准送达老年人身边。由于老年人自身的活动特点和生活能力，以及物理空间的隔离和社会程序与联系的限制，很多资源与服务无法精准送达老年人身边。比如，正在局部地区试行的远程医院统一预约挂号制度、网约护士制度等。由此可见，当前养老服务与资源的供给方式一方面是重要性在不断上升，另一方面是其正在朝着智慧化方向转变。

（三）养老服务业态重构：智慧居家养老服务

在高成本、低效益的模式下，传统的养老服务业态满足老年人需求几乎不可能，只有通过智慧居家养老才能从根本上改变老年慢性病患者智慧居家服务业态，形成全新的居家养老服务成本与效益模式，从而在根本上实现老年慢性病居家服务成本的减少和效益的提高。尤其是随着中国日渐重视大数据管理与智慧社会的建设，养老服务智慧化发展愈来愈成为一种趋势。

首先，智慧化有助于在对老年人增能和赋权的基础上摆脱养老服务业对初级劳动与原始人力管理的依赖，从而从根本上改变养老服务的行动方式、基本结构与总体模式，为一种新型有效的社会服务模式的形成提供了前提与可能性。一是智慧化养老服务模式能最大限度地增强老人的行动能

---

① 张恺悌、曾琦：《中国老龄工作年鉴——第七部分　赴瑞典、波兰出访报告》，华龄出版社，2016，第287页。

② Zhu, Hailong Peter, et al., "Information Technologies and Elderly Care in China: A New Paradigm," *Communications of the Iima* 14 (2014): 27-36.

力，扩展老人的权利，减轻照顾负荷。在传统的养老模式下，联合国提出的“积极老龄化”在没有智慧设施的条件下无法得到有效贯彻，老人本身的积极能力没有也无法得到有效的发挥，老人被视为需要被动照顾的社会群体，他们本身的能力与积极性被忽略。在一个可以制造智能机器人的时代，老年人却无法得到相应的能力增强，权利因人力不够而得不到保障是不可思议的。在智慧条件下，老年人服务的方式可以由单向的服务转变为双向的互动。二是由于拥有智慧系统的介入、协助与自主运行，智慧养老可以彻底改革养老资源与服务送达老年人的模式，从而极大改善资源与服务的供给方式，形成有序且有效的供给结构秩序，根本性地提高养老资源和服务的供给效率。三是在老人被赋权、增能的前提下，进一步改善养老资源和服务的供给效率，改变养老服务“一对一”、“一对二”乃至“一对三”的日常服务模式，使养老服务业在智慧化的条件下“散而不乱”“分而有序”，从而实现向“一对多”的规模化、流程化科学管理模式转变。[①]

其次，智慧养老服务模式提高养老服务业的职业地位，彻底改变养老服务业的业态，反过来又进一步促进养老服务业的专业化、职业化发展，从而进一步推进养老服务业市场的现代化开发，从根本上促进养老服务业模式更新换代，为其提供基础性条件和准备。传统的养老服务模式高度依赖初级劳动与原始人力，除了初级的护理工等少数几个国家准入设置，几乎是一个没有职业门槛的行业，养老服务成为人人可为的职业，养老服务业的职业收入、职业声望、职业地位都是处于社会职业链条的低端，这就会导致如下后果。一是由于传统的养老服务本身没有太多的含金量，不需要太多的人力资本积累，其职业回报率自然低。同时，由于缺乏人力资本投入动力，也无法形成高端专业人才队伍。二是其本身的职业报酬空间非常有限，由于采取“一对一”、“一对二”乃至“一对三”的模式，作为服务的提供方不能获得高效的回报，否则在养老金替代率偏低、尚不富裕的中国不可能推广，也更不可能持续。三是专业化、信息化的高端人才更是不愿进入这个为夕阳服务的朝阳产业。因此职业收入、职业声望与职业

① 李琬予、寇彧、李贞：《城市中年子女赡养的孝道行为标准与观念》，《社会学研究》2014年第3期。

地位等与职业低端化形成了一种习惯性的循环，既限制了养老服务业的专业化、职业化发展，也限制了养老服务业的规模与效益，还从根本上限制了养老服务市场的拓展。这就使目前中国的养老服务市场出现了一方面有巨大的服务需求的买方市场，另一方面有巨大的供给剩余的卖方市场，但是欠缺能够投身其中，把双方有效结合的人才市场，把本来有着巨大规模效益的市场做得非常局促、狭小，从而使老年服务始终得不到有效发展。而智慧养老模式则能利用自己的优势使养老服务业实现向"一对多"的规模化、流程化的科学管理模式转变；并在此基础上，进一步向智慧化、灵活化、人本化的方向推进。这样可以促进养老服务行业发生三个根本变化。一是改变养老服务的投入产出比，极大地拓展养老服务的职业报酬提升空间，改变养老服务业的效益增长模式，大大提高养老服务业人员的职业收入与职业回报。二是吸引职业化的投入与职业设置的发展，也吸引更多的专业化的人才投身于智慧养老服务业，进一步促进养老服务就业人员不断提高自身的人力资本，改变养老服务业就业人员的基本构成——由低端的蓝领工人向较高端的白领工人演变。三是从根本上改变中国养老服务业的基本工作形态：由初级劳动向高级劳动转变，由原始人力管理向智慧化管理转变。使养老服务业态更趋向高技术、高收入的行业，并因此在扩充市场的同时更好地实现老人获得感、幸福感、安全感提升，做大蛋糕，收获双赢，进而形成良性循环。

最后，逐步形成智慧性的养老服务的内容、标准与操作体系。这种内容、标准与体系建立在数据的收集、存储与管理基础上（具有可追溯性与可信赖性），且数据具有系统性、层次性、自动性并网络化（可消除信息孤岛效应）。一方面，这些数据可以自动生成与运营，无须大量的人力，经过一定的积累和设置，可以在自动识别的基础上对个体化、特殊性的老人提供精准服务；同时，由于可以集小为大，在类型化的基础上展开分类服务并产生初级规模效应，提高服务质量和效益，在一些具有共同性的地方，甚至可以采取全国性的统一模式，互联互通，资源共享，实时监控，进一步实现高级的规模化效应，改变传统养老模式的"无""小""散""乱"的内耗型结构。[①] 另一方面，这些数据还可以产生巨大的溢出效应，

① 邓高权：《中国家庭结构变迁与养老对策探讨》，《湖南社会科学》2014 年第 4 期。

就是在数据聚集的基础上，通过对数据的挖掘、开发、营运，进一步产生新的宏观性的社会效果，从而改变、创新社会制度与规范，改变社会设置与改良社会器具，甚至具有医疗研究价值，整个社会的养老资源配置更加精准丰富，养老服务更加科学高效，养老服务供给与养老服务改良同步推进、交互作用。从根本上来说，就是使养老服务由一个主观、随意与凭经验服务的方式向客观、科学与可信赖的方式转变。其服务的质量和效益可以获得突破性的发展。老年居家服务模式的智慧化可以使原来的低端的、低质量的和低效益的服务模式向高端的、高质量的和高效益的方向发展。

中国尽管在产业结构上已经实现了工业化，并在世界范围内的信息化、网络化、智能化的过程中居于一定的优势地位，为生活服务的模式转变奠定了基础性的条件；但是限于养老服务模式的特殊性，其在当前的服务仍然主要依赖于初级劳动与原始人力管理，是一种农业社会典型的内耗型结构（实际上就是传统的人际关系管理模式），与当前中国社会发展的整体态势日益智慧化的趋势不符，生产的发展并没有很好地应用于人们对美好生活向往的追求。对这种养老模式的改变既势在必行，又迫在眉睫，促使其发生变化的路径有三个。一是“自上而下”的制度改革，资源输入，很明显，这条道路已经在走，但是困难重重。二是“自下而上”的社会改革，通过民众与社会文化生活的调适，主动适应这一养老服务形势的变化，但在庞大、快速的社会转型过程中，个体的力量与文化生活的调适远远不能跟上社会变迁的节奏。三是“上下结合”，互相支持。这无疑是最好的一种模式。但是很难有合适的中介把这两个方面很好地结合。而居家养老的智慧化恰好能满足这一要求，就是在智慧系统的帮助下，统合各方养老资源，改变仅仅依靠原始的人力劳动与管理的模式，无须再按照“一对一”“一对二”“一对三”的照护模式，而是可以直接以“一对多”的模式展开，在系统（不同层次、分类、分区域）的范围内，为所有的老人以数据和符号的形式提供灵活、复杂、高效的服务，并在统一的服务供给形式下始终保有动态的规模化的服务和精准的个性化服务，从而使养老服务真正由农业社会的内耗型自然发生模式向智慧社会的“统一”“精准”“高效”整合型社会服务模式转变。

从上述分析可以看出，老年慢性病患者照护亟须从根本上变革服务业态，降低成本，提高效益，以更好地满足老年慢性病服务的需求，因此建立智慧居家养老服务模式，通过现代科学技术和智能化的设备，能提高养老工作人员的服务质量和工作效率，从而降低人力和时间成本，节省了子女因照护老人耽搁工作的时间，进而提高了社会效率；并且运用智能设备能够减少人力成本，智能设备能够完成人工不愿意做和做不好甚至做不了的养老服务。总的来说，建构智慧居家养老服务模式不仅能够减少老年慢性病患者的养老成本，减轻国家、社会和家庭的养老负担，还能从根本上革新养老业态，为规模日益扩大的老年慢性病患者服务提供一条可行的通道。

事实上，智能养老在我们生活中所占的比重越来越大。通过智能化、个性化的智慧服务方式，新兴科技与老年慢性病患者居家生活间的鸿沟将变得越来越窄，老年慢性病患者居家养老的护理盲区也会被逐步清除。而老年慢性病患者属于老年人中的弱势群体，由于年龄大、病情反复难治愈等特点，在慢性病长期的困扰下，容易产生觉得自己无用、拖累子女的负疚心理；而子女又要上班无法长时间陪伴老人，既造成了老人的孤独感和被抛弃感，又产生了老人独自在家的安全隐患问题。因此，这一群体的养老需求体现在从身体上需要医药治疗、康复护理，生活上需要基本的日常照护，精神上需要心理慰藉服务。一方面，智慧居家服务模式的设计理念在充分利用科学技术的前提下，始终坚持以老年人为本、服务人性化的原则，老年人对服务的满意度是这个平台发展的最终评判标准。居家服务范围没有脱离老年慢性病患者熟悉的人文环境，适合老年慢性病患者的居家护理，有助于老年慢性病患者身心健康，减轻老年慢性病患者的经济负担和家庭压力。另一方面，老年慢性病患者智慧居家服务模式从社会医学理论的角度，很好地兼容了传统养老和科技手段，结合政府、社区、医院、专业机构等参与主体构建智能化的服务平台，无论是对服务对象还是供给主体甚至是整个社区的建设都具有多重服务效果。

第三章　老年慢性病患者智慧居家服务发展现状、问题与发展方向

随着老年慢性病患者智慧居家服务概念的提出和不断的尝试探索，我们所提出的老年慢性病患者智慧居家服务指的是何种状态？这种养老方式的变化到了何种程度？它是指现在的这个状态还是指将来的某种发展趋势，甚至仅仅是指我们有着一定计划与设计的蓝图？进一步来说，目前的状态存在哪些问题，它的发展方向在哪里？这就要结合老年慢性病患者智慧居家养老的现实状况、存在问题、功能特征、模式道路及我们对它的设想与设计等来看。

一　老年慢性病患者智慧居家服务现状

当前以人工智能、万物互联、虚拟现实等技术为代表的第四次科技革命已经在全球范围内引发最新社会变迁。智慧居家养老是人们在社会智慧化的趋势下推出的一种全新的养老方式，在“智慧地球”“智慧城市”的基础上，最早由英国生命信托基金会提出，这种系统又被称为“全智能化老年系统”。这种智慧居家养老系统的核心在于运用智能化设备与互联网技术，实现对居家老人的实时监控，并根据监控内容展开分析和生活介入、健康管理等，进而实现与社区等及时沟通和交流，提供便捷、高效、可及的居家养老服务。这种信息化、网络化、智能化的智慧养老手段运用于居家养老的模式在很多发达国家已经频繁显现，在中国也有不同层次的探索，虽然才刚刚起步，尚处于小范围试点阶段，还没有形成固定、成熟的服务模式，但已经让人们看到一种新的养老模式正冉冉升起，老年慢性

病患者智慧居家服务就是与这种智慧居家养老服务融合为一体的。

（一）国外智慧居家（老年慢性病患者智慧居家）服务模式现状

信息智能技术首先发端于国外发达国家，加上它们发达的创新机制和人道主义观念，智慧居家服务技术的发展和管理应用在发达国家首先提出并得以推广和发展，尤其是它们在远程医疗、智能设备服务、自动监控救助方面的运用比较成熟。

1. 家庭医疗服务远程化

这种远程医疗照护是利用信息与通信技术（Information Communication Technology，ICT）克服空间障碍，让在家中或在照护机构内的终端处用户，接受专家意见及医疗相关的临床资讯，服务者提供居家、社区、机构健康照护服务或社会服务。[①] 这种居家环境下的远程医疗系统，在安全与风险的前提下，由患者进行有能力自理的医疗测试，不但能整合社会资源，节省往返间询诊时间与昂贵医疗费用；还借由居家生活中简单、长期、持续性的健康监测，更有效率地及早发觉身体上的疾病与前期症状，并可以明显地记录无法在传统临床问诊时短时间内察觉的生理机能退化征兆。[②] 美国政府（1996）NARBHA Net 项目是一套针对居民健康提供服务的远程医疗系统，其提供的服务包括个人及家庭治疗、患者个人档案管理、心理咨询。远程医疗模式既能为老人节约家庭护理成本，又为居家老人提供基本生命安全保障。但这种智能模式没有形成老年慢性病患者智慧居家社区综合平台、社会支持网络系统，且侧重于大多数老年人的居家医疗护理，基本生活照料、康复护理服务欠缺。

2. 养老服务智能化

通过在社区或家庭安装智能化的养老辅助设备，如检测仪、定位仪、传感器、智能穿戴设备、“机器人护士”等，实时测量老人的血压、心跳等数据，为老人提供健康检测、预警、监护等服务，同时检测外出活动情况。其中，日本“机器人护士”服务功能最为齐全：为居家养老的失能、半失能老人提供上门医疗、上门护理和上门康复训练服务的“机器人哈

---

① 宁丹萍：《智慧居家养老服务需求研究》，硕士学位论文，湖南师范大学，2017，第 6 页。

② 杨文龙：《基于 S. E. E 方法的居家远程健康照护服务系统设计研究》，硕士学位论文，广东工业大学，2015，第 26 页。

尔”（HAL）；空巢老人和痴呆老人日常生活看护机器人“帕尔”；可以为孤独老人唱歌、读信，还可以和孤独老人对话、跳舞、游戏的机器人“帕尔洛”；日本松下公司还专门开发了喂饭的机器人 My Spoon，这款机器人可以帮助特殊类型、进食困难的老人自助进食；由日本筑波大学研制的外套型智能机械助动器，可以绑定在行动不便的老年人的胳膊上、腿上和后背上，将人想要运动的大脑信号转换成电子信号，启动动力装置帮助使用者完成动作，使老年人的行动和护理人员的工作变得简单。英国从 2012 年开始在社区医院和家庭使用“机器人护士”，它不仅可以随时监测患者的身体状况，将检测结果输送到老人相对应社区医生的智能设备上；还可以接受医生的指令，为老年人提供具有针对性的养老服务。除了功能性的机器人以外，还有一款能够识别人情绪的机器人 Pepper 更是受到人们的欢迎，突破了弗吉尼亚州的远程医疗救助服务和筑波大学纯粹的智能设备服务，关注老年人心理需求。但这种机器人智能系统直接把每个老人的信息系统通过机器人与社区医院相连接，缺乏邻里家庭之间的信息交流，服务范围局限于居民就诊与社区医生治疗的单一模式，没有一套完整的社会支持系统，没有形成以整个社区为依托的智慧综合服务平台。机器设备需配备专业的机器使用护理人员，目前还无法广泛应用于老年慢性病患者的居家护理。

3. 监控急救自动化

利用高科技的优势，对老人尤其是空巢老人居住的屋内安装以电脑终端为核心的监测通信网络及医疗设备，能随时测出老人的心率和血压，并将结果通过电话线传输给医生。英国政府于 2007 年建立依靠高科技产品进行监控急救自动化的智能屋，这种设备最大的优势在于可以让老人拥有独立感，同时又具有保障性，当老人发生意外时，老人家属及护理人员可以及时收到警报，避免事故发生。这种智能屋可以减少老年人舟车劳顿地到医院看病，在足不出户的情况下，便捷地接受护理。但智能屋的设计偏向于自动化的生活照料和医疗护理，缺乏老年人心理安慰服务，没有针对老年慢性病患者群体的系统的护理服务。

总之，老年慢性病患者智慧居家服务理念已经在国外得到普遍认可并广泛践行，这种新型养老模式既受惠于发达国家的社情、制度与技术基础，又受制于它们。一方面，它在老年人的生理、生活服务方面做出了富有想象力的探索，为老年人尤其是老年慢性病患者切实解决了大量问题，这在以前是难以想象的，使智慧技术的前景为人们所看好。另一方面，它的服务目前来说仍属于典型的探索阶段，偏重于技术层面，忽视社会与心理方面，没有形成系统化的服务，也缺乏平台间的有效联合，无法做到社会资源的有效动员、配置和调度，没有更加宏大的战略目标，因此也没有统一的战略规划，过度依赖资本、市场和技术，甚至包括医疗大数据等基础性工程都进展缓慢，基本属于可为则为之的范畴。智慧系统的丰富性和有效性因此大打折扣，老年慢性病作为一个群体所需要的服务能力和服务供给自然受到抑制，社会效益并没有得到很好的发挥。

（二）国内智慧居家养老服务（老年慢性病患者智慧居家）模式现状

国内智慧居家养老服务模式起步较晚，且与国外模式相比差异较大。《国务院关于加快发展养老服务业的若干意见》指出：到2020年全面建成以居家为基础、社区为依托、机构为支撑的养老服务体系[①]。目前国内的智慧居家养老服务模式主要有四种，即老年慢性病监测与管理智慧化、居家养老医疗服务远程化、老年人健康监测服务技术化、社区养老服务平台信息化。相比较而言，虽然在技术化、市场化方面国外走在前沿，但是很明显，中国的智慧居家养老服务模式已经在某种意义上取得了后发优势，在国外经验的基础上已经进一步在平台化、社区化甚至社会化等系统集成方面摸索出了一条与发达国家不同的道路。

1. 智慧居家养老服务的远程化、一体化

远程化的智慧居家养老服务是通过老年人终端、呼叫中心平台、社区服务站服务网络，将居家老人、呼叫中心、服务机构、管理部门线上融合，可以搭建覆盖区、街、站（社区）的三级服务网络，为符合条件的老人提供基本远程医疗服务。天津联通河北分公司通过和有关部门合作整合网络技术等资源，为居家老人提供远程医疗服务、紧急救援等信息化服务，满足老年人养老需求。杭州桐庐“智慧医疗”，通过两个数据仪器（一个手腕式监护仪、一张SIM卡），为老百姓提供免费的身体数据监测、

① 国务院：《国务院关于加快发展养老服务业的若干意见》（国发〔2013〕35号），中国政府网，http://www.gov.cn/zhengce/content/2013-09/13/content_7213.htm，最后访问日期：2013年9月13日。

远程会诊、健康远程检查、急救定位等服务。这种智慧系统是通过智能网络系统数据监测、分析，对老年人的健康进行远程检查与会诊，侧重于老年人医疗救助方面，同时将社区信息、养老关爱、医疗服务等，通过传感网、3G 移动通信、强大的智能数据处理终端整合在一起，为老年人提供了全新的养老医疗服务环境。

2. 智慧居家养老服务的社区化、技术化

通过互联网、物联网、云计算等技术与终端设备连接，及时监控老人的身体数据信息，为居家老人提供可靠、全面的健康测评，制定个性、专业化的疾病管理方案。北京市怀柔区建立了全国首家智能养老基地，入住的老人需佩戴“老人活动检测器”。山东省济南市建立了“智能居家养老服务中心”，为居家的老人提供可靠、及时、全面的健康检测、分析、评估，并据此为居家老人制定个性化养生、保健方案，对疾病进行早期干预、早期治疗的动态管理。可以满足居家养老用户对安全、健康、生活、精神四个层次的养老需求，还可以为老人提供家政、代购、养生旅游等多样化服务。这种利用智能系统实现“小病在社区，大病进医院，康复回社区”的居民健康服务模式，既有效减轻了大医院的压力，也方便了社区居民居家养老。

3. 智慧居家养老综合服务平台化

这种平台化的智慧居家养老基于智能网络信息平台，以老人需求为核心，以家庭为载体，以社区为依托，企业提供技术支持与建设，为老人提供全方位的居家养老服务。居家老人只要通过呼叫终端（固定电话、手机、智能腕表、GPS 定位器等）发出服务需求，就能享受到紧急救助、生活照料、医疗康复、精神慰藉、信息咨询等居家养老服务，从而以最小的建设成本覆盖最广大的人群，构建没有围墙的“虚拟养老院”。2013 年，海南省三亚市首个智慧居家养老服务平台启用，该平台给每一位老人配备了终端机，利用卫星和通信基站的位置定位服务，满足老人饮食起居和健康等需求，实现远程救助。① 2015 年，浙江省乌镇决定打造“物联网 + 养老”智慧居家养老综合服务平台，集居家养老服务照料中心、文体活动中心、社会组织孵化站、义工与志愿者服务站、社区便民服务于一体，实现

① 宁丹萍：《智慧居家养老服务需求研究》，硕士学位论文，湖南师范大学，2017，第 8 页。

对老年人物质精神照料、信息收集与整理的一体化管理。湖南省长沙市雨花区社区养老服务信息平台，主要通过高科技的终端设备和专业的养老管理信息系统，结合各种类型的养老服务团队，为老年人提供包括紧急救援、生活帮助、主动关怀在内的便民服务，推进社区服务的信息化、智能化，提高政府服务效能。2017 年初，杭州市正式启动“智慧养老”综合服务项目，正式启用市级监管平台，开通统一的养老服务热线；以搭建统一的智能监管评价体系为突破口，以“市场化”引导支持民间资本和社会力量进入养老服务领域，以“互联网 +”积极运用大数据、物联网、人工智能等技术对传统养老服务业态进行改造升级。这些试点平台的相似之处都是服务对象没有界定为老年慢性病患者，智慧平台也没有专业化的慢性病诊断和治疗系统以及专业照护人才，只能简单提供老年人生活服务和突发性的紧急救助，具体的医疗救助主要依靠医院。

4. 老年慢性病监测与管理智慧化

智慧居家养老服务平台首先需要有居家老人的匹配信息，因此必须将老年慢性病患者的生活状态与身体指标等信息输入相应的数据管理中心，并通过智慧系统自动进一步监测、收集和管理老年慢性病患者的各项信息，患者一旦发生突发疾病或身体机能异常，自动检测的智能设备会把数据直接上传到医院老年慢性病专职医生的电脑里，医生便会对数据进行相应的分析或者调整检测方向，进一步确认数据异常状况及其原因，并根据需要与患者及其亲友进一步沟通。当然，除了医疗照护，智慧居家养老服务平台还能为居家老年人提供各种生活帮助，实现健康管理智慧化，如天气预报播送与实时气温告知、健康饮食引导与运动提示、社会活动推介与家庭联系等服务。江苏省南京市秦淮社区“居家养老慢性病远程综合管理服务平台”是全国首家专门对老年慢性病患者（主要针对糖尿病患者）进行远程综合管理的服务平台，是根据老年慢性病的复杂性和内卷化特点，对老年慢性病进行专门性、综合性、系统性的预防、治疗、管理和康复的尝试，标志着居家养老服务进入自动化、信息化的新阶段，也引领老年慢性病患者智慧居家服务走向了一个正确的方向，对全国老年慢性病患者智慧居家养老服务规范化迈出了关键的一步，起到了很好的示范作用，并为未来更高程度的智慧化奠定了基础。虽然这个试点社区的智慧服务侧重于老年慢性病的监测与远程管理，服务方式还是过于单一，服务试点对象也主要是糖尿病患者，没有形成囊括疾病预防、治疗、护理以及生活照料和心理慰藉服务的体系，但这已经是国内较少有针对性地对老年慢性病患者群体的智慧居家养老服务。

综上可以看出，尽管老年慢性病患者智慧居家养老服务与智慧居家服务不是同一个概念，但在功能上和模式上却是相同的，尤其是按照社会医学的理论和慢性病发病机制分析，由于老年人身体器官功能不断衰退的自然规律，每个老年人都可以视为一个潜在的慢性病患者。这样，从一定意义上说，它们之间的功能可以随时切换，因此智慧居家养老服务也就是某种程度上的老年慢性病患者智慧居家养老服务。借鉴国外经验，国内智慧居家养老服务与国外智慧居家养老服务有诸多相同之处，尽管在物质、技术层面中国落后于发达国家，在管理上也与它们有差距，但是中国智慧居家养老服务在设计理念和方式上，更加适合老年慢性病患者。中国智慧居家养老服务更注重群体生活，也就更具有社会性，从而中国更加注重社区在老年慢性病患者智慧居家服务中的作用，这恰好可以弥补智慧系统在技术物质层面的非“人文化”的缺陷。中国更加注重平台建设和社会资源的链接，并得到了政府的强力支持，有相关的宏观战略配合。随着社会物质技术的不断进步，中国模式越来越具有特别的价值，但就现状来说，存在的问题也是非常明显的。

二 老年慢性病患者智慧居家服务存在的问题

智慧居家养老服务是当前解决我国老年慢性病患者群体养老问题的关键出路，有利于缓解社会养老压力、推进和谐社会建设。2015 年 10 月 29 日，全国人大常委会原副委员长蒋正华在“首届全国智能化养老战略研讨会”上指出，智能化养老是积极应对人口老龄化的必然选择，要把智能化养老列为老龄事业发展规划，作为老龄工作的重点，以智能化引领养老服务方式变革。近年来，国内外关于智慧居家养老服务的建设已经有了诸多尝试，取得了系列成果，越来越使人们看到了智慧养老在未来中国养老事业中的战略地位与作用，老年慢性病患者智慧居家服务的发展无疑是切入智慧居家服务系统的，但是当前的智慧居家服务模式建设仍处于探索阶段，不可避免地存在着一些问题。

（1）现有的运作模式还处于探索阶段，没有形成一个有效的、稳定的系统。这主要表现在以下四个方面。一是建设视角单一，主要考虑软硬件设施与技术设置。由于缺乏相应的理论研究为基础，也没有明确的实践为经验条件，老年慢性病患者智慧居家服务总体上仍停留在初级的研发尝试层面，基本是走一步看一步，摸着石头过河，简单化的行政性推动居多，系统化的、整体性推进较少，因此还无法取得明显效果，形成稳定模式。二是规模较少，各自为政，既不考虑社会资源的链接，彼此之间也无统一的协调与配合。民政部选定的 31 个全国社区治理和服务（包括居家养老服务探索）创新实验区基本都是局限在区一级单位且各自为政，其他的小型智慧社区服务建设就更加局促。当然，这种情形正在逐步发生改变：很多实验区开始定位在整个城市，比如浙江省杭州市将“智慧社区”纳入“智慧城市”的总体部署，有力助推社区治理与服务现代化；宁夏回族自治区甚至开始在全自治区范围内建设智能化社区居家养老服务平台。这无疑是走在一个正确的方向上，但是它们内部并没有形成体系化，还是实质上的各自分割，数据、资源与设置仍然局限在小型社区，并没有真正实现互联互通。三是没有形成稳定全面的系统。这需要在对老年人服务需求系统化关注和研究的基础上实现养老服务的框架化，然后再进一步探索个体化的服务。[①] 但现在既没有组织起有效的老年人需求服务勘察，也没有有效地整合智能系统、社会组织系统和其他资源系统等。比如，在一些医养结合型智慧居家养老服务机构，主要参与者是少数大医院与养老机构，其他志愿者团队、亲友等较少纳入智慧系统。四是服务层次低，功能单一。当前养老服务主要停留在信息传递这一单一服务层面，对老年人的了解不深，对老年人养老需求和基本信息掌握不足，主要提供基本的生活照料服务，较少关注老年人的心理需求和社会活动需求，未能细分老年人群体的具体服务需求。目前老年慢性病患者的照护、康复护理、疾病后期精神慰藉等服务都提供甚少或没有提供，只有南京等极少数几个地方建立了服务内容相对专业的老年慢性病患者智慧居家服务系统。

（2）现有的初级探索模式实质上是单兵突进，还无法得到相关配套制

---

① 朱海龙：《智慧养老：中国老年照护模式的革新与思考》，《湖南师范大学社会科学学报》2016 年第 3 期。

度的支持。由于现在处于探索阶段，因此很多项目与实验内容不得不放在较少的社区平台，覆盖的人口非常有限；专业服务人才欠缺，社区卫生所和专业机构大多是临时聘用人员或非专业人员，缺乏为老年慢性病患者这一特殊群体服务的专业人才；缺乏统筹规划，政策落实力度有待加强，体系建设的整体性和连续性不高，各试点社区之间无共享机制；资源整合不够。从专业人力资源的缺乏到资金筹集的困难，再到社区低智能技术水平设施，都折射出政府投资力度小，社会力量投入不足，资源零散，责任主体不明确，各参与主体之间欠缺协作。服务的细分化制度还未设立，在智慧居家养老服务的基础上进一步推进类型化服务则还没有真正进行，对老年慢性病患者的数据收集以提供精准化服务和反馈服务还处于理论设计阶段，从而反过来影响了老年慢性病患者智慧居家服务的发展与完善。至于如何利用政府优势整合社区老年慢性病照护资源，建立稳定、充足、系统化的资源供给制度，是老年慢性病智慧居家养老服务可持续、普惠性推进的关键。虽然当前阶段，政府因应老年化的快速变化，加大了养老服务投入的力度，加强了智慧基础设施的建设，并大力推进购买养老服务等，在一定程度上缓解了老年慢性病居家服务的一些压力，促进了养老服务的公共化、均等化水平，但现实中远远无法满足大多数老年慢性病患者智慧居家服务的需要。

（3）现有的运作模式主要是基于商业化、经济化与行政化的探索。技术革新为人们带来了全新的生活理念，智慧养老可以借鉴中国电商成功经验。例如，通过提供免费服务吸引老年人，在此基础上构建社会平台；通过广告等形式吸引其他商业群体进行投资，实现智慧养老可持续发展。但是这应该建立在“以人为本”的理念基础上，以服务为宗旨，构建一种共建共享的运行模式。当前中国智能养老服务主要以追求经济利益为目标，进而受到大多数不同阶层老年人的排斥，影响了智慧养老服务模式的长远发展。作为一项社会服务事业，政府在其中的引导作用必不可少，但政府的角色把握必须适当：一方面，不能过少，因为作为一项社会服务事业，如果没有政府及其一定的财政投入则不可行；另一方面，不要过多，这样会引起行政化的担忧，从而影响老年慢性病患者智慧居家服务事业的可持续性发展。在当前的老年慢性病患者智慧居家服务的发展过程中，政府在把握自己角色的过程中似乎不是很准确，要么表现得过于迫切，替代了社会、市场的功能，要么就是负担太少，或者还没有关注。

（4）一个基本的问题是技术可能引发新的人际伦理悖论与法律困境。整合技术在老年服务过程中，一定程度上转化了传统伦理与家庭成员的养老责任。在中国传统养老文化中，家庭成员的陪伴与照顾显得十分重要，但是当前技术设备服务于老年人带有机械性，缺乏人文色彩，对于部分老年人而言，他们是被动地接受新技术提供的养老服务，这也预示着中国的养老服务并没有从根本上满足老年人的需求。同时，新技术及其服务还可能引发一些法律问题。比如，亲属见面系统通过对子女工作场面的观摩也许会牵涉到子女工作单位的一些秘密，如何处置？在智慧系统的实时、全天候监管过程中，如何保障老年人的隐私权益？（在与研究者的交流过程中，很多老人既表现出了对智慧系统提供的服务的兴趣与向往，同时也表达了他们在保护隐私方面的担忧。很明显，这一切都随着老年慢性病患者失能的程度和需要帮助的程度而发生变化，当他们得不到其他方面有力的帮助时候，隐私对他们来说也就显得没有那么重要了。）在技术系统主动处置过程中发生误差由谁负责，怎样负责？另外，如果收集及使用老年慢性病患者的一些生活及其健康管理方面的数据，法律依据为何，如何规范？等等。

三　老年慢性病患者智慧居家服务的发展方向

老年慢性病患者智慧居家服务在国内外已经应时而生，并在探索中取得了一定程度的发展，但从目前来看，还处于初级探索阶段，是一个摸着石头过河的试探性发展阶段，因此不可避免地存在诸多不可逾越的问题。尤其是中国有着巨大的老年人群体，其中大多数都有着各种各样的慢性病（由于慢性病的特殊情境与老年人群体的体质、心理、生活和社会属性，实质上所有的老年人都是慢性病的高危人群，需要提前综合介入服务），但老年慢性病患者在中国目前的社会条件下是一个被忽视的群体。随着互联网在中国的发展，信息化程度提高，尤其是中国“互联网 +”发展模式的提出，一种全新的中国老年慢性病患者群体服务模式——老年慢性病患者智慧居家养老服务模式逐渐被提上日程。在当前中国老龄化、互联网、信息社会三大浪潮叠加的背景下，科技发展带来解决老龄化问题的创新之路。老年慢性病患者智慧居家服务要从现状出发，分析问题，明确未来的发展方向，从而才能有的放矢，朝着正确的方向，不忘初心，始终如一，并与社会发展的总体趋势相吻合，达到借助不断完善的经济科技条件，从根本上改善老年慢性病患者生存状态的设想。

正如当前人们所看到的，在日新月异的技术创新中，各种科学技术日益渗透到养老服务中，使各种智能设备养老越来越成为引领未来养老方式变革的重要战略规划。关注科技就是关注未来，在综合判断人口老龄化、高龄化及慢性病情势下，倡导和发展智慧化养老将带来养老模式的深刻变化，符合世界主要国家养老方式创新，符合经济社会发展要求，符合未来我国化解老龄问题，实现可持续发展的必由之路。

尽管各种传统的养老模式可以借助网络信息技术及其智能装备等，在互联网技术的支撑下发生巨大的变化，这种变化可以极大地提高养老效率和处置社会风险，甚至可能在具体形式上与未来的老年慢性病患者智慧居家服务有相似或相通之处；但它们仍然是传统的养老模式。并没有发生质的变化。在当前社会条件下，几乎没有人认为老年慢性病患者智慧居家服务是一种全新的养老方式。因为现有的依托互联网的服务主要是零散的、小规模的实施，局限在原有的养老模式的基础上做些完善修改的功能，甚至其理论研究也还仅仅处于起步阶段，对其实践设计也具有很强的随意性。在中国，智慧养老还是近几年出现的新鲜事物，多为地方社区试点，尚未形成成熟的模式。即使在发达国家，智慧养老也仅仅局限在具体领域的个别化的养老模式。尽管从个别技术来看，发达国家的技术、组织管理非常先进，但仍然没有一个系统化的服务模式。

但是，随着“互联网+”和移动医疗的深入发展等，一些新的发展趋势开始出现。比如，一些社区利用大数据，对老年人生活习惯进行挖掘，打破信息孤岛，实现社区、街道、居家信息互联互通，通过线上、线下互动为老年人提供丰富多样的老年慢性病患者智慧居家养老服务。这类养老模式将政府、社会力量和社区紧密联系，在引领居家养老服务新方向的同时，也从整体上促进老年人整体性生存方式的转变。为加快发展这种养老服务，应该紧跟信息化发展前沿，运用互联网、物联网、大数据、云计算等现代技术手段，创新居家养老服务模式，实现标准化和信息化两翼齐飞。

老年慢性病患者智慧居家养老服务是以老年人健康大数据与信息化智

能平台融合为基础，围绕国家老龄化战略规划打造的智慧养老产品，以社区为依托，以智能养老应用为手段，科学配置和整合社区服务机构、家庭、服务人员和社会资源，为老年人提供紧急救援、康复护理、日间照料、精神慰藉、休闲娱乐、家政服务等综合服务的智能化、信息化养老模式。[①] 智慧居家养老可化解人口老龄化带来的照顾风险，且兼顾民众的健康需求、医疗质量、成本控制及提升民众参与度，从而呈现社区照顾活力，实现养老可持续性发展。因此，老年慢性病患者智慧居家养老服务理念的产生，是基于甄别、满足老年慢性病患者群体的养老需求，识别、化解老年风险，动员和利用社会资源，提高老年慢性病患者群体的自我照护能力和社区养老服务供给能力的现实目标。

老年慢性病患者智慧居家服务首先引进近乎无限的社会资源，并以几乎令人难以想象的现代信息技术手段进行优化配置，深深地嵌入各种公平、公正的社会规则，调动全社会的积极性，彻底打破了各种传统养老模式捉襟见肘的困境。老年慢性病患者智慧居家服务从长远来看不是对传统养老模式的初步改造升级及资源的优化配置，从根本上来说还在创造着养老服务的新内容。例如，网络服务平台和养老 App 的出现，打破了时空的限制，为新型养老服务奠定了技术基础，同时衍生出了与传统行业不同的新行业，如智能运输、智能居家等。这些行业通过智能设备掌握老年人生活习惯，进而设置合理的、个性化的服务内容。随着科技的不断创新，现代信息技术必将越来越广泛地应用于养老服务领域，激发深化养老体制改革的动力和活力，提升老年服务效率和质量，扩大养老资源供给，不断满足老年人特别是老年慢性病患者群体多层次、多样化的养老需求。

但是传统养老模式的智慧化改造和初步的系统集成，却是老年慢性病患者智慧居家服务系统发展的前提和条件。它们为系统化的老年慢性病患者智慧居家服务做有益探索和经验准备，尽管它们还无法完整具备老年慢性病患者智慧居家服务的平台构成和系统功能等，但将来真正的智慧化系统形成就是在各个已经智慧化的养老模式基础上，进一步使它们连接，重新嵌入一个更大的网络平台，并进入一个社会化的运作环境。甚至通过智慧化养老模式的颠覆性改造和扩展后，家庭养老、机构养老、社区养老等

① 朱勇：《智能养老》，社会科学文献出版社，2014，第 109 ~ 117 页。

界限都将逐渐消融。尽管它们都有各自的相对独立性，但是通过并网嵌入老年慢性病患者智慧居家服务平台后，将成为更加广泛的老年慢性病患者智慧居家服务的一部分，这个老年慢性病患者智慧居家服务的发展过程将是一个规则不断改造、资源不断丰富、配置不断科学、管理日渐规范的过程，它可以说是一个社会工程，因此它需要前期设计和一个总体蓝图，这个蓝图是一个完全新型的老年慢性病患者智慧居家生活模式。

时下老年慢性病患者群体往往处于疾病的慢性过程中或身体功能受损的持续状态下，区别于一般老年人群体的最大特征就是身患一种或一种以上慢性病，且患病时间长，会遗留残障，视病况需要不同的复健训练、长期护理等。家庭经济能力和老人自身意愿，都让老人没有能力也不愿长期住院治疗，他们大多会选择“放任”式的居家“疗养”，这种情况下老年人的晚年生活质量会因为疾病的折磨难以保障。老年人是社会的宝贵财富，他们在年轻的时候为社会做出了贡献，有的甚至年老仍坚持在岗位上工作。在他们年老的时候，因为健康状况、经济状况、家庭关系、社会关系等问题陷入生命周期性的困境，我们的社会应该给他们建造一个安全、舒适、健康、便捷的养老环境。但是在目前小规模的传统养老模式下，智慧化的改善显然不能满足中国老年慢性病患者居家服务的巨大需求，依靠任何单一的力量都无法满足老年慢性病患者居家服务的需求，只有进一步拓宽服务和资源链接的渠道，社会的问题用社会的办法解决，统筹社会力量，养老问题才有可能从根本上得到解决。智慧居家养老恰恰就是为老人营造这样的养老环境，既体现养老的传统内涵和现代性要素，又满足养老的丰富性内涵和多样化需求，是一种适合中国国情的新型养老模式。老年慢性病患者智慧居家养老服务系统应该与国家其他的业态发展战略相配合，作为一个相对独立并开放的体系，它必须是一个体系，必须是不断探索、不断创新和不断发展的过程。从一个基本的方向来说，它的轮廓是融合淘宝、腾讯等多功能的全国性的总平台，它融合、融通社会居家养老服务的各个方面，它不仅仅具有商业性质的服务方式，更是一种社会服务事业，甚至可以通过社会政策来促进社会服务，通过网络自身智慧化的优势推动新型服务发展，促进养老事业的社会动员、优化社会配置。因此，将来它不仅仅是有限商业平台、服务平台、数据收集与开发平台；还是一个资源动员平台、资源链接、开发、配置平台，一个管理、规范和实时跟踪平台，一个多组织交融运行的统一平台。

因此，老年慢性病患者智慧居家服务也是一个不断发展的过程，无论国外还是国内，由于社会与科技的种种限制，老年慢性病患者智慧居家服务完整形态与功能实现都还处于理想状态，只是未来的一个蓝图，与当今的“实然状态”还存在较大差异。就目前状况而言，无论是国外还是国内，它都是处于初级阶段，有着广泛的共通之处，也都面临着各自的问题，“未来”还没有来，现状却是未来的基础与条件。当前国内外的老年慢性病患者智慧居家服务也处在不断发展的十字路口，何去何从将极大地决定着未来中国老年慢性病患者智慧居家服务事业的面貌。但从目前的发展态势来看，老年慢性病患者智慧居家养老服务事业在中国已经摸索出了一条不同的道路，这条道路的方向似乎更加符合老年慢性病患者群体的需要，也似乎更加符合当前社会科技发展的趋势。在当前中国探索的基础上，我们的老年慢性病患者智慧居家服务似乎更能一步步达成未来的理想状态，成为一种中国模式、中国道路和中国方案的新诠释。

第四章　老年慢性病患者智慧居家服务定位、原则、内容与方式

老年慢性病患者智慧居家服务要从社会医学角度出发解决老年慢性病患者智慧居家服务应该提供什么样的服务，具体来说包括以下四个方面。一是老年慢性病患者智慧居家服务的战略定位，即老年慢性病患者智慧居家服务的战略规划，包括老年慢性病患者智慧居家服务是什么，要做什么，能做什么，怎么做等。二是老年慢性病患者智慧居家服务总体原则。它主要从整体角度、系统方法出发，从宏观上确定智慧居家服务的理念与基本方向等。三是老年慢性病患者智慧居家服务内容。它从社会医学角度出发，根据老年慢性病患者的需求和智慧居家服务的能力、特点确定老年慢性病患者智慧居家服务包括哪些方面。四是老年慢性病患者智慧居家服务的方式。就是根据老年慢性病患者智慧居家服务的功能与需求设计老年慢性病患者智慧居家服务的具体途径。

一　老年慢性病患者智慧居家服务定位

老年慢性病患者智慧居家服务的战略定位，即老年慢性病患者智慧居家服务的战略规划，包括老年慢性病患者智慧居家服务是什么，要做什么，能做什么，怎么做等。

尽管无论是国家还是社会各个方面，对智慧居家服务包括老年慢性病患者智慧居家服务都有一定的探索与实践，但总的来说，老年慢性病患者智慧居家服务还处于“概念化”与零碎的操作化阶段，在理论上没有一个很好的对话范畴与框架，没有系统的操作模式，缺乏明晰的战略定位。因

此造成了理论与实践的模糊，阻碍了老年慢性病患者智慧居家服务的发展。因此本研究试图从以下五个方面来探索老年慢性病患者智慧居家服务定位的基本框架。

（一）老年慢性病患者智慧居家服务：一种全新的居家养老模式

老年慢性病患者智慧居家服务是什么，究竟是一种全新的模式还是原来模式的革新？这是老年慢性病患者智慧居家服务战略定位的第一个问题，也是最基本的问题。它关系到老年慢性病患者智慧居家服务构成、功能等基本内容。尽管从现状来看，智慧养老理念的提出已经有一段时日了，但无论国内还是国外，老年慢性病患者智慧居家服务都没有一个系统、周致的设计，甚至也没有公认的概念与模式。只有理解了老年慢性病患者智慧居家服务是什么，我们才能明确它的概念与主要构成、要素和模式等，才能围绕它做出具体的设计。理论研究和实践操作，才能有的放矢，相向而行，其他一切才有意义。

从慢性病本身的特征和当前疾病治疗模式的革新来说，老年慢性病需要从社会医学的视角来应对，需要从生理/身体、生活、心理、社会等全角度，从预防、治疗、康复等全过程加以设计、应对与处置。它实际上涵盖了老年人生活的方方面面，尽管我们是以老年慢性病为目标群体，但是由于老年人大多数都患有老年慢性病或者由于自然规律的发展，都可以从某种角度视为老年慢性病潜在的患者，所以事实上，它的对象又涵盖了所有的老年人群体，甚至从某种程度上，要延伸到中年晚期，只有这样才能真正有效地在最大限度上防范、治疗老年慢性病，并促使老年慢性病患者有效康复。所以，老年慢性病患者智慧居家服务实际上也是一种养老方式。只是这种养老方式是一种原有养老方式的改善、提升和完善，还是一种全新的养老方式？一个基本的问题就是老年慢性病患者智慧居家服务究竟是什么。

国内外传统的养老模式主要有家庭养老、机构养老和社区养老三种，当前这三种模式都遇到发展瓶颈。智慧居家养老作为新时代一种全新的养老服务模式，其发展过程也是渐进的。最初它只是以萌芽的形式出现，即在传统养老模式中应用一些技术，但并未脱离传统养老模式的理念，是简单又初级的信息化养老模式。随着互联网技术的普及和发展，一些科学技术逐渐被开发地适用于居家或养老，各种养老服务不断引用这种便捷、高效、智能的新型技术，使养老服务的效率和质量大大提升。人们一般称这个阶段性特征为“智能化养老”。

“智能化养老”带领人们进入了养老新纪元，人们对养老需求更加多层次，也更加多样化。随着“互联网＋”和移动医疗等的深入发展，智慧养老作为一种全新的养老模式开始进入人们视野。这种全新的养老模式通过互联网技术，收集社区、医院老年群体的信息，利用大数据对老年人身体或生活的各项数据进行分析，打破信息孤岛，实现社区、街道、居家信息互联互通，为老年人提供丰富多样的老年慢性病患者智慧居家服务，化解人口老龄化所带来的照顾风险，且兼顾民众的健康需求、医疗质量、成本控制及提升民众参与度，从而呈现社区照顾活力，实现养老可持续性发展。这些建立在社区平台上的技术在增强老年人自我照顾能力的同时能更好地整合、利用社会服务资源，实现与老年人的友好、自主式、个性化智能交互，从而协助患者预防慢性病及其合并症的发生，加强对慢性病的治疗与康复，并尽可能地保存老年慢性病患者身体、心理与社会功能。

因此从老年慢性病患者智慧居家服务的服务理念、服务主体、服务方式、服务内容等来说，它是一种新型的养老方式：既体现养老的传统内涵和现代性要素，又满足养老的丰富性内涵和多样化需求，是一种适合中国国情的全新的养老模式。它虽然与传统的社会养老模式有着千丝万缕的联系，但是它的内涵、要素、结构与形式都已经与过去的养老模式截然不同：从某种意义上来说，它从传统的依靠外在因素来帮助老人转变为“为老人赋能”，改进服务并进而依靠老人自己解决生活中的问题。作为一种新型的居家养老模式，它引起的变化是革命性的、彻底的，甚至是颠覆性的，甚至有人因此认为人将在网络中得到“永生”。可以肯定的是，它并非原来养老模式的一种量变，而是在重构的过程中孕育产生的一种前景非常广阔的新型养老模式。特别是在日新月异的技术创新中，科技使智慧化养老越来越成为引领未来养老方式变革的重要战略规划。2015 年国务院印发《关于积极推进“互联网＋”行动的指导意见》，明确提出了“促进智慧健康养老产业发展”的目标任务，标志着老年慢性病患者智慧居家服务已经逐渐明晰并开始上升到中国国家战略层面[①]。

（二）老年慢性病患者智慧居家服务要做什么

老年慢性病患者的需求具有复杂性，需要合理定位智慧居家养老服务想做什么，才能为老年慢性病患者提供系统化的精准服务。这就需要通过智慧技术，大力推动老年慢性病患者的需求信息和智慧系统互联融合，打破信息壁垒，从不同层面满足老年慢性病患者群体的服务需求，把人力做不到做不好或者是不愿意做的事情交给机器设备、智慧系统去完成，实现养老服务的社会化、智慧化[②]。因此，基于老年人身体、心理、生活和社会的多重需求，老年慢性病患者智慧居家服务要做的主要包括三个方面。

首先，要提供基础性的精细化服务，服务内容应该涉及四个方面。①生活照料服务智慧化。它是指在向老人提供饮食起居、清洁卫生照护的过程中实现服务智慧化。通过研发智能居家设备以及护理人员智慧，以智能设备对老年人身体指标监测数据为基础，通过老年人住所的电器设备智慧化运转，完成服务的呼叫与传送：为老年人提供健康食谱、用药提醒、定时走动提醒，智能设备自主清洁卫生，逐步实现生活照料服务的智慧化。②紧急救助服务智慧化。随着年龄的增大，许多老年人机体能力逐渐下降，使原本简单、熟悉的日常活动无法独立完成。如日常行走、洗澡容易摔跤；饮食禁忌和进食容易噎呛；容易忘记关水和燃气。因此，智慧化求救装置、水电安全报警器、燃气监控等智能化设备必不可少，也是紧急救助服务智慧化的基础。通过智能安全监控、GPS 定位管理、智能监控设备，智能管理水、电、燃气、厨卫等居家设施，防止老人独居时的意外事故，为老年人营造一个安全、舒适的生活环境，实现“老有所养”。③医疗／康复护理服务智慧化。老年慢性病患者是老年人中的“高危”人群，需要通过智慧化设备实时远程监测老年人身体健康数据，为老年人提供健康咨询、疾病预防、就医预定、用药提醒、保健养生、远程医疗等服务，实现“老有所医”。④精神慰藉、社会交往、社会参与服务的智慧化。生理机能的衰退导致老年人心态和精神的消沉，同时老年人心态和精神的变化又反

---

① 曹淑敏：《关于积极推进“互联网＋”行动的指导意见》，《软件产业与工程》2015 年第 5 期。

② 刘妍：《智慧养老将成为养老新模式》，《西安日报》2016 年 2 月 15 日。

作用于其身体健康，因此养老服务智慧化不可以忽视心理、精神支持服务这项内容，即在智能设备的帮助下通过语言、文字等媒介，以各种文化娱乐服务为载体，使老年人的认识、情感和态度有所变化，增强适应性，保持和增进身心健康的过程①，同时要从根本上满足老年慢性病患者的精神问题，还需要借助老年慢性病患者智慧居家服务系统推进老年人的社会交往和社会参与。

其次，老年慢性病患者智慧居家服务需要激发网络养老服务资源。老年慢性病患者智慧居家养老服务的出发点和归宿应该是最大限度地满足老年慢性病患者的养老需求。而从根本上来说，老年慢性病患者养老服务的主要问题就是资源缺失和资源无法优化配置。因此老年慢性病患者智慧居家服务不能仅仅局限在服务供给的基础上，应该利用万物互联的网络优势和云服务、大数据的精准化等特点，在提供精细化服务的基础上，进一步向前探索服务资源的挖掘和优化配置。老年慢性病患者智慧居家服务不仅利用科学技术与居家养老服务相结合的理念，使家庭与社区、医疗机构、社会组织、行政部门等养老相关附属机构完美结合，全方面、方便、快捷、高效地照顾老人，还可以探索多样化的社会养老模式，整合包括政府组织、各种非政府老年慢性病患者智慧居家养老服务定位研究组织、企业社会责任部门、志愿者、社工、慈善者，甚至休闲人士等在内的各种“为老”积极资源，通过网络化的激励机制进一步扩大、扩散影响，并通过大数据优势，在地化、简约化地提供多样化的资源及服务。

最后，要合法、合情、合理地通过技术把社会规则融入系统。更进一步地，老年慢性病患者智慧居家服务不仅仅停留在物质层面，还要直接成为老年慢性病患者智慧居家服务社会规则的参与者乃至直接的制定者。它既是中立的裁判者，又是规则的统领者，在充分打破时间和空间局限并获取行动自由的基础上，又具有某种意义上的行动限定性。与传统的技术不同，智慧平台不但提供技术，而且可以融合社会规则、社会要求。智慧居家养老服务从提高老年人尊严和社会参与的角度考虑，将诸多对老年人的关护措施变成硬约束（比如“常回家看看”不再是一条沉默的条文），从而使尊老、养老成为系统化的社会功能，并进一步通过技术改变社会生活

① 刘效壮：《社区养老服务智慧化研究——以宁波为例》，《科技视界》2015年第4期。

模式，再在技术与社会良性互动的基础上重新变革技术要求，使智慧居家养老服务变得日益先进而简单[①]。老年慢性病患者智慧居家服务要利用技术的社会建构能力，不仅要提供服务，获取资源并促进资源优化配置，还要努力推进社会建设，促进社会文明，尤其是中国尊老、敬老、爱老的传统。

（三）应当做什么

老年慢性病患者智慧居家服务应当做什么是指根据其价值准则、服务宗旨、工作目的等确立的价值方向和选择的行动方式。老年慢性病患者智慧居家服务与老年慢性病患者从客观上来说是主客关系。尽管老年慢性病患者智慧居家服务是以老年慢性病患者作为服务目标和工作对象，但它本身是一个独立、客观的系统，它有自身存在和发展的逻辑与需求，尤其是当老年慢性病患者智慧居家服务纳入社会各个方面的多元化的主体（本身很可能具有多种需求和角色）的时候，老年慢性病患者本身很可能在大多数时候是“缺席”的，因此它很可能反过来违背自己的工作宗旨，甚至置换系统目标，最常见的是仅从自身存在和发展的需要出发。它还有一种可能是沦为某种利益的附属品，甚至工具（当然也有另一种可能是被边缘化），因此老年慢性病患者智慧居家系统最应该做的是以老年慢性病患者（包括潜在的患者）为中心，围绕他们生存与发展的逻辑和需求，在可持续性、科学性和激励导向的机制下，全员（所有可能的相关人员、组织）、全过程化地设计、参与、实施与监督。

根据“以老年慢性病患者（包括潜在的患者）为中心”的原则，老年慢性病患者智慧居家服务的一个最基本价值倾向与选择，就是要根据中国老年人的社群特点、文化特征来做，才能真正实现以“老年慢性病患者”（包括潜在患者）为本。但在传统社会条件下，需求与服务供给信息不对称，老年人的很多需求未被重视甚至遭到忽略，处于被动的位置。尤其在当前中国社会背景下，老年人的家庭条件和文化背景会对老年人需求产生重要影响。我国是一个多民族国家，每个民族的养老模式都各不相同，而且在不同的地域，都有其独特的生活习俗，至于家庭文化与模式，特别是

---

① 许宝健：《今天我们如何养老》，中国发展出版社，2014，第25~27页。

老年慢性病患者个体化的文化、习惯更是千差万别[1]。因此，通过对智慧居家养老服务系统的设计，达到既符合老人想要居家养老的意愿，又要明确应该如何最大限度地满足老年慢性病患者的养老需求。

因此，老年慢性病患者智慧居家服务发展的方式与路径虽然要日益追求智能化、高效化，但更重要的是要以人性化为基本导向，既要在分类建库的基础上考量总体设计要求，更要利用智慧系统的大数据与网络优势，在个案化的原则下追求精准化的服务。一方面，从智慧居家服务系统角度来说，老年慢性病患者智慧居家服务应该从多功能角度出发，改变原有的服务模式，发展远程服务，有效地整合服务供应者（包括服务供应商）、政府、社会组织、志愿者、社会工作者等资源，打破信息孤岛，消除医护、照护等供需不对称的障碍，让老年人能够享受到居家护理、听诊、就医预约、生活、心理慰藉等服务，不仅要提升资源的利用率，更要做到服务的个性化和精确化。同时，针对老年人对信息技术接受程度低的问题，智慧平台要设计出简单、方便、符合老年人操作习惯的终端产品。另一方面，从老年慢性病患者的角度来说，智慧居家养老服务系统应该对老年慢性病患者进行细分，针对不同疾病治疗护理的需求量体裁衣，变被动为主动，让数据和互联网、物联网“跑起来”而不再让老人跑动。如老年人只需要通过智能终端或服务平台，就可以在家享受到家政、感情陪护、医疗照护等高质又高效的养老服务。而可穿戴智能设备的兴起，赋予老年慢性病患者更强的自我管理能力与意识，更是能鼓励老年慢性病患者独立地享受自我量化、自我管理的健康生活方式。要在法律上维护老年慢性病患者的权益，在注意保护老年人隐私的同时，主动地通过智慧系统的数据开发，去挖掘、发现老人的潜在需求，也是未来老年慢性病患者智慧居家服务要改进并发展的方向。进一步，随着社会环境、社会条件的变化，老年慢性病患者，特别是他们的个体化需求日益多样化且呈现出动态化的状态，老年慢性病患者智慧居家服务只有既从总体社群特点、文化特征出发，按类细分，提前设计相应的服务，又通过智慧系统精准地提前预判老年慢性病患者个体化的需求，才能随时动态地调整方案，重新整合资源与

---

① 朱海龙、欧阳盼：《人养老观念的转变与思考》，《湖南师范大学社会科学学报》2015 年第 1 期。

服务供给，全过程、全天候地满足老年慢性病患者的需求。

（四）可以做什么

老年慢性病患者智慧居家服务可以做什么是指在现在的条件下可以采取什么样的行动和达成什么样的目标。老年慢性病患者智慧居家服务在我国还处于起步阶段，最初是由少数创新性的社会组织和企业开始探索的，是一种自发性的行为。随着老年人需求的增长和科技的进步，智慧化养老已经进入国家养老战略布局。老年慢性病患者智慧居家服务可以借助日益先进的信息技术与老人居家生活模式相结合，全天候地开展健康干预和管理，为老年慢性病患者提供生活起居、健康医疗、家政照护、精神慰藉等服务，并尽最大可能引导老人依托社区居家养老服务中心（或其他类似机构），通过科学的生活自理来延缓体能和智能衰退，防止老年慢性病快速恶化，科学安全居家与养老等。具体来说，包括如下四个方面。

1. 即时传递并处置老年人的需求与风险信号

老年慢性病患者智慧居家服务体系可以即时响应老年人的养老风险和服务需求信号，准确地将信号传递至终端并迅速做出反馈。这种快速化、高效化的运作模式既减少了传统养老风险信号递送过程中的烦琐环节，节约了时间成本和人力成本，也大大提高了信号传递的准确性和有效性，在一定程度上降低了老年风险的损害性。同时，老年慢性病患者智慧居家服务模式对老年人来说更易操作，特别能满足高龄老年人及老年慢性病患者的使用需求①。老年慢性病患者智慧居家服务体系不仅仅是作为服务信息收集和传递的通道，更能处置、解决老年人的服务需求及随时可能发生的养老风险。如智能家电警报系统，在老年人忽略警报后，会自动切断电源或燃气，防止意外事故的发生；老年人在家摔倒或突发疾病，智能佩戴感应系统可以立即向服务平台发送求救信息。另外，部分养老服务的技术设备也可以在发出信号后采取必要措施，对紧急情况进行初步处置。随着老年慢性病患者智慧居家服务系统的逐步升级与完善，对老年人突发意外情况的处置能力将会显著提高，甚至达到全自动化、高智慧化乃至去人工化的水平。

---

① 戈智永、吴清：《物联网在我国居家养老服务中的应用》，《上海工程技术大学学报》2016年第3期。

2. 提供独立、安全、健康的居家养老服务及建构“友老”环境

老年慢性病患者智慧居家服务系统采用物联网、互联网等技术手段，把居家养老设备与智慧平台、终端层相连接，为老人提供日常照料和医疗护理等服务，使老年人的日常生活随时都处于远程监控状态，老年人的日常活动、身体健康、生活起居等都会得到检测和照顾。比如，当老年人饮食不节制，生活不规律，忘记吃药，忘记关水、电、燃气等时，智能居家设备会在第一时间发出提醒和警报；老人在独居生活中常遭遇突发事件，如病情突发或不小心摔倒等，智能终端设备能立即感应、识别并通知医护人员及其亲属，使老年人能得到及时救助。老年慢性病患者智慧居家服务在安全性、独立性、与外界沟通等方面都比传统养老方式有重大突破，可以让老年人在日常生活中不受时间、地理和环境的束缚，在自己家中过上高质量的生活。

3. 延伸人工养老服务的能力，最大限度满足老年慢性病患者的需求

无论是居家养老、机构养老还是社区养老，这些传统的养老服务方式都停留在人工养老服务阶段。人工养老服务有其直接性、面对面、互动性的特点，在护理方面的专业性要求很高，但目前我国养老服务领域专业服务人才紧缺，尤其是医疗护理和心理辅导方面的人才，更是无法满足日益庞大的老年慢性病患者群体的养老需求。老年慢性病患者智慧居家服务体系利用先进的技术设备和完善的网络统筹，弥补了人力养老服务资源严重不足的缺陷，同时智能化的服务手段也将服务的人为风险降至最低[①]。当前社会，在养老资源的束缚下，专业人才尤其紧缺，在可预见的将来又不大可能得到高效补充，智慧居家养老服务几乎是唯一可能通过延伸人工养老服务能力，最大限度地满足老年人需求的可行方式。可以说，老年慢性病患者智慧居家服务体现了养老服务由人工化向智能化、自动化的转变，提高了养老服务的便捷性与准确性，是我国养老服务业与时俱进的表现。

4. 利用智能平台整合碎片化服务资源

老年慢性病患者服务需求的复杂性决定了智慧居家服务必须要有多方主体、多种设施参与，政府、医院、社区是智慧居家养老服务顺利运行的

---

① 朱海龙：《智慧养老：中国老年照护模式的革新与思考》，《湖南师范大学社会科学学报》2016 年第 3 期。

主力，也离不开家庭成员、社工、志愿者、社会爱心人士的支持与协作。因此，整合社区人力、物力、财力、组织资源，构建一体化、连续性的服务体系，有助于实现社区服务供给的最优配置。首先，智慧养老服务体系能够整合照护人才资源，智慧平台依托社区整合慢性病专业照护人才，可以根据不同服务需求派送服务人员，社工、家庭成员、亲友、低龄老人及其他长期定居人士等也是老年慢性病居家服务的直接提供者。其次，整合社区公共资源，老年慢性病患者智慧服务平台除需要有便捷、有利于健康的公共活动场所外，更要整合慢性病医院与社区医疗资源、智能技术资源等。再次，合理统筹服务资金，智慧养老服务资金的筹集是平台构建的基础，其资金来源渠道包括政府补助、社会捐款、企业赞助、正常服务收费等。又次，整合社会组织资源，政府、社区、医院、专业机构、志愿者或义工、社会团体等组织作为智慧居家服务的供给主体，需要完善的整合机制才能避免资源零散，形成合力。最后，还要在社区具体环境与条件的基础上，根据以“老年慢性病患者为中心”的原则整合社区服务供给主体及其资源，确保市场原则与社会服务有机契合。

老年慢性病患者是一个弱势群体、高危群体，缺乏自我照护的能力，更欠缺判断能力和谈判能力，在智慧居家养老服务系统下既可以有效监督服务主体提供的服务数量、质量和效益，又可以通过整合碎片化的服务供给，提升社区服务能力，提升社区服务的便捷性、针对性、有效性等。比如在现有的智慧居家养老服务平台上，基本都保持了服务价格的“平价”化，在这个过程中，智慧居家养老服务平台基本上扮演了老年人代理人的角色，具有集体谈判的功能，从而在某种意义上也提高了老年人的谈判地位和实施能力。

（五）怎么做

当前，我们正处于一个数据爆发和智能化设备普及的时代，智慧养老虽仍处于起步阶段，但一定是未来的发展趋势。智慧养老体系的构建不仅是一项投资巨大的项目建设工程，也是一项复杂的社会系统工程，需要多方努力共同构成，虽然目前政府引导力度不足，老年人信息技术水平低，慢性病专业医疗护理人才紧缺等，但只要我们坚持政府主导、社会参与、市场引导、规范建设、科学管理的方针，在发展中开拓养老服务业的新边界，就一定能让老年人享受到实时、快捷、高效、智慧化的养老服务。

（1）明确政府角色，引导并改善老年慢性病患者智慧居家服务体系。在智慧居家养老服务发展的进程中，政府应充当主导者与推动者的角色，积极支持养老“新业态”的发展，破除阻碍新技术、新产品、新养老模式发展的不合理准入机制，为智慧居家养老创造一个公平、公开、公正的市场环境[①]。首先，老年慢性病患者智慧居家服务模式的出现必然和传统养老模式的管理制度与运行规则产生冲突，这就要求相关政府加快整合制度，颁布相关法律法规和管理规章，避免规则、制度“打架”，使智慧居家养老产生“1+1>2”的效应，确保养老服务供给质量和水平。其次，政府应从财政、税收等方面完善老年慢性病患者智慧居家服务的融资机制。资金保障是智慧居家养老服务可持续发展的基础和前提。未来老年慢性病患者智慧居家服务的发展应该是朝着普及化、大众化方向发展，要让每一位老人都能享受到。因此老年慢性病患者智慧居家养老服务模式的支付需“平民化”，要大力引进社会资本的参与，灵活采取公助民办、公私合作、补助贴息等形式，以解决老年家庭和社区面临的支付困境。再次，整合老年慢性病患者的健康数据，挖掘信息价值（家庭、经济、社会价值）。老年慢性病患者群体的健康数据信息可以通过信息技术平台收集，再设计一个数据集合处理中心，这样就可以从海量的慢性病患者健康数据中挖掘出有价值的信息，能更加有针对性地为各种慢性病患者提供健康服务。具体来说，比如，对一些老年人常见的生理指标（血压、心率等）进行监测，提前对老年人的冠心病尤其是心绞痛等进行预警或健康干预。这样可以降低突发疾病给患者家庭和社会带来的经济负担，从家庭、社会、经济三方面发挥老年慢性病患者智慧健康数据的最大价值。最后，加强各地智慧居家服务试点建设的统筹管理，充分整合社会资源，注重合作渠道和平台的建设，实现全国各试点之间资源共享、一体化发展，形成规模与效益一体化的力量，逐步加入针对性的类型化服务，尤其是把老年慢性病的防治与康复及其相应的健康管理纳入智慧平台建设并将它们统一起来。

（2）促进企业在智慧居家服务领域前沿探索的能动力，推进企业与智

---

① 杨海瑞：《“互联网+”：养老模式再选择》，《三门峡职业技术学院学报》2016年第1期。

慧平台、渠道、品牌一体化建设。智慧居家养老是对传统养老服务方式的一场革命，是一种全新的养老形态。企业的平台建设、渠道建设和品牌建设，对以后在全国推广老年慢性病患者智慧居家养老服务平台的建设和管理运营至关重要。首先，在现阶段，企业是慢性病智慧居家养老服务平台建设的主体力量：一方面，企业以商业为目标，合理的盈利是其基本动力，企业本身具有不断加强老年慢性病患者智慧居家服务建设的能动性；另一方面，企业必须以服务取胜，尤其是在当前的共享经济模式下，强调服务体验，企业应具有更加敏锐的前沿意识，不断开拓新的服务领域，创新服务方式、服务模式等。其次，在今后很长的一段时间里，要加强企业在老年慢性病服务领域的平台、渠道和品牌一体化建设，尤其是品牌建设，关系到老年慢性病患者智慧居家服务模式的形象、信誉和公信力，不要因为个别企业的不良行为影响整个老年慢性病患者智慧居家服务的健康发展。最后，不排除在经过激烈的市场竞争并以服务取胜后，一家大企业采取与国家/社会合作的模式管理全国性的、统一的老年慢性病患者智慧居家服务资源的方式，或者以分工合作、加盟合作等多样化的企业合作形式实现老年慢性病患者智慧居家服务的统一化、社会化和最优化。总之，在将来日益规模化、现代化、智能化的老年慢性病患者智慧居家服务领域，优秀的企业将是一支不可或缺的力量。

（3）众筹社会资源，发挥社会能动性，扩展社会支持。从根本上来说，智慧养老服务是一项社会服务事业，社会支持才是任何事物发展最深厚的根基和原动力。因此，老年慢性病智慧居家服务从根本上来说要努力创设各种条件，扩展社会支持，获取、优化养老服务资源。首先，推广智能技术，引领社会受众，尤其是老年受众思想（大力开展老年人信息技术教育工作）。老年人视力、听力、学习能力和记忆力都随着年龄的增长不断下降，且大部分老年人是在没有网络的环境中度过的，因此他们很少使用互联网信息技术进行沟通和获取信息，但是他们大多数又有意愿去了解并学习这种能给他们生活带来便利的智能产品。这就需要在社区设立专门的老年人简单信息技术使用培训班，这样不仅推广了智能技术的使用，还极大地丰富了老年人的业余生活，并进而赢得老年人的亲近与社会的支持。其次，利用互联网的优势，激发各种社会资源并优化配置。在现有互联网的环境中，已经有了众多的“众筹模式”，它们获得了过去难以想象的行动能力。如果老年慢性病患者智慧居家服务进一步探索并激发社会组织和个体的能动性，通过智能化的软件和大数据的精细化管理，使民众的潜在“为老”“养老”资源得到充分的释放，则将从根本上和长远角度解决老年慢性病患者智慧居家服务的主要问题。最后，加强各地老年慢性病患者智慧居家服务资源的统筹管理，充分整合社会资源，注重资源筹集渠道和平台公平分配功能的建设，实现全国各地、各类人群之间资源优化、共享发展，并进一步通过网络实现全员、全天候、全过程的监控，使老年慢性病患者智慧居家服务的社会资源配置和使用因公平和效能形成“马太效应”，日益受到尊重和支持，从而奠定其可持续发展的根基。

二　老年慢性病患者智慧居家服务原则

老年慢性病患者智慧居家服务的基本原则主要是从其本质功能的角度，以系统的方法，从宏观上确定智慧居家服务的基本精神，为复杂、多样的智慧居家养老服务提供总体化的框架与服务方式、内容等必须遵循的准则，从而明晰老年慢性病患者智慧居家服务发展的方向与意义。现有的国内外慢性病智慧居家养老服务偏重于对社区老年人的远程医药治疗、生活照料服务、智能设备辅助等，忽略了慢性病预防、康复护理等需求，缺乏针对慢性病患者群体的心理，尤其是社会层面的照护研究。而已有的慢性病社会医学研究又偏重于身心自理障碍及机器设备使用，对老年人的高危险性、生理/心理特点、疾病的社会因素研究不足，社区慢性病照护资源整合不够。作为一种新类型的养老模式，老年慢性病患者智慧居家养老服务具备了许多前所未有的新特征、新方面，这些能够弥补过去的诸多缺陷，但也容易导致诸多新的问题，所以要从总体上确立一个基本的服务原则，以确保老年慢性病患者智慧居家服务发展方向、发展路径的正确性，避免老年慢性病患者智慧居家服务的异化而最终损害社会总体利益。总的来说，老年慢性病患者智慧居家服务模式要依据现有的试点发展经验，融合慢性病社会医学理论基础，以智慧系统为载体，依托社区和各种服务供给主体（政府、医院、社区、专业机构），为老年慢性病患者提供一个人性化、智慧化、社区化的居家服务，因此它需遵循的基本服务原则主要包括以下四个。

1. 服务人性化原则

服务人性化原则就是老年慢性病患者智慧居家服务要坚持以老年慢性病患者为中心，从老年慢性病患者的需求出发进行总体设计、制度安排和服务过程的具体实施。服务人性化原则的核心是尊重患者生命价值、人格及个人隐私，要求为老年慢性病患者创造出一种个体化、尊严性、有效性、整体性的智慧居家养老服务模式。老年慢性病患者由于年龄大，病情反复、难治愈等特点，容易产生觉得自己无用、拖累子女的负疚心理；而子女又要上班，无法长时间陪伴老人左右，既造成了老人的孤独感和被抛弃感，又产生了老人独自在家的安全隐患问题。现在医学技术及各项社会技术的确是在不断进步，但人和人之间的社会距离，尤其是医患之间的情感，却因各种原因有日益疏远的趋势，医学及其各项服务要有人的“温度”，而不能只有机械的冰冷，这就要求智慧居家服务模式围绕老年慢性病患者的需求为核心，设计“有体温”的智能产品，本着服务人性化原则满足老年慢性病患者的生活照料和康复护理的需求，更要满足精神慰藉和社会参与等的需求。注重服务理念的改变，以老人为本，以老人的满意度为出发点；营造人性化的环境氛围，强化人性化管理，以服务患者为核心，及时关注他们的心理变化、生活需求与社会要求等。服务人员应具有较强的专业心理护理能力，通过劝导、启发、理解、同情、支持的方法帮助疾病缠身的老人认识疾病，改善心情，增强信心，使他们感到被关心，从而达到心理满足；同时，通过智慧系统等综合干预，提前预警疾病与生活痛点，切实减少生活麻烦的爆发点，再通过智慧系统定期反馈患者及其家属对服务的意见与建议，从根本上减少老年慢性病发病的可能性，帮助老年人在自我预防、自我管理、自我治疗康复，乃至自我设计生活方式方面实现质的提升。

2. 服务智慧化原则

服务智慧化原则是指在服务智慧化的基础上，为充分满足老年慢性病患者的需求，在以老年慢性病患者为中心的条件下，推进服务的整体性、精准性和有机契合性，在智能化的基础上更大程度地实现老年慢性病患者智慧居家服务的精准服务、自我调控与内部有机协调，在大数据收集与交流的基础上拓宽外部资源、信息流等的有机交互等。服务智慧化原则主要体现在以下三个方面。一是老年慢性病患者智慧居家服务的基础设施的信息化、数据化和智能化。信息化时代社区居民对服务便捷化、信息化的需求要求社区要建立完善的居民信息大数据系统，利用智慧综合服务平台实现信息资源共享，做到为社区提供及时、高效、便捷的智慧化服务。慢性病智慧居家服务模式以智慧系统为载体，主张用先进的管理和信息技术，发挥智能设备的作用，将老人、政府、社区、医疗机构等紧密联系起来建立社区智慧服务平台[①]。二是老年慢性病患者智慧居家养老服务的智慧化，具体包括：①生活照料服务智慧化，通过研发智能机器人等设备，为老人提供智能化饮食起居、清洁、卫生照护服务，逐步实现生活照料服务的智慧化；②紧急救助服务智能化，老年慢性病患者居家安全隐患增多，主要包括交通、水、电、燃气等安全隐患，因此智能化求救装置，水电安全报警器，燃气监控等智能化设备必不可少，也是安全保护服务智慧化的基础；③医疗/康复护理服务远程化，通过智能设备为老人提供基本的、连续的预防、保健、康复、护理等远程医疗服务；④心理/精神支持服务平台化，通过语言、文字等媒介，在智慧服务平台进行健康养生宣传、亲情互动等，使老人的健康认知、情感和态度有所变化，缓解慢性病患者的心理压力，安享幸福晚年。三是老年慢性病患者智慧居家服务结果的大数据化、精准化与交互化。就是老年慢性病患者智慧居家服务一方面要形成每个个体的“小众化数据”，建立个体化的健康档案乃至生活档案，结合系统化的社会医学理论，并在纵向与横向比较的基础上，为老年慢性病患者提供个性化的服务；另一方面要利用云计算等开展大数据服务，尽可能地拓展数据范围与开发数据价值，使老年慢性病患者智慧居家服务形成一个系统性的、跨界的交互系统，从个体到组织，再到宏观社会整体的不同层次打破信息孤岛效应，建立可靠、有效和可信赖的点、面、体的有效交互系统。

3. 服务专业化原则

服务专业化原则是指老年慢性病患者智慧居家服务要紧跟时代的变化，依靠专业化的人员，用专业化的知识，按照专业化的标准和工作程序，利用专业化的设备开展专业化的服务工作。老年慢性病患者智慧居家服务模式的服务对象和服务主体的特殊性都需要专业化的社区服务，要求

---

① 王晓慧、向运华：《智慧养老发展实践与反思》，《广西社会科学》2019 年第 7 期。

调动社区和专业机构力量的热情，充分发挥智能系统的作用，为慢性病患者提供一个专业化的居家照护服务。首先，服务人员专业化。上门提供服务的人才应具有贴近老人的专业化眼光，一切服务都要结合老年慢性病患者的特点，并以他们的需求满意度为服务标准；可以每年从应届社会工作专业和医疗护理专业毕业生中选择业务骨干，提高社区养老服务队伍的整体素质①。其次，管理人员专业化。以老年慢性病患者为核心，以社区为依托的智慧综合服务平台，不仅需要有专业化的技术支持，更需要一批专业的社区管理人员，这样才能确保智慧系统的正常运行，维持整个社区的养老服务体系。最后，服务系统专业化。整个智慧服务系统要融合社会学、伦理学、心理学、慢性病护理学、老年学等学科知识，了解老年慢性病患者的生理特点、心理变化，普及慢性病保健知识，为老人提供舒心、安全、放心的居家养老服务。

4. 社区资源整合化原则

社区资源整合化原则是指老年慢性病患者智慧居家服务建立在社区基础上的各类资源的主体都应该在智慧系统的基础上形成合力，并开展有序、统一、协调的行动。目前，我国社区照护水平比较低，社区服务资源零散，地方社区之间倾向个体化服务操作。老年慢性病患者需求的复杂性决定了智慧居家服务必须多方主体、多种设施参与，因此整合社区人力、物力、财力等资源，构建一体化、连续性的服务体系，有利于实现社区服务供给的最优配置。第一，整合照护人才资源，通过动员社工、家庭成员、低龄老人等群体参与到居家养老服务中。第二，整合社区公共资源，老年慢性病患者智慧养老平台不仅要有便捷、有益于健康的公共场所，还需要医院、社区医疗所、智能技术等资源。第三，合理统筹服务资金，主要包括政府补助、社会捐款、企业赞助、正常服务收费等。

三　老年慢性病患者智慧居家服务内容

老年慢性病智慧居家服务内容主要解决智慧服务系统应该为老年慢性

① 林钧昌、尹新瑞、司洁萌、唐伟：《城市化进程中社区养老服务的现状与对策研究——以T市为例》，《唐山师范学院学报》2014年第4期。

病患者提供什么样的服务。

老年人是慢性病发生的主要群体，中国现在有2亿多老年人，据2014年10月至2015年2月国家卫生计生委组织开展的首次由政府主导的全国性家庭追踪调查编写而成的报告《中国家庭发展报告（2015年）》，58.1%的老年人患有确诊的慢性病，以高血压、关节炎等为主，老年人所面对困难的前4位依次为身体病痛多（38%），生活难自理（7.6%），生病时无人照顾（4.4%），住房缺少无障碍设施（2.9%）[①]。调查显示，还有26.7%的半失能老年人缺乏基本的养老照料。医疗服务是现在老年人对社会养老服务的主要需求，诸如身体健康检查或咨询、上门看病、中医保健服务等。健康管理、医疗照护、生活服务是当前中国老年慢性病患者群体的主要需求，但很明显这还是在较低层次上满足老年慢性病患者群体的需要。

从社会医学的角度，慢性病的发生不仅仅是身体层次的问题，还包括心理与社会层面的照护，而且很多慢性病迄今都无法完整找到其发生和发展的原因，只有提前预防，方能防患于未然。因此可以从理论上假设每一个老年人都是慢性病的潜在患者，老年人的每个方面都可能成为老年慢性病的诱发因素。因此老年慢性病患者智慧居家服务的要求主要体现在两个方面。一是要从社会系统中全面为其提供综合系统化的智慧居家服务，从生理、心理、生活、社会等不同层面提供全面的服务。二是要关注预防，做好检测，促进治疗，协助康复，要全过程跟踪关注，改变传统的偏重急性治疗的方法与模式，要全过程、全方位地帮助老年人形成健康的生活模式。

因此社区与家庭是老年慢性病居家养老服务过程中最重要的初级关系场域。初级关系场域是人性培育的场所，事关个人的健康成长；老时又是老年人安度晚年、健康老化的重要社会场域。从社会医学的角度来说，初级关系与慢性病的发生、嬗变密切相关。它全面影响老年人的身体、生活、心理和社会生活等方面。由于老年人的生活圈日渐向内缩小，家庭与社区成为其初级关系的主要场域，两者虽扮演不同的角色，有不同功能，

---

① 李杭：《国家卫计委发布〈中国家庭发展报告（2015年）〉》，人民政协网，http://www.rmzxb.com.cn/c/2015-05-13/499347.shtml，最后访问日期：2015年5月13日。

但又需要互相补充支持，且必须要有足够多的资源和社会支持，并能统筹协调，方能有效满足老年慢性病防治、康复等的需要，只有依靠智慧养老，才能实现这两个方面在老年慢性病服务过程中的效益最大化，最大限度地减轻老年慢性病防治的负担，有效缓解老年慢性病问题。

这就决定了老年慢性病患者智慧居家服务的主要内容包括以下五个方面。

（一）提供全面的生活照料

首先，基本生活照护。生活照护服务包含饮食服务、个人清洁卫生服务、衣着服务、修饰服务、如厕服务、口腔清洁服务、皮肤清洁服务、压疮预防、便溺护理等。从老年慢性病防治的角度，其中最关键的是饮食服务，实现合理膳食是防治慢性病，实现健康老化的基石。俗话说“病从口入”，通过智慧居家服务帮助老年人食不过量，粗细搭配，合理营养，规律用餐。通过智能自测系统，保证在一般情况下，老年人每天的食用油摄入量不宜超过 25 ~ 30 克，每天的食盐摄入量不超过 6 克［世界卫生组织（WHO）建议］，每天应喝 1200 毫升水，甚至根据个体的身体、生理与生活条件，进一步完善膳食搭配，保证营养合理、科学。

其次，生活方式调节。生活方式病是慢性病发生、异变的常见形式。生活方式病通常是在日积月累，积小成大的生活过程中不知不觉地酿成的病变。通常在日常生活中有四大毛病容易导致慢性病变：喝酒、吸烟、熬夜和不健康运动。通过老年慢性病患者智慧居家系统对老年人的这些生活方式做及时、全面、全过程的检测，并通过智慧的途径，有效地协助老年人调整生活状态，友情帮助他们去除老年人的不健康生活习惯，尽早戒烟、限酒，及时休息，不熬夜，并帮助其促进睡眠，提高睡眠质量。进而还可以通过智能系统帮助老年人制订个体化的运动计划（见表 4 - 1），督促、激励老年人通过运动创造、维持活跃的生活状态，确保每天累计一定时间段（一般 30 分钟，可以根据智慧系统收集的个体化的身体、生活、心理和社会等方面的数据做一定的弹性浮动并在监测效果的基础上随机调整）以上中等强度的活动，以老年人基本的运动形式步数作为主要的计量工具，确保每天达到一定的步数（一般每天累计 6000 步，其中以下活动相当于 1000 步，如中速步行 10 分钟、慢跑等）；将家务劳动等折算成运动，通过智能自动监测系统，合并家务与运动，友情提示推动老年人保持良好的生活习惯，以防御慢性病的侵扰。

表 4－1 运动计划

活动 1	活动 2	活动 3	活动 4	活动 5	活动 6	活动 7	活动 8	备注
6 分钟瑜伽	7 分钟乒乓球	6 分钟跳绳	3 分钟骑自行车	7 分钟洗盘子	15 分钟拖地	8 分钟手洗衣服	9 分钟擦窗户	其他运动和家务劳动折算的运动量

最后，生活监控、信息管理、个人生活与健康档案建设、生活方式设计等。老年人在日常生活中由于生活的需要有一定的活动圈子，需要在一定范围内与人发生联系，开展活动，照顾好自己。因此需要帮助老年人进行各种各样的生活监控，尤其是保姆与上门服务人员。一方面，自动将对方活动与服务情况进行记录，确保作为弱势群体的老人能得到公平、公正的生活服务，确保老年人权益①。另一方面，将收集到的相关生活信息传递给相关监护人或者社区，以增强老年人的自理能力，减轻老年人照护负担。甚至将相关信息作为个人档案储存，并结合智能自动监测系统获得的数据等生成个体健康档案，经过社区及网络系统传递给相关专家（作用类似于家庭医生）审核，从而为其生活方式提供建议，提早发现并预防生活中导致慢性病的高危因素或协助调整生活方式以应对老年慢性病的治疗、康复等。

（二）加强健康管理，促进慢性疾病预防、治疗与康复

由于慢性病的综合性、复杂性、长期性，对于大多数慢性病并没有明确、具体的治疗与应对方案。我国慢性病的发病率不断上升，且绝大多数慢性病患者是老年人②。而当前我国的公共卫生主要是急性病的治疗模式，对慢性病的预防、治疗、康复显得步履蹒跚，颇有困难。我们急需一门新

① 研究者在调研过程中，老人们非常担忧的就是不断爆发的侵害老年人权益的事件。比如，毒保姆事件，几乎令所有有一定经济实力的老人感到震惊。由于子女照护时间越来越少，大多数老人并不奢望子女能随时照护自己，又对别的服务不太信任，因此对智慧居家养老服务充满了期待。

② 《党的十八届五中全会〈建议〉学习辅导百问》编写组：《党的十八届五中全会〈建议〉学习辅导百问》，《理论学习》2016 年第 1 期。

的健康学科来引导治疗模式的发展——健康管理学，随着健康管理学日益受到重视，健康管理迅速走向了职业化的道路，但这一学科并未被业界普遍认可。当前，很多学者已经认识到健康管理与康复医学相结合的必要性，并逐步实现两者结合，形成规模化、受众广、收效快的模式。老年慢性病患者智慧居家服务系统可以在这方面发挥自己的独特优势。比如，生命体征监测仪是一款有远程自助体检功能的设备。首先，通过智能系统收集老年慢性病患者信息并建立个体化的档案，老年人需要注册账号和密码进行服务器验证，验证通过后可绑定用户的心电、血氧、血压、体温、血糖等数据，进行全面的检测并上传到云数据中心，可为老年慢性病患者进一步的健康管理服务提供数据基础与信息服务。其次，通过智慧居家服务系统对个体健康风险进行评估并在长期历史跟踪所建立的健康档案的基础上将老年慢性病患者进行归类，以利用群体化的优势，细分个体情形，并确定重点目标人群。再次，在成本效益最大化的基础上，制定个体健康改善的处方和群体健康改善的计划、方案等，并通过智慧居家服务系统同步提供个性化的服务和群体化的健康管理。通过智能系统帮助老年慢性病患者积极接受治疗，树立战胜疾病、重获健康的信心；帮助老年慢性病患者摆脱“患者身份”的习惯心理，通过松弛疗法等进行自我调整，积极主动克服困难，争取各项功能的最佳康复等。最后，跟踪指导，对个体及人群健康改善效果进行评价，并将有关信息存贮于数据中心，反馈给各个相关方，并用于修正方案，调整计划等。

（三）心理监测、咨询与调适

心理反应影响生理、身体状况，这基本已经成为一种生活常识。不良的心理、情绪反应与慢性病互为因果，虽然由于跨越多个学科，尤其是自然科学与人文社会学科的分野，关于心理与慢性病之间关联的研究还非常少，但它们之间普遍、广泛的联系已经为老年人经过亲身生活所熟知，为人们普遍感知。在研究者的调研过程中，也发现一般老年人心理状态出现问题的时候，也是慢性病发生、肆虐的常见时机，两者几乎是相伴而生。老年人的不良情绪、心理反应本身就有生理、身体原因，除此之外，还有更多的社会因素导致老年人的心理发生变化，而且这些变化容易被人忽视，难以被发现。而这些变化往往是老年人获慢性病或死亡的直接诱因，因此老年智慧居家服务通过加强老年人的心理监控、调适与干预，反向促进老年人生理和身体健康，大大降低各种慢性病发生、变化的概率。

一般来说，老年慢性病患者常见的情绪反应有：①主观感觉异常，注意力转向自身；②情绪不稳；③情感脆弱；④多疑、神经过敏；⑤紧张、焦虑等。而根据社会医学的观点来看，这一切变化的核心是由于社会角色转化、身体机能的变化不为老人及其相关者所注意；从心理学的观点来看，人性最本质的欲望是被欣赏，老年人也不例外。在笔者的访谈中，相当多的家人对老年人的心理状况缺乏关注，在社区或社会层面对老年人的心理关注度和实际监测行为就更少了，也很少有正式的机构与设置来处理这种状况。即使在近年来，人们愈加关注心理状况对身体等的影响，也没有从根本上改变忽视心理健康的现状，尤其是社会相对边缘群体的老年人的心理状况，即使是在一些正规的医院，心理科也是没有或者门可罗雀，在绝大多数社区医院，心理检测或治疗根本没有纳入工作计划。

在许多被访谈的家人看来，老年人的关键是没有病痛，能吃好、穿好就可以了，至于老年人的心理变化，则用不着多操心。事实上，有很多社会调查显示，老年人可能更加需要关注心理状况的变化，尤其是多次并且恰当及时地表扬老年人，对老年人在精神方面需求的满足和提高老年人的生活质量大有意想不到的好处。换句话说，其实人老了真的就像是变成了孩子，对自己子女的渴望不过是子女的关注、表扬和关心。即使少数家人有对老年人心理变化的感知，也很少有家庭能确切把握老年人心理变化情况并提起注意，更鲜有采取专业化的应对措施（比如，在很多人看来，去医院看病是必需的，而去看心理医生则是可有可无的，甚至是令人不好意思的），在他们的意识里只能凭借自己的多年习惯来判断一些在他们看来并非显著的变化，很多人只能在事后才发现致病或死亡的心理缘由。更让人遗憾的是由于缺乏科学有力的、公认的、有权威的心理检测与评估，老年人往往更倾向于否认自己的心理变化，他们也不愿意关注自己的这个方面，而是当作一个习惯性的生活变化常态，甚至拒绝承认、羞于就医等。

老年慢性病患者智慧居家系统可以从多个方面对老年人的心情进行监测：一是主动的电子量表测量，二是被动的行为心理电子测量。当前用于心理测量的各种心理测验量表数量达数百个，但是临床上和心理咨询工作中常用的只有一二十种［比如心理健康量表——90症状清单（SCL－90）、抑郁状态量表、康奈尔医学指数（CPI）、焦虑自评量表、简明精神病量表、社会功能缺陷评定量表］，但它们大多数还是用于专业人员的专业测试。虽然非专业人员一般经过简单培训也能使用，但对一般的居家养老服务还是缺乏针对性和可行性，因此智慧居家养老服务系统通过对一百多种国内外常用心理测验量表和测验工具进行优化甄别、选择、调整，专门针对老年人做进一步完善和诸多种类的个案化重构，将其中在心理咨询工作中经常用到的一些测验和量表编制成电子量表，通过智能化的系统适用于日常老年人的心理测量。

这些通过智能化系统获得的心理数据可以直接储存在社区照护中心、云端，或者健康管理中心。一方面，相关数据可以直接提供给老年人、家属、亲友等，老年人可以自己做各种纵向与横向的比较，发现问题所在并做自我调适，作为其直接联系的家属或亲友也可以根据这些心理监控数据主动调整自己的行为，协助老年人调节情绪、调整心理。另一方面，这些数据可以发给医院、医生、健康管理公司等，作为他们提供医生建议，接受老年人及其相关者的咨询，开出治疗方案等的依据。另外，社区老年人照护中心还可以提出一些社区化的心理干预方案，比如上门谈心，鼓励老人参加社区活动尤其是健身活动等，帮助老年人建立系统化、整体的心理干预方案，促进身体健康，防范慢性病的发生与变化等。

（四）社会生活设计、调适与介入

社会生活设计作为统筹规划老年人的社会行为过程，其目的是构建有意义的秩序，引导老年人群体过上更加安全、健康、舒服和高效的生活，从社区、社会方面协助老年慢性病患者从社会生活方面进行自我调节。从社会学意义上讲，社会生活设计是一种社会责任，需要通过设计去引导老年人日渐变化的内在世界与外在社会新秩序的构建和成长；从医学意义上讲，社会生活设计更是一种人文关怀，需要通过设计去照护老年慢性病患者群体的生理和心智。

一般来说，进入老年期的人社会生活会发生重大变化：首先，老年人由于本身身体、生理的原因，人际关系圈日渐缩小且去功能化；其次，由于社会制度与社会安排的原因，老年人的社会生活急剧萎缩，甚至退出；

再次，生命周期[1]的原因，老年阶段的社会生活有其特殊性，老年人的社会角色适应发生困难，从而容易导致各种生活紊乱，进而诱发慢性病的发生和变化。研究者在调研的过程中就发现有一个老年人，自己是教授，且是一个单位的主要负责人，精明强干，甚至退休后开始的一段时间还被数个单位返聘，工作收入不减反加。但就是这样的一个老年人，竟然无法适应老年生活的变化，在各方条件还不错的情况下，突然得了抑郁症，生命垂危。而目前来说，一方面，社会还缺乏对老年人社会生活变迁导致的心理、生理变化的重视，甚至研究者也没有基本的重视，研究成果寥寥。另一方面，老年人自身也有意无意地忽视了自身生活变化对自身心理和生理的影响，从而成为系列慢性病暴发的巨大诱因。

因此老年慢性病患者居家智慧服务系统利用自己强大、高效的数据监测、存贮、传递、交换功能，帮助患者分析发病及症状迁延的社会生活因素；并通过强大的社交网络功能，使老年人积极组织或参与有意义的、快乐的老年社会活动，尤其是通过社区组织日常的、方便的、就近的社会活动。社区智能化系统可以有效促进老年人建立温馨的初级关系群体，并使老年人保持密切的人际联系与活动，从而一方面促进老人的互助，减少家庭和社会的照护压力，扩大资源利用；另一方面可以使老年人保持积极的心理、生理状态，从而促进健康化，避免慢性病的发生和变化。老年慢性病患者智慧居家服务系统甚至可以在早期介入老年人的社会生活，帮助其制定个性化的调适方案，并根据老年生活的不同阶段群态化的生活主体特征、规律做早期方案并预警，甚至可以提供给老年人不同版本的社会生活蓝图，对每种社会生活的积极方面和不利方面做提前预警，促进老年人积极健康地设计、参与社会生活，并做相应的调适。在老年人社会生活发生问题的时候，及时介入，帮助老年人找出原因，并调适社会生活。

（五）规则设计、资源筹集与组织管理

老年慢性病患者智慧居家服务要加强自身设计，它不仅仅是一个组织

---

① 生命历程理论来自芝加哥学派对移民的研究，是国际上正在兴起的一种跨学科理论，它侧重于研究剧烈的社会变迁对个人生活与发展的显著影响，将个体的生命历程看作更大的社会力量和社会结构的产物。生命历程理论的基本分析范式，是将个体的生命历程理解为一个由多个生命事件构成的序列。

型的管理平台，更是一个社会性的互动平台：它既需要各种制度的创意设计，又需要在激发网络资源的基础上，合法、合理地通过技术把社会规则融入系统。比如“养老储蓄银行”就是一个很好的制度设计，凡是为老年慢性病患者提供的服务，都可以以各种形式（包括数量和质量两个方面）直接、公开地存贮在老年慢性病患者智慧平台的云端，任何人可以以任何形式公开地查询、监督，并以系统的技术保证其客观性（比如在合适的条件下，尽可能地保存服务资料，包括现场监控录像，受助者及其相关者的评述视频，并给每一次的服务给予统一编号，类似于互联网的地址或出版界的 DOI，形成一个身份系统并随时可以搜索。当然还可以进一步分类，吸纳更多的社会资源，容纳更多的社会主体，破除信息孤岛，建立更加复杂、系统化的大数据，并综合利用于老年慢性病患者服务的管理、动员等）。将来提供服务的老年慢性病患者有任何需求都可以从中得到“回赠”，如果条件成熟的话，还可以将这些服务与社会正式机构、制度建立某种形式的合作与共享。比如，在美国等一些发达国家，一个人的社会服务至关重要，已经成为一个人升学、晋升的重要参考，也是一个机构和单位社会责任的重要体现，如果将这些制度纳入智慧系统共享，推动人们在养老事业中做出贡献，并将他们的贡献永久地存储于智慧居家养老系统的云端，成为一个人社会价值的重要衡量标志，社会养老事业将逐渐成为人们社会工作职业性的一环，养老事业将从负担转变为成果，从消极方面转变为积极方面，极大地减轻老年慢性病患者的压力和社会养老事业负担（即使是在发达国家，有着完善的老年慢性病患者社会实体服务，但在日本也发生了年轻人冲进养老院滥杀多名老人的悲剧，被称为“世代之间的矛盾”）。

老年慢性病患者智慧居家养老服务的出发点和归宿，应该是最大限度地满足老年慢性病患者的养老需求。智慧养老利用科技与居家养老服务相结合的理念，使家庭与社区、医疗机构、社会组织、行政部门等养老相关附属机构完美结合，全方面便捷高效地照顾老人。当前智慧居家服务试点的服务内容多集中于对老人的基本日常生活照料和医疗救助，医疗系统内普遍缺少训练有素的老年慢性病学医护人员，过分重视急性病患者的护理，忽视慢性病患者的照顾；缺乏针对慢性病患者的整套康复护理服务和心理慰藉服务，忽略了社会支持服务。基于老年慢性病患者生理和心理的需求复杂性，需要合理定位智慧居家养老服务，因此，为保障老年慢性病患者能享有幸福晚年，就需要依靠科学技术的支撑，大力推动老年慢性病患者健康医疗信息和智慧系统互联、融合，打破信息壁垒，从基本的生活照料服务及身体、心理、社会等层面满足老年慢性病服务的需要，实现养老服务的社会化、智慧化。

当然，老年慢性病患者智慧居家服务的创意设计不同于一般的社会制度创意设计，在中国社会，它有自己的独特优势（我们诸多社会事业的不理想甚至失败的一个关键因素就是操作规则的任意化，智慧居家养老服务设计就是要破除这个窠臼），就是它可以通过技术重构社会规则，通过智慧系统实行客观化的管理，通过智慧系统实现精准化养老（一是避免很多人为的因素，二是可以通过技术把很多非客观、不合理因素排除），通过智慧系统可以重建社会养老系统。同时，智慧养老系统通过自己的互联网、物联网、智能技术及大数据技术等动员所有社会成员（老人在中国文化中是有特殊含义并特别受到尊重和保护的，尽管这在现代社会有巨大的变动，但它还是中国人文化的心理基因并得到广泛的社会认同），实行精准设计、实现精准服务。

四　老年慢性病患者智慧居家服务方式

社会形态的构成决定了社会群体的划分模式，基于当前的社会形态，老龄化社会是不可回避的核心主题之一。老年群体作为特殊的社会群体逐渐被放大，并引起社会资源的均衡匹配，社会结构的动态调整，社会需求的宏观调控，社会形态的稳定发展等重大社会问题，具体表现为老年群体所形成的老年生活模式对社会秩序造成的激烈冲击和挑战。[①] 每个时代都会产生自己的社会问题，解决的办法就是利用时代的条件解决时代的问题。而由于时代变迁，在居家养老本身不可持续的条件下，利用现代信息技术，当代老年人问题的最佳解决办法就是智慧居家养老，智慧居家养老系统可以整合社会资源，对老年人提供生活照料、健康管理、心理调适和社会生活介入等服务。

老年慢性病患者智慧居家服务秉持维持和促进老年人自理能力的工作

① 李亚军：《设计关怀老年人》，《设计》2013 年第 12 期。

理念，在身体、精神和社会适应等方面帮助老年慢性病患者处于良好的状态。智慧居家养老系统的核心构成要素在于其智慧平台，智慧居家养老服务的重要特点就在于它广泛地渗透于现代互联网、物联网，并拥有大数据、云技术。它已经催生了人们全新的生产与生活方式，已经对既有的社会秩序、社会结构产生了以前根本无法想象的冲击与变革。而且这种变革还在加速中，它的变化再一次验证了马克思关于生产力决定生产关系，经济基础决定上层建筑的科学论断。这种变化比任何社会组织的改革和变化来得更彻底，更具有冲击力，可以说是一种历史已经发生了，现实还在发展变化中，将来更有冲击力的历史无限进行时程，我们可以以无限的想象力想象它未来的服务蓝图。

（一）远程化的社会服务与近程社区居家服务相统一

远程化的社会服务就是在老年慢性病患者智慧居家服务系统广泛嵌入互联网、物联网的情况下，通过 3D 打印、智能检测等现代技术开展远距离服务。尽管中西方文化尤其是在家庭观念与文化方面存在巨大的差别，但是有一点非常相似：无论是中国还是西方发达国家的大多数老人，如果条件允许的话普遍愿意选择居家养老。同时，由于老年人本身的身体器官衰退，自我照顾能力和社会生活能力下降，又使他们特别需要各种各样的服务与照护。在传统的地理空间，人们不得不选择就近服务的方式，由于资源天然具有独特性和隔离性（所谓“遍地是黄金”只是人们一种美好的期许），使社会资源根本没有办法得到有效配置、链接，从而使老年慢性病患者根本无法得到更多、更广泛的服务，也衍生了许多巨大的其他社会问题，比如服务资源自然垄断、分配不均、非理性竞争等，甚至直到现在中国的各大医院都普遍存在人满为患的情形，于医患双方都是不堪重负的，易引发系列矛盾与问题。

基本可以想象，在不远的将来，老年人口的急速增加，老年慢性病患者随之有了巨大的服务需求，各种服务困境将日益显现。但就像滴滴打车等软件，通过信息搜索，综合调配资源，从而较为迅速地改变打车难的现状一样，老年慢性病患者智慧居家服务的核心方式是大力发展远程服务，尤其是远程医疗服务，这种状况将可能得到根本改善。它还可以促进老年人自我健康管理意识，提前预防老年慢性病的发生，帮助老年慢性病患者居家康复，极大地降低医患双方的负担与矛盾。尽管通过远程服务我们可能满足老年慢性病患者的诸多需求，还是有些服务尤其是实体化的服务需要近程化的社区提供，因此近程化的社区服务始终是老年慢性病患者智慧居家服务不可或缺的一部分，两者要各自发挥所长。但是这种近程化的智慧社区服务又与传统的社区服务有所区别，它建立在智慧平台上，更加依靠智慧技术，能够实现更加精准的就近服务。同时这种近程的智慧社区服务并不是分割的，独立于远程服务的“碎片化”的服务，而是与远程服务相互配合、互相促进的整体化服务，从而从各个角度全方位地满足老年人的需求，实现对老年慢性病的有效预防、治疗和康复。慢性病智慧居家服务模式的“远程医疗救助”平台需要平衡医院与社区卫生中心的医疗资源分配问题，要努力推进改善社区卫生中心基本公共卫生服务、健康监测、管理和疾病预防、治疗康复等方面的功能，努力扮演好社区居民健康“守门人”的角色；要努力改善医疗条件，完善基本的医疗设备，提升居民信任度。如强化医院和社区中心医疗人员的定向交流，医院外派医生定期前往社区卫生机构进行“站岗”。专业机构可以提供专业社工人才，根据系统反映情况及时上门服务，老年人将得到全方位的主动医疗救治、健康管理与身体康复服务。因此，远程服务要努力为老年慢性病患者提供身体数据监测、远程会诊、健康远程检查、急救定位等服务，通过智能网络系统数据监测、分析，对老年慢性病患者实现健康远程检查、会诊，把社区信息、养老关爱、医疗服务等，通过智能数据处理终端整合在一起，为老人提供全新的、综合的养老医疗、生活、心理、健康管理与康复等社区照护服务。

（二）智能化服务与人文服务相统一

老年慢性病患者智慧居家服务的重要特征是智能化，它具有感知能力、记忆和思维能力、学习能力和自适应能力，甚至具有决策能力。智能化是老年慢性病患者智慧居家服务的优势与趋势，可以预见的是老年慢性病患者智慧居家服务将越来越智能化，尤其是“机器人护士”的出现，使老年慢性病患者智慧居家服务的主要工作都可以智能化。

通过在社区、家庭、家人、老年人等配备强感知、高敏感性的智能设备全方位掌握老年慢性病患者的身体、心理、生活，社会活动状况，为老年慢性病患者全程赋能甚至使老年慢性病患者基本恢复正常生活的能力。

通过在社区或家庭安装智能化的养老辅助设备，如检测仪、定位仪、传感器、智能穿戴设备、“机器人护士”等实时测量老人的血压、心跳等数据，为老人提供健康检测、预警、监护等服务，同时检测外出活动情况。也许老年慢性病患者将最早成为“机器人护士”的人类伙伴，甚至期盼通过机器人等养老服务的智能化过程，逐渐消除老年与青壮年的界限，甚至实现生与死的“相对化”，真正从根本上解决老年慢性病患者问题。可以说智能化是老年慢性病患者智慧居家服务最有前景、最让人期待的领域，这也是最让人有想象力的领域，尽管在这个领域可能需要巨大的国家与社会风险投资，更需要人们统筹规划并谨慎推进。

但老年慢性病患者智慧居家服务过程不仅仅是一个智能化的过程，还是一个人文化的过程，也只有“智能 + 人文”才是智慧，也是智慧与智能的根本区别。否则服务老年慢性病患者的根本目的不可能达到，甚至智能化将会异变，发生如科幻电影般不可测的事件。无论智能化的程度如何，人文化都是其“神”，也是老年慢性病患者智慧居家养老服务的核心追求。一方面，服务老年慢性病患者是智慧居家养老服务的根本目的和功能，“老年慢性病患者”才是整个系统真正的核心。所有的系统其他部分服从、服务于“老年慢性病患者”，没有人文化服务，服务于“老年慢性病患者”不可得。另一方面，更重要的是老人作为一个普通人，不仅仅是满足于有吃、有喝，甚至被“圈养”，他们更需要人文化的关怀，尤其是老年慢性病患者作为一个弱势群体，对人文关怀更有着迫切化的需求。我们知道通过各种智能化服务，老年人甚至可以天天和子女待在一起，可以去世界各地旅游，但这毕竟只是一种虚拟服务，如果没有真正的人文化的服务，它的伦理问题和法律困境就会日益突出。比如，我国最新颁布的老年人权益保障法规定子女要“常回家看看”，如果在虚拟条件下，没有“常回家看看”呢。

（三）虚拟服务和实体服务、线上服务和线下服务相统一

随着养老信息管理日渐自动化、智能化，各种各样的虚拟服务、线上服务开始发展起来，并在可预见的将来会逐步占据老年慢性病患者智慧居家服务的重要部分。虚拟服务是利用高度逼真的网络信息技术，生成一种

老年慢性病患者所需要的模拟环境、场景甚至产品等以满足老年慢性病患者多样化的需求。它的特征在于“模拟”而“非真实”。但是它能真实地满足老年慢性病患者的需求，特殊时候，它甚至能产生实体服务所无法达到的特殊效果，也从实体上降低社会服务的成本，促进老年慢性病患者社会服务效益的最大化。比如，现在已经开始的虚拟治疗、虚拟旅游、虚拟家庭等方式，多多少少可以整合进老年慢性病患者智慧居家服务系统，以形成一种全新的服务和消费方式。

线上服务是指依靠网络开展的相关服务，在当代互联网、物联网特别发达的今天，线上服务以其无可比拟的优势，已经日益成为一种新的趋势，也许这在某种意义上颠覆了中国传统的实体化服务模式。多年来，以实体店为基础的实体化服务一直是中国社会的主导模式，也塑造了人们日常主要的消费模式。这种模式即使在互联网、物联网高度发达的美国社会，仍然是人们的首要选择。但是众所周知，一方面，由于实体化服务信息不对称，无法监督，不太方便对比；另一方面，由于本身的运营成本巨大，在日益商品化的社会其竞争劣势非常明显。这就导致了互联网、物联网在中国日渐呈现一种新的服务模式：线上服务。目前，很多实体服务店纷纷因网络而关闭，而因网络发展起来的物联网却突飞猛进，成为中国服务业发展的一道风景，也成为很多研究者与国人正在期待的一种新业态，一道独特的中国景象。

而这种线上服务、虚拟服务更加适合老年人的生活规律与文化特征：老年人喜静、出行少、信息不足等。因此老年慢性病患者智慧居家服务系统利用嵌入互联网、物联网的优势，与社会支持、国家政策扶持等优势整合资源可以大力发展虚拟服务、线上服务。比如，通过在老年慢性病患者住的房屋内安装以电脑终端为核心的监测通信网络及医疗智能设备等，可以随时测出老年人的心率和血压等生命体征信号，并将结果通过网络在线传输给医生，医生则通过这些信息及时传递给老年慢性病患者生活指导，甚至开具处方；中医还可以直接打开视频并利用现代感应器对老人尤其是“空巢”的老年慢性病患者进行“望、闻、问、切、诊”；心理医生甚至可以通过使用红外线和感应式坐垫和床垫观察老人的活动，发现老年慢性病患者的需求与特征，并设置合理的虚拟印象及相关服务以满足老年慢性病患者的特殊心理需求等。而且在智慧居家养老服务系统里这一切行为都可建立档案，留有痕迹，具有可核性和比较性等。

当然这样的虚拟服务、线上服务大多数是与实体服务、线下服务相结合的，尤其是在当前情形下的服务条件，各种线上服务才刚刚起步，只是初具规模，而虚拟服务更多的时候还只是一种设想和蓝图，很少有直接实现与运用。尤其是老年慢性病患者智慧居家服务模式还没有形成一个体系化的服务，现在对老年慢性病患者智慧居家服务系统来说就更只是一个设想了。但这个发展路线图已经有了很多端倪，比如通过红外感应器、GPS定位系统、监控急救自动化系统、多向通话系统等，能在掌握老年慢性病患者日常活动情形的基础上通过线上服务基本解决空巢老人的大多数需求，甚至使其独立生活。但是在特殊情况下，一旦有不测发生，相关人员就会接到信息，并根据情形采取不同等级的线下救助措施，比如社区工作人员直接上门协助解决问题，或将老人接送到社区医院或者更大的专业医院等，甚至采取在线网络呼救方式，呼吁提供各种帮助，乃至在社区医院实现远程3D手术等。因此虚拟服务与实体化服务、线上服务和线下服务的统一将是老年慢性病患者智慧居家服务资源整合，发挥最大效益的有效方法，也是老年慢性病患者智慧居家系统成功运行的主要方法。

（四）“个案化”服务与“标准化”服务相统一

“个案化”服务是根据老年慢性病患者个体的实际需求，通过各种渠道对家庭、社区、社会养老资源进行收集、整理和分类，向老年慢性病患者提供和推荐相关信息，协助老年慢性病患者选择合适的服务方案，以满足老年慢性病患者的需求，实现老年慢性病患者健康老化的过程。“标准化”服务主要是根据老年慢性病患者普遍的、基本的需求，在实地考察的基础上，采取的具有社区性、综合性、集体化的服务过程，比如对老年慢性病患者的血压、血糖、血脂、体温等的日常监测。两者虽然不一致，甚至互相矛盾，但是相互统一，互相支持。“个案化”服务强调个体的独特性，服务的多元化和操作的人文化，而“标准化”服务强调老年慢性病患者的群体性，服务的统一性和操作的规范化，结果的高效化。老年慢性病患者智慧居家服务的方式主要是通过智慧系统进行个案服务或整合社区资源上门服务，同时发展智慧社区老年人日间服务，对老年慢性病患者进行综合性的集中服务照料。每个老年慢性病患者情况各不相同，就像每个人身体本身所具有的个体化特征，同样的病症，可能有完全不同的病因和治疗方案。无论是“个案化”的服务还是“标准化”的服务，智慧居家系统都具有无可比拟的优势。

一方面，可以通过老年慢性病患者智慧居家服务系统聚集的有效信息为老年慢性病患者制定人性化的服务方案，也可以通过专业的照护团队为老年慢性病患者提供各种个性化的服务方案，从而提供精确的服务。就像阿尔法机器人具有强大的功能，而在其背后有无数的专家学者、程序员的付出等。老年慢性病患者智慧居家服务系统可以聚天下某领域的专业英才，甚至可以通过平台交流某个类型或者某个老年慢性病患者的预防、治疗和康复方案。在国外的个案中，通过大数据、云技术可以为老年慢性病患者提供的精准服务已经超出了人们的想象。网络中潜伏着巨大的闲置资源，一旦被调动，将爆发出难以想象的动员力，为老年慢性病患者找到某个精准方案，而且可以改变过去主要依赖物质资源链接的状况，将专业和知识发挥到极致。闻名网上的“周老虎”案件就有近两万名各色专家对周老虎作假一案进行了令人拍案叫绝的专业分析，真正让人感受到高手在民间，大千世界，无奇不有。网络中潜伏着巨大的能量。关键是老年慢性病患者智慧居家服务系统要努力贯彻“您设计，我实现”的智慧方案，把智慧服务办成一个开放式服务，尤其是在当前的社会技术条件下，技术不是问题，关键是思路，是社会创新，不断地将各种个性化的老年慢性病的需求动态地融入技术，更要融入管理方案，这样才能最大限度地满足老年慢性病患者的需求。同时，老年慢性病患者智慧居家服务系统还要能够为各种资源提供合法性的接入口，并提供规范化的认证，确保每个方案的真实性、规范性、合法性，甚至权威性，发扬中国文化“尊老、敬老”的传统，利用中国社会普遍同情弱者的心理，再辅以政府的政策支持，社会组织的积极介入，对无法在统一的服务中解决的个案问题找到社会化的办法，从而避免各种悲剧，激励社会正能量。

另一方面，老年慢性病智慧居家服务系统也可以利用智慧化的条件提供“一体化”服务。“一体化”服务具有普遍性、综合性、标准性、社区性、类型化等特征。“一体化”服务针对老年慢性病患者具有某种共性的基本需求与共同风险预防、处置等，利用服务的系统化、智慧化和普遍渗入社区、家庭的优势，较为深入地开展统一的、标准化的服务，以规模化的优势求得以最少成本创造最大的效益。就像针对在校儿童开展的大规模预防接种，产生了巨大的社会效益，因为儿童集中在学校，形成了一个有效的具有共同特征与需求的组织，这个群体有着某种共同的需求且面临共同的某种类型化的风险，因此通过在学校进行预防接种可以较为有效地开展服务，实现风险预防。但老人作为成年人，分散在各个社会的角落，再加上老人本身的弱势群体地位、生活特征、社会活动能力等，现在的“为老服务”，包括诸多志愿者的规模化服务其实是很难有效开展的，基本上是以零零散散的形式出现，极大地降低了社会“为老服务”的积极性和有效性。而在当前老年慢性病患者组织发展还无法满足他们的需求的时候，智慧居家服务系统却能将各种各样的老年慢性病患者甚至老年人组织成一个“类组织化”的社会网络，且老年慢性病患者智慧居家服务系统天然要求要有发达的基础设施、配套的社会制度等。因此随着智慧居家服务系统的不断完善，智慧居家服务系统将会具有普通社会组织（如老年大学、老年人协会等）无可比拟的特有优势。比如“去官僚化”，更客观，更易于监督，更易于贯彻执行，更具有平等性等。因此智慧居家服务系统能够迅速收集老年慢性病患者的信息，并利用大数据技术，开展类型化的分析，在掌握总体情况的基础上，进行需求细分，再整合社区资源、服务供给等，制定总的“标准化”服务方案，也可以在总和的“标准化”服务方案之下再开展“类型化”的“标准化”服务，反过来又通过智慧居家服务系统深入到每个社区、家庭乃至居家老人个体。

（五）有偿服务与无偿服务相统一，专业服务与志愿服务相统一

老年慢性病患者智慧居家服务当前的初级建设模式主要有分割独立运行的两种。一种是政府发起的具有社会公益性质的无偿模式。这无疑考虑到了这个服务系统的特殊性，体现了政府管理“公共事业的承担者”的角色，在基本方向上毫无疑义是正确的。另一种是营利性的公司，尤其是房地产公司发起的以营利为目的的有偿服务。这种服务模式成为当前经济资本关注的一个焦点，它们普遍期待通过对“银发经济”的开采，挖到新的经济形态的一桶金。由于性质上的南辕北辙，这两种模式之间几乎没有交集，但同时我们也看到它们各自捉襟见肘，服务和进一步发展均受到了极大的限制。如果这两种服务方式能找到一个黄金切割点，且能融合发展，

做出一个更大概念、更大平台的智慧养老居家服务系统，则于老年慢性病患者、公司、政府、社会等皆是福音。

由于中国老年人众多，其中超过半数又是老年慢性病患者，他们居住在各自千差万别的社区里，情形又各不相同，而且我国正在大力建设社会主义市场经济，养老服务涉及市场和社会的方方面面，为了能够最大限度地激发社会“为老服务”的积极性，促进、提高、完善老年慢性病患者智慧居家服务，“有偿服务”应该是老年慢性病患者智慧居家服务的基本形式。同时，由于现代社会的专业分工，专业化服务本身需要一个更加长期的积累和各种各样的成本付出，专业的服务在知识和信息社会中提供服务的品质保证是知识型社会运转和发展的保证。因此有偿服务不仅是老年慢性病患者智慧居家服务模式运转的物质、经济基础，也是其可持续运行的根本保证；不但是服务价值的体现，也是调动老年慢性病患者积极参与，加强自我管理与防范的助推器。当然这种有偿服务具有卫生经济学的特殊性，它不能仅仅依靠供求变化来决定价格（否则就会出现手术台上医生操着手术刀向患者索价等令人匪夷所思的现象），同时从社会整体的角度来看，它更具有社会公益性，因此这种老年慢性病患者智慧居家服务收费具有一定的节制性，在保证老年慢性病患者智慧居家服务品质的基础上，它的收费既要着眼于经济利益，更要着眼于社会利益，“有偿”只是手段，“服务”才是目的。“有偿”服务更要体现社会共济性，发挥杠杆作用，才能真正助力老年慢性病患者智慧居家服务的发展。

同时，“无偿”服务也可以不断融入老年慢性病患者智慧居家服务。一方面，“有偿”服务在老年慢性病患者智慧居家服务过程中处于基础性地位，因为它既然是服务，就必然有各种各样的付出和成本，必然要求有相应的回报与“反哺”，否则大多数服务因为无法再生成而不可持续，因此有偿服务是一种必然。但是这种社会领域里的有偿服务不完全是遵循市场原则，它可以以多种形式反哺与补偿，它不是以货币化营利作为主要的目的与工作形式。另一方面，“有偿”作为一种社会现象，它只是一种交易形式，甚至只是一种生活方式，很多时候只是资源不足、资源配置和系统问题，尤其是信用不足，“反哺”单一等造成的。老年慢性病患者智慧居家服务系统可以利用自己发达的网络框架和基础设施条件，老年慢性病患者智慧居家服务模式容易嵌入复杂的社会生活规则，较容易建构卢曼所说的“系统信任”，降低系统运行复杂度和社会成本，信息和知识的“鸿沟”更加容易弥合，知识和信息的“不对称”得到根本改变，极大地缩减了“专业化”服务成本。同时，由于老年慢性病患者智慧居家服务系统嵌入互联网、物联网，使它服务的边际成本日趋降低，甚至为“零成本”，而且嵌入“地球村化”网络中的老年慢性病患者智慧居家服务系统可以动员大量闲置资源并进行难以想象的有效配置（比如，写入小学课本的国际呼救），甚至还能实现服务先于需求，再加上如果有各种各样的政策支持、社会网络文化建设、社会支持等，就会促进形式多样的志愿者服务，使各种各样的无偿服务日渐渗透智慧居家养老服务，并不断提升其在智慧居家养老服务中的比例，促进无偿服务的过程，从而从根本上改变老年慢性病患者智慧居家服务方式。

第五章　老年慢性病患者智慧居家服务系统构成、建设与运营模式

老年慢性病患者智慧居家服务系统构建主要从社会医学角度出发，解决智慧居家服务系统构成、服务提供、能力建设、资源整合、运营方式和制度建设等问题，主要包括以下七个方面。一是社区层次智慧居家服务系统如何构成。二是智慧居家服务系统基本要求和服务内容，主要解决智慧居家服务系统应该为老年慢性病患者提供什么样的服务。三是智慧居家服务系统服务方式，主要解决智慧居家服务系统如何为老年慢性病患者提供服务。四是社区服务能力建设，主要研究如何利用智慧平台提升社区服务的专业性。五是社区服务智慧化建设，主要研究如何依托社区连接智慧居家服务系统和老年慢性病患者并通过智慧化建设提升服务的便捷性、针对性、有效性等。六是智慧居家服务系统效益评估，主要研究社区智慧居家服务系统对效益评估的对象和方式的影响，以老年慢性病患者健康化程度为指标对系统建设、项目管理、服务质量和社会效益等进行评估等。七是以社区为导向的智慧居家服务系统建构的运营制度。

国内对智慧居家养老服务的试点已经在全国各地逐渐展开，政策层面开始受到重视，研究也开始起步，但很明显现在还缺乏系统性、整体性和配套性。各自为政、各自探索虽然能百花齐放，但智慧居家养老服务还缺乏有效的、系统化的理论指导与建设方向，目前主要停留在基本的生活照料和医疗救助层面，而生活照料与医疗救助因建设的单一性、初级性和理论储备不够等止步不前，沦为一种探索形式而无实质进步，甚至严重影响了人们对这一颇具前景的社会应用方式的信心。因此，应当从国家政府、民间组织、个人支持等多层面构建老年慢性病患者智慧居家服务系统，通

过社会医学理论基础来研究社会因素对老年慢性病患者群体的健康、疾病、生活、心理等的作用及其发展规律，保护和增进老人的身心健康和社会活动能力，提高慢性病患者身体素质、心理水平、社会生活能力和老年慢性病患者群体的生命质量，筹集“为老、敬老、孝老”社会资源并进一步促进公平配置，提高社会效率。

一 老年慢性病患者智慧居家服务系统构成

老年慢性病患者智慧居家服务系统以老年慢性病患者为核心，以社区为依托，有效整合通信网络、智能科技、互联网等科技手段，以整合社会服务资源为服务主体，以智慧化平台为支撑，以建立老年慢性病患者信息数据库为基础，以提供紧急救援、生活照料、康复护理、精神慰藉、社会行动辅助等为基本服务内容，构建一个社会化、移动化、数据化与一体化的服务平台，建立完善的智慧居家养老服务体系。这个服务体系由智能系统、社区、配套保障系统和社会支持系统构成。

（一）智能系统

智能系统是整个服务体系的基本架构，它借助智能监测技术及互联网、物联网技术，在老年慢性病患者和社区及各个服务供给主体之间构建智能综合性服务连接手段和服务支持平台。

1. 从横向看智能系统应包括三个方面

第一，老年慢性病患者智慧居家生活服务监控系统。

居家生活服务是老年慢性病患者的基本需求，随着年龄的增大，身体机能在逐渐衰退，老年人的生活不能自理日益成为一个最基础的问题。另外，即使老年人能够自理，也因为生活自理必然耗费时间、精力等，极大地减少老年人可以自由支配的时间，由于年老体衰、行动缓慢、反应迟钝，同样地，对年轻人来说轻松的日常生活起居，对老年人却是不断趋于紧张与压迫，从而无形之中降低其生活质量，增大老年人患慢性病的概率与可能性。因此老年慢性病居家生活服务是最基础的服务，也是当前老年慢性病居家服务发展最前沿、最普遍、最成功的地方，它与老年人的生活需要具有最大公约数，既能获得社会最大的支持，也能引起相关开发商最大的兴趣。老年慢性病患者智慧居家生活服务监控系统通过对老年慢性病患者饮食、住宿、消费等诸多生活方面相关信息的实时监测、甄别、传送和处置，通过智能化、网络化、系统化的服务，增强老年人生活自理的能力，普惠性地提高老年人的生活质量，从根本上消除老年慢性病暴发的源头。

一是老年慢性病患者智慧居家家政服务系统。主要包括购物、配餐、送餐等特别照料的服务和洗衣、打扫卫生、家电维修等一般家政服务。这种居家服务由于“社会生活的麦当劳化”，劳动力人口的减少，家政业发展的束缚等，也是广大普通民众生活的需求，是基础之中的基础，具有相当的普遍性和程式性，并且具有相当的固定性模式性质。因此，一方面它更加容易智慧化，另一方面更受到相关商家的青睐，所以这方面的服务发展最早、最成熟、最有市场前景。比如，机器人清洁员可以按照主人设定的时间和要求定时清扫房间，这种机器人清洁员已经在很多家庭广泛应用，尤其在美国等发达国家，机器人清洁员已经进入普通人家。但这种居家服务也是商业化最严重的部分，存在过度商业化的倾向，没有考虑到老年人的特殊状况与需求，且发展方向是个体或者家庭导向，相互隔离，缺乏组织性与合作性；没有社区导向，较少考虑社会服务供给和社会资源整合。因此智慧居家服务可以利用自己的系统，在对智慧居家家政服务进行整体模块化设计的同时保持开放性，从而在普遍性的基础上为特殊性服务。

二是老年慢性病患者智慧居家生活陪护服务系统。老年慢性病患者智慧居家生活陪护服务系统具有更高的智慧性、个体性，甚至安全性，因此各方面的要求会更高。该系统真正地具有了一定的智能性，它必须能够与老人进行智慧互动，并根据各种情形进行主动选择、提示、协助或者联络、求助社区等相关社会组织。随着智慧技术的发展，这种老年慢性病的陪护系统将日益得到完善。正如第一次举世瞩目的围棋人机世纪大战——谷歌人工智能系统“阿尔法围棋”（AlphaGo）对决韩国高手李世石获胜提示人们的，这是一个前景无限的领域，只有想不到，没有做不到，将来的智慧技术完全可以把我们带到任何一个需要的社会场景。甚至我们不能排除将来可以根据老年人的心愿，建构由机器人与老年人共组的模拟家庭生活。当然在当前阶段，老年慢性病的智慧陪护系统首先还是体现在生活陪护上，比如用药提醒系统，可以定时提醒老人用药。其次是安全保护，最著名的是防止老人走失的老年定位系统。最后才是情感陪护，由于大多数老年人的子女都奔忙在外，社区“空心化”，家庭“空巢化”，邻里“陌生化”，使老人的情感日趋落寞，通过智慧系统建立的亲情慰问、邻居互济系统可以较好地减少老人情感的缺失。众所周知，慢性病发生的病因复杂，但无人陪护、生活落寞无疑是其中的重要原因之一。老年人有了生活陪护系统，一方面可以最大限度地减少慢性病发生的概率与可能性；另一方面本身对生活有较高要求的老年慢性病患者可以从智慧系统得到友情和知识提示，从而协助其治疗和康复。

三是老年慢性病患者智慧居家生活信息管理服务系统。正如 WHO 的提示，生活方式不科学是大多数老年慢性病发生的重要原因。而日常生活带有诸多的随意性和无法统计性，甚至不科学的生活方式不容易观察并为人们所感知，大多数老年人也不愿意时时刻刻小心翼翼地生活，从而失去生活的本真与快乐。智慧居家生活信息管理服务系统一方面能够自发记录生活信息，在智能的基础上，建立健康档案与生活档案，并自发进行分析，提供给相关合法的需要者；另一方面能将社区信息、社会服务供给，甚至社会政策与法律提供给老年慢性病患者，促进老年慢性病患者生活信息的互联互通，预防老年慢性病风险，适当的时候提前处置老年慢性病风险。

首先，通过智慧系统在云端存贮老人的姓名、社区、照片等有效信息，芯片[①]内可存贮老人的身份信息、家庭信息、生活与活动数据等档案信息，方便社区或机构进行数字化管理，并在大数据分析的基础上推动老年慢性病患者科学生活方式的建构。其次，努力通过智慧系统保障老年慢性病患者的信息安全，并在阻止信息骚扰（可以通过在智慧系统中设置准入制度和资质考核等，自动拦截垃圾信息）的基础上，提供给老年慢性病患者相关服务信息，包括来自商业公司、社区服务、政府供给、义工、慈善机构等的信息，比如通过绑定社区的电话号码，在老人休息期间自动关闭通

---

① 半导体元件产品的总称，具有完整的集成电路或晶体管器件的小晶片。微芯片上的电子元件相当小，宽只有 10 个原子——相当于一根人发的十万分之一。一块指甲盖大小的量子芯片，能容纳 10000 亿个存储元件或逻辑门，每秒可转换 10 亿次。

话功能，保障老人休息环境，使外来电话无法接入，阻隔其他不良信息的骚扰。当用户遇到突发情况时，只需按住紧急求助键10秒，设备将及时循环拨打其绑定的亲情号码，直到打通为止，并向其绑定的亲情号码发送用户报警的位置信息[①]。同时，社区或机构监管平台会出现报警信息提示。通过智慧系统老人可对接社区内外相应的配套服务，可作为食堂售饭卡、图书借阅卡、消费卡或公交车卡等，实现社区内外“一卡通”服务。最后，再依托智慧系统的社区信息通报、生活活动数据等进行自动化的功能分析，给老人以生活方式建议或提供信息给相关机构以改善管理水平，或者提高服务水平。比如，智慧系统通过使用急速RFID读卡感应式技术，进行非接触式远距离识别，准确率高，当老人进出社区时，亲属或机构会接收到同步的进出信息。智慧系统根据管理需求，通过实时监控功能自动生成考勤报表，上报机构管理部门，提高机构的管理水平。

第二，老年慢性病患者智慧居家健康及心理管理服务系统。

老年慢性病患者智慧居家健康及心理管理服务系统（以下简称“智慧居家服务系统”）对老年慢性病直接进行管理，更具有针对性。面对慢性疾病发病率不断增长与人口老龄化加速的全球性趋势，生物医学向社会医学转变，传统的医疗机构已经不能满足人们对于健康管理的需求，大健康更侧重医疗系统为老年慢性病患者提供全面的健康管理与支持。此外，人们的工作模式不断趋于现代化，尤其是随着生活方式的转变，人类疾病谱也在逐渐变化，当前的医疗模式与医疗水平的局限性不得不促使人们的健康理念发生转变，健康不仅仅是不生病，还包括积极的心理、社会状态等方面，健康不仅仅是依靠医院等专业机构，更需要个人有目的、有方向、有规律地参与到自我健康管理过程中。于是，人们更主动地关心自己的健康和保健，并希望对复杂的健康数据进行科学管理，并获得专门的知识帮助。人们希望改变在自身健康管理过程中边缘化的角色，化被动为主动，积极参与自己的健康管理过程，同时减轻社会与政府的压力；希望从临时的疾病检查转变为长期的数据监控；从“头痛医头，脚痛医脚”的单项检测转变为身体、生理、心理的全面监测；从被动介入转变为主动参与；从

① 张立平：《把老年“医养结合”养老服务做成最美的夕阳产业》，《中国老年学杂志》2013年第21期。

医疗治疗转变为生活预防；从单方面的“患者”角色转变为“病、医”兼具的角色。

因此随着人们健康需求的变化，传统的应急治疗模式已经难以满足人们的需求，而必须依赖智慧居家服务系统。该系统可以从三个层面满足老年慢性病预防、治疗和康复的需求。要落实该系统可以考虑采用移动健康屋的形式，或者在社区，甚至在将来技术和经济条件成熟的时候，直接在家里设置智慧自动监控、检测系统作为智慧居家服务系统的末端。居民可以在家中或者社区中，通过移动智慧设备对身体的基础指标进行检测，并将检测数据实时上传到智慧系统的健康管理平台上进行存贮。这种检测必须是日常的，甚至最好是完全免费的（可以考虑基本的购置、维护费用），这样可以极大地增强人们自我检测的积极性；也可以通过社区活动或者由健康咨询专家推动并鼓励老年慢性病患者主动与智慧系统互动连接，通过各种途径鼓励并协助老年慢性病患者在智慧系统末端自我建档。

首先，可以直接在智慧系统上通过提供志愿服务或者老年游戏等形式吸引老年慢性病患者注册。注册信息包括老年慢性病患者的姓名、身份证号码、登录名、登录密码、验证码设置、密码问题设置及密码遗失特殊化处理等（考虑到老年慢性病患者普遍记忆力不太好，操作能力不强，在注册时应该有诸多特殊的处理程序，否则由于操作麻烦，功亏一篑，老年慢性病患者可能不会使用，甚至不喜欢使用了）。注册可采用最简单的导向式，并尽可能多地采用多样化、交互式、人机友好型的界面（甚至可以根据老年慢性病患者的不同情形，考虑在智慧系统末端采用触摸式、语音式等接口屏幕），尽可能地多设置提示性语音和帮助鼓励内容。登录后的界面内容采用统一的功能模块（又适当地对人或社区等保持合理的开放性），主要应该包括五大部分：一是基本信息部分，比如性别、年龄、民族、经常居住地址、曾经的职业等；二是基本生活数据（非医疗数据），如饮食习惯和睡觉习性、运动爱好等；三是个体生理、心理健康检查信息，如血压值、血糖值、氧血值、心理愉悦等级等，可以通过各种形象的饼状图或者曲线图反映人体生理、心理健康信息变化；四是综合生成的个体健康报告，包括个体健康的生活、医疗和心理改善建议等方面；五是开放部分，可以加入社区病例比较等。

其次，老年慢性病患者自助或在他人、社区协助下进行智慧数据采集并在智慧云端建立个人档案。在智慧系统中可以通过两种途径对老年慢性病数据进行采集。一是鼓励老年慢性病患者自助进行体检，采集基本数据。二是通过智能健康检测系统自动检测老年慢性病患者的各种数据。老年慢性病患者的数据采集是一个连续的、动态的数字化记录过程，它主要记录老年慢性病患者的身体、心理、生活与社会关系的所有信息。通过智能健康检测系统（通常位于智慧系统的末端）与老年慢性病患者、亲人、医疗卫生工作者、社区等的智能互动，可以低成本、高效率、广覆盖地实现主要数据的采集。比如，通过智慧系统的“终端”与老年慢性病患者本人或者与其相关的照护群体就老年人的身体、生活、心理和社会信息等方面展开问卷调查，并根据调查结果推荐健康系统远端的体检项目和相关的社区医疗卫生机构进行日常检查和针对性检查，在问卷调查和社区卫生机构检测等的基础上建立个人健康档案数据并自动保存、提取、使用和更新，并在个体健康档案数据的基础上逐步分类建立健康档案数据库，进一步完善科研、服务、管理的大数据库基础，实现一种科研与生活、治疗与管理相统一，精准服务与高效管理相一致的可持续、相匹配的健康数据采集模式。

最后，数据常态化存贮、更新、交流与运用。通过智慧居家服务系统收集起来的老年慢性病患者的各种生理与生活、心理、社会信息形成的数据库链条集体存贮于特殊的、专门的服务器或有着特殊保密技术（比如区块链）的 Smart 云端，并通过智慧居家服务系统的各种终端，采取“区块链”技术方式，服务于各种合法的授权使用者，以促进个人健康利益的最大化和科研管理等社会公益的最大化使用。个人健康信息采集和传输数字化以及 Smart 云端存贮，为用户随时随地查阅、检索、统计、维护自己的健康信息提供便利，使健康管理、疾病诊疗和健康保健指导等更有保障，在促进身体健康的同时，提高生活质量。通过整合家庭智能设备、移动健康智能设备、智慧健康社区信息平台等，使老年慢性病患者智慧健康监测等形成一体化的、综合性的统一整体，从而可对老年慢性病患者实时、全天候地进行健康数据的采集和运用。智慧健康社区信息平台可对其进行监测，经过数据处理、数据自动比对、核算与远程审核进一步生成个人健康档案，再进一步存储进健康管理云服务平台。所有有需求的、合法的第三方都可以在智慧居家服务系统中非常方便地查询、打印所有的数据记录，并可以查询在社区医院、社工、志愿者、远程医院等共同作用下提供的健康提示、警示、建议和各种健康改善方案等。老年人也可通过各种智慧终端收到各种健康信息提示、警示、建议乃至在预约与合法授权的前提下采取健康改善方案柔性干预甚至强制介入等。一方面，可以使老年人清楚了解到自己的体质特征、健康趋势等，促进老年慢性病患者增强健康意识，努力推进老年慢性病患者自我警戒，实现“患者自己是最好的医生”的方案；另一方面，提供健康预警，防患于未然。智慧系统可以根据老年人的养老服务需求及健康指数特征，利用预防医学、健康管理学及营养学，帮助老年慢性病患者养成科学、健康的生活方式，并为老年人量身定做健康管理方案，推荐个性化的健康服务方式，促进老年人积极地参与自己的健康管理，提高生活质量与幸福指数。健康数据档案可以采取“区块链”的方式，其可以供任何授权机构或人员查询同时保留使用记录，为老年慢性病患者的各种实时应用提供便利。

第三，老年慢性病智慧居家社会生活协助系统。

按照社会医学的生命周期理论，由于老年人自身身体机能的衰退，精力、体力日渐不支，所以他们的社会生活逐渐萎缩。老年慢性病患者的社会生活更是受到诸多限制，因此他们的社会生活需求往往是容易被人忽视的。在笔者接触的大量案例中，老人几乎只要吃饱、喝足、不生病就比较理想了，这种情形在农村或者社会底层尤其如此。当然，根据马斯洛的多层次需求理论，这是有其必然性的，正如古人云：“仓廪实，知礼节。”当前我国社会正在从长老型的传统社会向创新型的现代社会转变，老人总体社会地位落差很大。在传统社会中，老年人是社会生活的主要组织者，或者至少也是积极参与者，参与社会生活实际上是丰富老年生活、实现老有所用的一个重要途径，老年人因此变得相对活跃，从而也是避免慢性病发生的一个重要途径。在笔者的调研中，发现老年人社会生活的积极性一定意义上与他们生活的健康程度成正比，这当然也是一个互为因果的过程。正如我们所知，慢性病病因复杂，可能存在多因一果、一果多因、因果交织等情况。而社会生活与老年人的身体、心理无疑存在巨大的、多样的联系，所以老年慢性病患者智慧居家社会生活协助系统利用自己的系统优势寻求在新的社会条件下协助老年人参与各种社会生活以达到增强他们生活的幸福感、获得感与成就感的目的，从而形成与社会的积极互动：既发挥余热，服务社会，也为自己的幸福晚年获得更多的资源并丰富晚年生活。

老年人的社会生活包括经济、政治、文化等方面。首先，老年慢性病患者智慧居家社会生活协助系统要寻求增强老人的正常工作能力，并在居家的基础上创设特殊的工作机遇与场景，使老年人在国家法定退休年限后，仍然最大可能地延续工作感，在实实在在地创造社会价值的同时，帮助老年人实现自我价值，增强存在感，进行身体和精神调适，从而适应社会发展，促进身体健康。笔者在实地观察中，发现大多数老人都有“退休综合征”（一旦退休，社会生活无所适从，生活失去了方向感，空心化，没了生活内容，对外界敏感，失去自我存在感等），就是在他们退休后，往往由于各种原因被人为“搁置”，理论上是老人工作一辈子，为社会奉献一辈子，退休体现的是对老人的人道主义关怀，是老年人的一种权利，是社会文明的一种体现，但实际上又是社会制度在丰富个体生活上的一种强制性束缚，很多时候会对老人造成另类的伤害。老人退休是一个重要的分水岭，退休前能保持积极的身体、心理状态，退休后真正如“老人”了。

老人退休是一种社会性的规定，老人一般是要“居”在家里。然而老人需要保持“积极的工作状态”以调动身体机能，愉悦心理，但这种工作不能等同于青壮年时候的全职工作，他们只能是在居家的基础上有限度地参与工作。所以老年慢性病患者智慧居家社会生活协助系统为保持老年人的工作状态，一方面，通过智慧设备直接增强老年人的工作能力，比如专业技术人员退休后仍然可以在家通过 3D 技术直接指导工作；另一方面，可以直接协助“低龄老年人”通过该系统找到新工作，全部或部分地参与新工作，甚至创造新业态。其他社会服务行业也可以通过智慧系统存贮在云端或各种智慧平台的大数据创设老年人工作岗位并寻求适合老年人，鼓励他们有偿或者无偿地参与各种社会工作。甚至可以通过这些信息，帮助他们设计工作主题，组建工作团队等。

其次，老年慢性病患者智慧居家社会生活协助系统要寻求增强老年人的政治生活参与能力。通常认为政治生活应该远离老人，因为老人只有远离是非，才能得到清闲，从而有利于身心的健康，“问渠那得清如许，为有源头活水来”。但是据笔者的调研，这只是一种理想的状态，作为社会关系网络中的人，包括老人，都是一个个具体的人，他们既有普通老人共同面临的问题——身体老化、功能衰退、地位下降、生活无法调适等，也有个体特殊的问题。虽然老人要保持自己超然的心态，超然于事外，但是更要有自己解决问题的能力与渠道。因此老年慢性病患者智慧居家社会生活协助系统更要增强老年人政治参与能力。

一是老年慢性病患者智慧居家社会生活协助系统要努力通过渗透进社区、家庭的智慧设备搜集老年慢性病患者的各种数据，并优化组合，反映老年人的生活状态，为老年慢性病患者集体发声，引起社会关注，影响社会政策与法律。该系统通过互联网、大数据、云技术从根本上摆脱老年慢性病患者在政治上失语的状态：或以“无声胜有声”的数据呈现老年慢性病患者生活状况，影响社会变革；或以“代言人”的身份增强老年慢性病患者在社会生活中的话语权，从而不断调整社会制度与社会设计，服务老年慢性病患者。因此，一方面要促进智慧基础设施的完善与系统性地广泛运用；另一方面要按照李克强总理提出的“按照安全为先、保护隐私的原则，优先整合利用现有资源，建设互联互通的国家、省、市、县（实际上，在老年慢性病患者智慧居家系统中还有更关键的数据库平台——社区）四级人口健康信息平台，实现部门、区域、行业间数据开放融合、共建共享”①。

二是老年慢性病患者智慧居家社会生活协助系统要增强老年慢性病患者的社区参与能力。社区作为老年慢性病患者的第一家庭外生活场域，其建设、运行与老年慢性病患者权益的实现密切相关。正如一句名言“没有参与，就没有权益”。老年人拥有丰富的社会生活经验，正如他们常常喜欢提起的“走过的桥比年轻人走过的路都要长，吃过的盐比人家吃过的饭还要多”，在青壮年在外忙于自己的工作与事业的时候，老年人积极参与社区生活，既有利于发挥老年人所长，实现社区生活中对青壮年的功能性替补，重建老年人的生活权威，这类似于当年乡村长者对村落公共生活的引领（从某种意义来说，这也是传统社会关系现代化的最佳路径），也有利于提高老年人地位，维护老年人权益。

在笔者调研的一个小区里，由于种种原因存在一系列结构性的矛盾，物业管理处于瘫痪状态，而选举产生的以青壮年为主的业主委员会又由于

---

① 孙婵、陈云良：《医疗救助制度立法生成的理论逻辑》，《社会科学家》2019 年第 4 期。

工作常年奔忙在社区之外，物业管理工作乏力。整个小区处于“无政府”状态，街道及相关部门几次出面协调都于事无补，成效不佳。在这种状况下，随着小区智慧设施的不断发展，几个看不过去的老年人，也是痛心于小区“混乱状态”的老年人，终于有条件通过小区的智慧系统自发组织业主大会，讨论小区问题，推动小区建设，添置了老年人用的各类设施，协调各类矛盾，甚至组建了小区纠察小队，主动发现问题、解决问题，并随时通过智慧系统的“官方”留言板公布相关“案情”，形成了较好的自我管理小区的状态。

因此老年慢性病患者智慧居家社会生活协助系统要帮助老年慢性病患者找到参与社区生活的途径与方法，提高他们的参与能力，帮助他们发出自己的声音，并协助他们为社区贡献自己的力量。

三是老年慢性病患者智慧居家社会生活协助系统要协助老年慢性病患者提高组织能力，从而帮助他们解决各种家庭生活纠纷与矛盾。众多老年人由于生活变迁、能力衰退引发诸多家庭问题与生活冲突。由于老年人本身在当代社会生活中的弱势地位和解决问题能力的下降，他们更需要智慧系统的介入与帮助。智慧系统可以清晰地记录各种家庭事件，并自动记录分析，善意提醒家庭各方，使他们意识到老人的特殊性，勿把工作中的不愉快带回家庭，不要把负面情绪带给老人，防止出现“子欲养而亲不待”的现象。智慧系统甚至可以将社区老年人组织起来（笔者调研的一个社区在智慧系统里组建的老年人协会专门负责处理子女不孝顺事宜，一般是有四个处理步骤：一是记录，监控相关情形，并就相关情形由老年人协会查证；二是展开讨论，可以在系统中，也可以在系统外；三是善意提醒、劝诫，甚至包括播放《世上只有妈妈好》歌曲；四是老年人在系统组织号召相关人员登门造访等），监督相关群体尊重老年人权益，将其相关情形在合法条件下发送给相关老年人权益保护机构，促进老年人与外界的联系，甚至帮助他们直接建立自己的权益联系渠道。智慧系统还可以帮助老年人掌握自己的权益状况，了解相关国家法律政策，并协助老人对相应情况做出行动选择等。

最后，老年慢性病患者智慧居家社会生活协助系统要寻求增强老年人的文化生活参与能力与条件。该系统在文化生活方面协助老年人有其得天独厚的优势，在协助老年人社会化的文化生活方面更具优势。文化生活可以内在地提高老年人的生活质量，对于老年慢性病患者的预防、康复、治疗都有着不可估量的价值，甚至有一种“音乐疗法”可以对治疗癌症等重症有明显的积极作用。老年慢性病智慧居家社会生活协助系统主要是为老年人提供各种智慧文化活动的参与能力与条件，在提供个性化文化活动的同时推动老年慢性病患者的文化活动的社会化，帮助老年人在社区寻找志趣相通者，并组织各类文化团队，推动互帮互学，改善社区软环境，带动正能量，促进社区和谐，为老年慢性病患者带来一个较好的外在社区环境，推动老年人社会生活“去空心化”，丰富老年生活，实现内外环境的良性互动，从而以最大的效率促进老年慢性病的预防、治疗与康复。在考察过程中发现，一般来说，凡是能积极参与智慧社区日常生活文化活动的老人都相对具有积极的社会心态，有更多的社会活动，更愿意为社区、为他人贡献自己的热情、心智和资源。同时他们也有相对较成功的家庭生活和健康体魄。

2. 从纵向看智能系统也应包括三个层次

（1）平台层。平台层是老年慢性病患者智慧居家服务系统的控制中心，是调节服务系统的各个参与主体来往的中枢，它在后台支配各方行为，为各方参与行为提供基本规则，它是一个各方互动系统，更是一个基本框架结构设计，从根本上塑造老年慢性病智慧居家服务系统的形式、内容和模式。从社会医学的角度来说，它提供了一个影响老年慢性病患者并提供相关服务的场域，可以决定哪些因素将能进入智慧系统并发挥多大的作用。它的设计、运行模式将决定老年慢性病患者智慧居家服务系统的基本形式，甚至主要模式。正如互联网在社会各个行业引起的颠覆性变化，兼具框架结构与制度设计功能的平台层在社会劳动力减少、社会生活模式变化等情形下，可以重构老年慢性病患者的预防、治疗和康复模式，因此可以将有限的社会力量、社会资源围绕老年慢性病患者建构起一个有效的资源整合、互帮互助、效益最大化的老年慢性病智慧居家服务系统。

从功能的角度，平台层主要包括居家服务信息共享平台与业务平台、全程档案管理平台、安全管理及隐私管理平台等。居家服务信息共享平台与业务平台包括社区管理智能服务、健康管理智能服务、生活照护智能服务、居家设备智能服务及社区文化智能服务，能满足老年慢性病患者在疾病管理、生活舒适安全、精神慰藉、社会交往等方面的需求。社区管理智能服务包括安全监控、出入跟踪管理、紧急救助服务，为老年慢性病患者营造一个安全的生活环境；健康管理智能服务主要通过整合医院、社区卫生服务机构资源，管理疾病信息档案等途径，搭建社区医疗健康信息化平台；生活照护智能服务包括智能康复设施、远程探亲系统、智能居家系统等，以方便照料老年慢性病患者的日常生活；居家设备智能服务能对包括水电设备、家厨设施等可能导致的危家居设备进行智能化管理，进而塑造老年人安全的家居生活环境，降低老年慢性病致病的概率和发生意外事件的概率；社区文化智能服务则包括老年社交活动、老年人心理疏导、互动电视及网络、娱乐设施，为老年人的晚年提供一个幸福愉悦的生活环境。老年人全程档案管理平台、安全管理及隐私管理平台能让社区专业管理人员、老年人及其家人随时随地了解老年人的健康状况及生活状态。

从子平台的角度来看，平台层主要包括紧急救援子平台、生活帮助子平台、健康护理子平台、主动关怀子平台等。紧急救援子平台是在老年人，尤其是老年慢性病患者出现各种紧急情况时，在有可能造成老年人伤害甚至出现生命危险的场景下，通过智慧系统的网络预警、报警和处置功能，联动老年人（包括老年慢性病患者）的相关群体与人员，采取准确、及时、有效的手段来帮助、支持和救护老年人的平台，进而对老年人生命安全和财产安全及时给予保障；生活帮助子平台主要是根据老年人的个体情况与社区服务供给状况，整合各方资源，为老年人提供多元化、分层次、个体化的老年服务，包括家政服务、生活照护服务、订票、法律维权等服务，这主要是通过智能服务系统提供各种智慧化的交互，包括智能呼叫、智慧互动等，让老人自主选择更多、更好、更优质的服务；健康护理子平台智能检测老年慢性病患者的身体健康数据，提供健康咨询、疾病预防、就医预定、家庭药房、用药提醒、保健养生等服务；主动关怀子平台通过智能服务系统提供亲情互动、孝心指南、老年社交、爱心活动、心理咨询等服务，运用电话、短信、智能手表等通信手段，将天气信息、护理信息、养老政策等信息主动地传送给老人，使他们深切地感受到国家和社会对他们的关爱与关心。当然，一方面，子平台之间如何契合大有文章可做；另一方面，子平台是一个开放的框架，可以随时进行改革、丰富和调整。

运用新的智慧信息技术进行平台设计的优势明显：可以前所未有地实

现各方联动，可以实现优势互补，可以激活闲置资源，可以有效监控/监督和管理，可以有效调动各方积极性；可以直接将相关社会规范嵌入技术规则，杜绝现实生活中复杂的关系运作，打破商业化、私人化所带来的信息不对称，打破各种既得利益实体的人为阻隔，把老年慢性病患者智慧居家服务系统打造成部分合理商业化，主体社会公益化，代表社会良心，制造社会互信，推动社会服务，实现社会效益最大化的公共场域，真正将平台打造成老年慢性病患者智慧居家服务的社会共同的家园，增强社会认同。

众所周知，当代社会是一个信息社会，信息技术的发展和应用极大地改变了社会存在和发展的模式，也改变了人们的工作方式与生活模式，信息技术的发展和应用将从根本上决定未来信息社会的前途和命运。党和政府很早就从国家建设的全局出发，提出要大力促进信息技术发展，而且这一战略始终贯彻于当代中国社会建设的各个方面。2011 年，中华人民共和国卫生部进一步提出要逐步普及健康跟踪、健康指导和健康评估等。因此要不断探索以老年人健康为中心的各种居民健康自助平台、健康管理平台、政府和健康服务机构平台；以老年人生活为中心的生活服务平台、照护平台；以老年人心理安宁、社会活动为中心的各种社交平台、心理辅导平台、音乐交流治疗平台等，同时平台统筹运营、综合管理的社会大数据中心和社会创新形态将逐步创造、构建、实施、运营并进一步普及。对于平台设计来说，不仅仅是一个技术问题，更是一个社会设计问题，要大力在老年慢性病服务领域推进社会创新，进而在平台设计中加以运用，从而实现老年慢性病患者智慧居家服务系统的社会创新。

因此，老年慢性病智慧居家服务系统一方面要建立科学合理的准入制度，尽可能地将相关方纳入系统，甚至将不相关方纳入，同时鼓励他们积极介入，另一方面要在充分规范各方角色、功能、任务的基础上，对各个参与主体直接进行技术限制，依托信息技术、云计算、大数据，建立标准化的、数据化的平台，科学、有效地规范、评价各方行动并建立公正客观的第三方评价体系；在老年慢性病患者满意度的基础上，对各方行动参与者设定权限与权益；等等。平台的最终发展目标是阿里巴巴、淘宝式样兼具腾讯/微信模式的多重功能的平台，只是它不是以营利为主要目标：营利不是全部，更不是主体，同时这个平台更加规范，虽然有点类似公益社会组织，却是网络化、云计算、大数据运作，依托的不是有限的人员、资源，而是整个社会资源。

（2）社会服务层。相对平台层和终端层，老年慢性病智慧居家服务系统的社会服务层更具社会性，其设置需要更多地参考社会医学管理学知识。其核心是从社会医学的角度出发，在运用大数据、云计算的条件下，充分地在智能系统中直接渗入社会医学管理规则，整合社会创新与智能技术革新，发挥技术民主性和客观性的天生特点；在考察人性的基础上，发挥积极部分，抑制消极部分，尤其是当前社会服务还存在诸多不规范的地方，利用智能服务系统的技术可以有效地限制社会服务不规范甚至违法的方面（比如震动社会的毒保姆事件），促进社会服务向善、向上。人都有老，但随着家庭人口规模减小，依靠传统的家人照顾老年慢性病患者的模式已经越来越成为一种奢望，而老年慢性病患者天然的弱势地位使他们的权益很容易被侵犯，如果通过智能服务系统介入远程亲人监督、社区监管等因素，则此类事件可以大大减少，即使有，也很容易被发现。当然，智能服务系统服务层的设置应该有各种配套保证，包括服务合同等。

因此，老年慢性病患者智慧居家服务系统要提供各种端口，广泛地将各种社会服务纳入系统中。社会服务层应该通过各种形式主动将所有的老年慢性病服务资源纳入，尤其是远程医疗、社区上门服务等；也可采取网络民主形式，挖掘各方主动性，鼓励各参与方主动设置、提供新形式的服务，比如设立专门的网络暖心互动、网络呼救（甚至可以在一定条件下对接国际资源，实现全球网络呼救）等，并在条件成熟的时候鼓励各种服务形式进一步推广。在社会服务供给端提供开放平台，允许并鼓励各参与方主动设想、自我组织、设定新形式的服务子平台。甚至可以赋予这些服务子平台内部权益，内部成员身份进行甄别、选择的权限；也可以开放办理、多方参与、互动发展等。除了各种统一的资金筹集外，社会服务层智能服务系统还可以设置通过信息技术，局部在网上实现自营运，即依靠志愿者的力量，或者通过设置时间银行和道德银行的形式（在湖南长沙望月湖小区设置过道德银行，即现在做的为老服务可以存储，将来某一天可以申请同样甚至更多的社会服务，曾经引起广泛的关注，包括新闻报道，但后来不了了之，而网络智能系统具有很多天然的优势，非常有利于这一服务模式的可持续和循环发展），甚至游戏等形式等促进社会服务，并鼓励社会服务的多元化。

当前在我国类似的各种社会组织、网络虚拟社会组织也在尝试各种类似服务。但一方面无法依靠自己的力量形成系统化的服务，无法有效把握服务的过程与结果；另一方面它们无法做大做强，无法获得社会信任。组织灵魂缺失，甚至可能堕落，处于社会的角落，无法引起注意并吸引资源，甚至自己都处于一种易生易灭的境地。如果一个大的社会居家服务系统能将它们纳入，与它们合作，既可以为它们开辟更加广阔的服务天地，增加它们被社会接受的程度，推动它们服务模式的变化，又可以加强对它们的监管、监督，加强社会服务的整合，明确各自服务的比较优势；帮助它们实现各自服务的宗旨，发展社会定制、预购服务，实现特色服务，嵌入各种不同类型的服务。因此这一切都需要一个更大、更具有社会信任度、更加智能化的大系统来协助完成，而目前为主流社会所认可并加紧实施的老年慢性病患者智慧居家服务系统刚好可以承担这一功能并进一步推进它们的服务，在做大做强的同时为自身的发展获取更多、更广泛的资源，实现多方互利、共同发展。

（3）终端层。终端层就是嵌入老年慢性病患者智慧居家服务系统的、用来直接服务老年人的智能设备。终端设备主要包括传感器、检测设备、救助手机、智能佩戴设备、电脑等，这些设备具有危情报警、摔倒判定、心率监测、亲情通话、睡眠监测、久坐提醒、位置轨迹、天气预报等实用功能。老年慢性病患者可以根据自己的服务需求，选择合适的终端设备。网络层是联通终端层和平台层，实现数据和服务需求传递的无线网或家用宽带等，需要高速的网络运行才能保障服务平台及时获得老人基本情况及其服务呼叫信息等，满足老年慢性病患者的个性化需求等。

终端层是目前发展最齐全，也最受追捧的老年慢性病患者智慧系统领域。因为从性质上来说，它是一个个体化、商业化、私人化的领域，可以自我发展。不仅仅是老年慢性病，在当代亚健康日趋普遍，人们生活水平日渐提高的社会情形下，老年人、中年人等社会大众也有了广泛需求，因此构成了一个广泛的市场，有了市场，就有盈利，就有资本，甚至从某种意义上来说，它不需要其他的社会因素介入或链接配合，只要按照市场规律运行就可以了，因此在这一个领域形成了整个老年慢性病患者智慧居家服务系统“单兵突进”的情形。但终端层的这种发展模式是无法适应老年慢性病患者智慧居家服务的需要的，也限制了其进一步发展的市场。就笔者调研的市场来说，相当数量的老年慢性病患者如果具备条件，虽对智能终端设备有充分的需求和期盼，但是从整体来说使用效率并不高，有些老年慢性病患者在初步使用热情过后，甚至将其弃置一旁，使其成为可有可无的设备。

究其根本原因就是智能系统终端设备运用中的个体化、私人化、商业化。可谓“成也萧何，败也萧何”。因为大多数智能终端设备没有被整合进更大的智慧系统，单个数据所能发挥的作用有限，而且缺乏规范化的管理和运用，因此就变得可有可无了。在现阶段，首先，如何实现老年慢性病患者终端层的公正、有效、标准化、个性化的配备；其次，至少在社区层次上实现初步的整合与规范化的管理，并在条件成熟的基础上，实现社区间的联合，再向更大的服务单位，甚至整个城市，整个行政区，乃至全国整合。这样的话，不但这些终端设备本身的问题会得到有效的解决，而且打通了一些关节，从而获得更大的发展前景。

（二）社区

为什么将社区单独作为老年慢性病患者智慧居家服务系统的一部分呢？是考虑到它的特殊性。它在当代老年慢性病患者智慧居家服务系统中处于一个非常重要的地位，有点类似于过去“家”的角色、地位或功能。严格来说，在老年慢性病患者智慧居家服务系统里，社区是“家”在现代化的社会生活中最佳的外溢形式，它天然地塑造现代生活共同体；也是“家”在现代社会中最好的承载物，在满足老年慢性病患者生理治疗需求、精神慰藉需求等方面有不可替代的作用。社区资源包括社区公共设施、社区工作人员、邻里及家庭等。社区在老年慢性病患者智慧居家服务系统中具有特殊的地位和作用，是现代社会科技发展对老年慢性病患者开展人文服务的主要途径，也是智慧系统走向人文的根本之道。智慧系统是一个大的框架，包括社会中的许多方面，从某种意义上来说，也是一个异己的陌生力量，这些陌生力量突然进入老年慢性病患者的社会生活中，会给他们带来一种不稳定感、不信任感，甚至是不安全感。

尤其是在当代智慧系统起步阶段，由于历史与社会条件的原因，人们对此种服务充满了迷茫与困惑：一方面是不具备拥有条件，另一方面是不具备使用条件。智慧系统通过老年慢性病患者相对熟悉的社区走向老年慢性病患者，服务老年慢性病患者，有助于消弭老年慢性病患者对智慧系统所带来的种种不适应，帮助并协调他们与系统有效地契合。同时，社区作为老年慢性病患者智慧居家服务系统在一定范围内的主要支部，它能内外交流，上传下达，成为老年慢性病患者智慧居家服务系统事实上的中枢。而且老年慢性病智慧居家服务系统的最终发展只有通过社区联合，才有可能实现。事实上，社区在老年慢性病患者智慧居家服务过程中拥有天然的优势：第一，社区非常熟悉本社区老年人、老年慢性病患者、社区资源的情形与状况；第二，社区又是社区老年慢性病患者对外当然的集体代言人、谈判者，不仅仅有外在管理者的角色功能，也有自身内在的利益共同体发展的需求；第三，社区还是提高老年慢性病患者智慧居家服务质量与效益的最佳途径。

社区服务功能主要体现在两方面。一是作为智能系统和社会支持系统之间的枢纽，在社区建设服务于老年人的场所和设施，为老年人提供健康指导、身体照料等服务，增设文化体育活动、老年互帮互助活动，丰富老年人的生活。二是为不愿或不能出门的老人提供上门服务，这类群体主要包括半自理或完全没有自理能力的老人，智慧养老模式在社区或家庭设立了家庭病床，建立定期或不定期问候制度，提供紧急救援和安全保障服务①，可随时开展治疗、康复等服务，智能系统接收到服务指令以后再发送到社区终端人工平台，人工平台安排社工或志愿者上门为老年人进行饮食、卫生等基本生活照料和护理服务，使社区成为居家服务的支撑基础。②社区卫生服务中心作为百姓身边的卫生服务机构，恰恰是承担慢性病患者身体治疗最便捷、实时、亲情化服务的载体。

因此要努力构建智慧社区，实现对老年慢性病患者居家生活、健康管理、心理咨询、社会参与等的数字化、网络化、智能化、互动化和协同化，为老年慢性病患者提供现代化的生活方式，并创造一个智慧型的“友老”环境，让老年慢性病的预防、治疗、康复更智慧、更人文、更安全、更和谐、更文明。

---

① 孙伟、杨小萍：《我国养老设施的分类特征及发展趋势探讨》，《山西建筑》2011 年第 5 期。

② 张敏杰：《浙江省人口老龄化进程与养老实践》，《浙江社会科学》2010 年第 1 期。

（三）配套保障系统

配套保障系统是指使老年慢性病患者智慧居家服务系统科学、有效运行的相关辅助系统，它协助、监督、督促、规范、评价、激励老年慢性病患者智慧居家服务系统的运行并发挥效果。老年慢性病患者智慧居家服务系统的智慧服务平台和具体服务过程都离不开相关配套保障：数据收集系统、标准厘定、资讯保障、政策支持、效益评估等。

数据收集系统是老年慢性病智慧居家服务系统配套保障系统的核心和基础。一方面，老年慢性病智慧居家服务系统需要有专门的数据收集系统来收集老人的体重、血压、血氧、心功能、心率、脉搏、血糖等数据，以此建立慢性病患者信息库。这些信息本来分散在各个单位和个体上，作为最有效的资源，却因为各自孤立，无法有效联结，导致资源浪费，通过数据收集系统，可以实现这些数据的日常收集，并打通平时与急救，生活与医疗，预防与救治，救治与康复等诸多数据鸿沟，实现数据共享，并利用云计算、互联网建构大数据服务系统，实现精准医疗服务并提供老年慢性病患者大社会服务，真正实现从社会医学角度改变人们的医疗模式与生活模式，实现“大医疗、全服务”。另一方面，老年慢性病患者智慧居家服务系统也需要收集来自服务参与过程中各方面的指数，包括老年慢性病患者本身的满意度、服务目标实现程度、服务方法与服务过程、服务质量等，甚至让不同的服务供给方同台竞争，收集比较服务不同方面的参数并进行星级评比，反馈各方信息并提供参照数据，将收集的数据进行大数据切换，并反馈总体服务情况，实现资源整合等。

标准厘定是对老人生活照料、紧急救援、康复护理和心理治疗的服务需求进行标准设定、等级划分等，享受智慧居家养老服务的对象经具有良好社会信誉的社会服务机构按照一定的审核标准确定服务等级，并根据不同的服务等级确立规范化的具体服务方式和服务内容，并对各参与方，尤其是社会服务方提供的服务进行标准化评价与反馈等。智慧居家养老服务的标准厘定既要参考过去的服务状况与标准，又要充分考虑智慧条件下新型服务标准的设定要求，充分利用智慧的科学属性，公正、客观地开展，打破过去社会服务标准设定的僵化属性，尤其是由于各种关系束缚导致的标准形式化、无效性等现象。

资讯是用户能及时获得的，并能够利用它在相对较短的时间内给自己带来价值的信息，资讯有时效性和地域性，它必须被消费者利用，并且在“提供—使用—反馈”之间能够形成一个长期的 CS 链，具有这些特点的信息才可以叫资讯。老年慢性病患者智慧居家服务系统的资讯保障体现在两个方面：一是提供老年慢性病患者智慧居家服务系统参与者各方资讯，尤其是老年慢性病患者的资讯，正如我们所知，老年慢性病本身的病因错综复杂，其预防、治疗需要多方信息，智慧居家服务在这方面的优势得天独厚；二是智慧居家服务平台本身的运行需要各方资讯才能不断完善。资讯保障是一个动态过程，它需要两个方面的条件：一方面是需要信息，特别是当代是一个信息社会；另一方面是信息要能被使用并因此运转起来。老年慢性病患者智慧居家服务系统的资讯保障可以利用智慧系统创造出巨量的数据及信息，并通过云技术、大数据库得以保存、建设、交换、链接及使用，并形成反馈、再建构、再使用等无限循环过程。老年慢性病患者智慧居家服务系统可以使几乎所有有关智慧居家服务的信息在同一个平台实时地“面对面”，网络的即时性与平台性使它在一定程度上消弭了资讯的时效和地域要求，使资讯保障具备了前所未有的优势。

政策支持是政府及其公共部门为促进老年慢性病患者智慧居家服务系统的发生、发展所制定和推行的一系列具有支持性的公共政策和社会政策。作为一项大型基础公共工程，老年慢性病患者智慧居家服务系统尽管有不同的公司、企业、社会组织、志愿者、社工等的参与，但政府始终是最重要、最基础的推手。尤其是政府的政策支持对老年慢性病患者智慧居家服务系统起着至关重要的导向作用，对其他的老年慢性病患者智慧居家服务系统建设参与者有着风向标的作用。政府可以通过政策支持大医院网站与智慧平台对接，并支持大医院凭借先进的资源通过智慧系统为老年慢性病患者提供专业的慢性病治疗分析资讯，鼓励志愿者通过智慧居家服务系统开展免费诊疗，通过政策引导社会资本以公益为目标投入智慧系统建设，并制定老年慢性病患者智慧居家服务养老补贴制度、政府购买智慧居家照护服务、建立社区老年人智慧公共服务场所等。总之，政府政策支持在老年慢性病患者智慧居家服务系统的构建过程中将起决定性作用，一定要吸取我国公立医院改革的教训，在智慧平台的建设过程中，通过政策鼓励人们自治，推动社会公益与社会服务，反对泛商品化、利益化，并阻断围绕老年慢性病患者智慧居家服务系统形成既得利益层的通道等。

效益评估是对老年慢性病患者智慧居家服务系统的服务质量、系统建设、项目管理和社会效益等进行综合评估，以确定老年慢性病患者智慧居家服务本身的建设程度和服务效益。以老年慢性病患者的健康化和幸福度为核心指标进行科学、客观的评估是老年慢性病患者智慧居家服务系统高效运行的前提。

首先，要明确老年慢性病患者智慧居家服务系统效益评估的评估主体、评估目标、评估内容、评估责任等。老年慢性病患者智慧居家服务系统利用自己的优势采用多元化的效益评估主体，这些效益评估主体既要有专业化的评估主体，也要有社会志愿评估主体，主体之间可以在智慧平台上互相交流、比较、评价等。评估内容应该包括从客观服务到主观认知等不同方面，可以根据老年慢性病患者智慧居家服务的性质、要求等进一步细化。评估目标就是对老年慢性病患者智慧居家服务系统的效益做最真实的测度，以改进老年慢性病患者智慧居家服务方法，提高老年慢性病患者智慧居家服务质量。评估责任就是老年慢性病患者智慧居家服务效益评估的责任主体及其承担方式：评估责任的主体基本是“谁评估，谁负责”的模式，承担方式则可以根据评估的性质采取多元化的方式，包括老年慢性病患者智慧居家服务评估系统的准入设置等。

其次，要明确老年慢性病患者智慧居家服务系统效益评估的原则和方法。其原则是要以老年慢性病患者的健康化与幸福度为核心进行评估，坚持客观化、智慧化、多元化、实时化。因此，要围绕此原则确立其评估的方式与方法。服务评估方法要以确保客观与公正为第一要务，要利用老年慢性病患者智慧居家服务系统的可留痕、可回溯特征，实现评估的精准性和对评估本身的再监督；尽可能地智慧化，需要利用智慧化的优势系统地收集有关服务过程及服务结果的资料，对收集的资料进行深度挖掘和集中分析，尤其是大数据分析；要进行有效的多元评估，服务评估至少要使用两种评估方法，可以是横向平行评估，也可以是纵向交叉评估；要尽可能地实现实时评估、即时反馈，使老年慢性病患者智慧居家服务系统的效益评估能够以最快速度发挥监督效益与激励功能；要尽可能地实现公开化、透明化，要利用老年慢性病患者智慧居家服务系统化的条件，实现老年慢性病患者智慧居家服务系统效益评估的多方参与、交叉互动与共同行动。

再次，建立、健全老年慢性病患者智慧居家服务评估系统。老年慢性病患者智慧居家服务评估系统可以综合已有的评估机构开展，更可以建设自己高端、独特的评估系统，以确保在达到预期评估目标的同时，能够杜绝评估系统重复建设、互相矛盾的状况，以确保老年慢性病患者智慧居家服务系统效益评估的科学与高效，促使老年慢性病患者智慧居家服务系统效益评估的合法化、权威化、规范化、效率化。一是建立功能完备的智慧评估室。智慧评估室可以是安置在老年慢性病患者智慧居家服务系统的专门设置，比如在线社区空间，或者是线下社区的某间会议室或谈话室，由专业的评估员或志愿者等与老年慢性病患者及其相关群体进行充分的交流与沟通，了解老年慢性病患者智慧居家服务系统建设成本、发展程度及其产生的影响和带来的帮助等。二是成立各种类型的评估小组与机构，线下或线上引进各类专业评估组织，鼓励在线自由成立经过智慧认证的专业评估小组开展第三方评估等。一般专业的评估小组由评估员、医护人员、社工、护理组长、智慧居家管理者等相关专业人员组成，鼓励专业人员以志愿者的形式在线参与各种评估，这种在线评估只要组织得当，就能在最大范围内进行选择与自由组合，从而能够最大限度地降低评估成本，促使更多的专业评估者以志愿者的形式出现，这种不涉及利益的志愿者的专业评估还能最大限度地确保评估的客观性、公正性与可持续性。三是建立评估机制。评估机制从系统建设、项目内容、运营制度和服务质量四个方面入手，通过线上和线下相结合的方式，确定评估小组，并通过小组讨论来制定评估标准和等级、评估制度、评估内容和方法等，并进行综合评估。比如，老年慢性病患者智慧居家服务系统采用技术手段，把居家养老设备与智慧平台、终端层相衔接，使老年人的日常生活随时处于远程监控状态，从而实现对老年人的日常活动、身体健康、生活起居等的检测和照顾[①]。使老年人在生活中不受时空和环境的限制，在家里便可以过高质量的生活。应将老年人生活质量作为评估主要标准。

最后，老年慢性病患者智慧居家服务系统效益评估结果的公示、查询、应用、交流和再监督等。老年慢性病患者智慧居家服务系统效益评估

---

① 朱海龙：《老年慢性病智慧居家养老服务定位研究》，《湖南师范大学社会科学学报》2017年第5期。

结果既要突出专业性，也要实现广泛性，要在专业效益评估的基础上，突破知识的樊篱，形成通识，获得共识。因此要最大限度地发挥老年慢性病患者智慧居家服务系统效益评估结果的价值；要进一步拓展老年慢性病患者智慧居家服务系统效益评估结果的运用空间，使效益评估成为老年慢性病患者智慧居家服务形成良性循环发展的有力工具。效益评估结果要以“全域公开”为原则，以“小范围公示”为例外；以“全天时可查询”为原则，以“短时查询”为例外；以“全员可应用”为原则，以“小众运用”为例外；以“全域交流”为原则，以“局域交流”为例外；以“多次监督”为原则，以“一次性监督”为例外。

（四）社会支持系统

老年慢性病患者智慧居家服务系统在当前阶段远不是一个简单的自运行平台，它需要更加广泛的社会支持。老年慢性病居家服务从根本上来说是一个社会公益领域。纵观世界历史，甚至中国历史，老年慢性病患者集中了弱势群体的主要特征：老年、慢性病。从根本上来说，对待弱势群体的态度与制度是一个社会文明程度的标志。正因为老年慢性病照护从根本上来说是一个社会公益的领域，所以它的运行模式不是公司化、商业化、个体化的，它理应发动一切积极因素，整合一切资源，利用现代大数据、云计算、物联网、互联网，联合社会力量，发动人的积极性，激发人们“物伤其类”“天同此理，人同此心”的同情心、同理心，通过嵌入社会制度与社会规范，构建体系化、人文化的社会支持系统，形成良好的老年慢性病患者智慧居家服务系统发展、运行的环境与条件。

社会支持系统作为整个智慧服务平台的外部资源供给源，分为正式支持与非正式支持两类。[①] 政府和社会正式组织等的正式支持是智慧居家服务平台构建的主要物质支持主体和日常运行的监管主体，由社工、共青团、妇联等通过各种制度性安排参与其中；来自家庭、病友、亲戚、医院、邻里和其他非正式组织的支持则属于非正式支持，这类支持与老年慢性病患者日常生活最紧密，是能够及时为老年慢性病患者提供生活照料、精神慰藉和针对性服务的主体。而智能系统作为技术平台，只能监测并分

---

① 张友琴：《社会支持与社会支持网——弱势群体社会支持的工作模式初探》，《厦门大学学报》（哲学社会科学版）2002 年第 3 期。

析医院和社区、智慧腕表上传的老年慢性病患者的各种健康数据信息和服务请求，并根据服务需求下达服务指令，真正执行服务的则是社工、志愿者、专业护理人员、爱心人士、公益性服务机构等。家庭是人们长期生活、交往、交流和终身依赖的场所，所以家庭支持是居家养老社会支持体系的基础保障。亲戚和病友能够缓解老年人的孤独和失落心理，满足老年人的精神慰藉需求。通过智能系统平台，整合医院、社区、专业机构、家庭、社会组织等关于老年慢性病患者信息服务的衔接，参与老年慢性病患者的紧急救助、生活照料、康复护理、精神慰藉服务。

但目前来说，老年慢性病患者智慧居家服务的社会支持系统主要是个体化的、商业化的。当然也有一定的政府支持，而少量的社会支持主要体现在社区层面的社会活动。一些自发性地对慢性病的互助活动影响非常有限，而且由于自身组织能力、技术条件等经常受到限制。比如，著名的百度血友患者自己构建的抱团互暖的“血友病吧”，就闹出了被百度以高昂的价格卖给某个利益集团的事件。因此，就目前来说，人们对老年慢性病患者智慧居家服务的社会支持还是非常有限的。

但是据笔者的调研、实地考察来看，人们对老年慢性病患者智慧居家服务系统抱有充分的热情和期待，更重要的是相比社会组织，人们更加相信具有一定政府支持背景和社会信誉度，并建构在高科技基础上的老年慢性病患者智慧居家服务系统，更愿意为此做出自己的贡献和支持行为。尤其是来自政府的支持，不仅仅给予老年慢性病居家服务系统以资源，更给予老年慢性病居家服务系统一种合法性的表态和推动性的社会支持。只是目前来说，人们还不能有效认识或感知老年慢性病患者智慧居家系统，他们只是在研究者简单的介绍后做出认可和表态，这当然与老年慢性病患者智慧居家服务系统目前的发展状态有关，但这一发展构想已经普遍引起人们的兴趣，赢得人们的信赖。人们不但期望通过现代信息技术引起老年慢性病患者智慧居家服务模式的根本变化，就像滴滴等打车软件进入出租车行业大大缓解了“搭车难，搭车贵”的现象一样，也希望通过自己的努力参与这一变化过程，希望通过触手可及的老年慢性病患者智慧居家服务系统改变目前的状态，缓解内心的隐忧，通过激活自己的闲置时间、精力、能力等，高效、透明、清楚、简单地做出可信赖的社会支持行动，甚至通过这种支持性的社会行动调整自己的闲暇时间，充实自己的社会生活，提高自己的生活质量，实现个人与社会双向良性互动。正是基于这一点，习近平总书记一再鼓励发扬志愿精神。习近平总书记强调，志愿者事业要同“两个一百年”奋斗目标、同建设社会主义现代化国家同行，各级党委和政府要搭建更多的志愿服务平台，充分发挥志愿服务在社会中的积极作用①，而智慧支持系统刚好可以在这方面发挥独一无二的作用。②

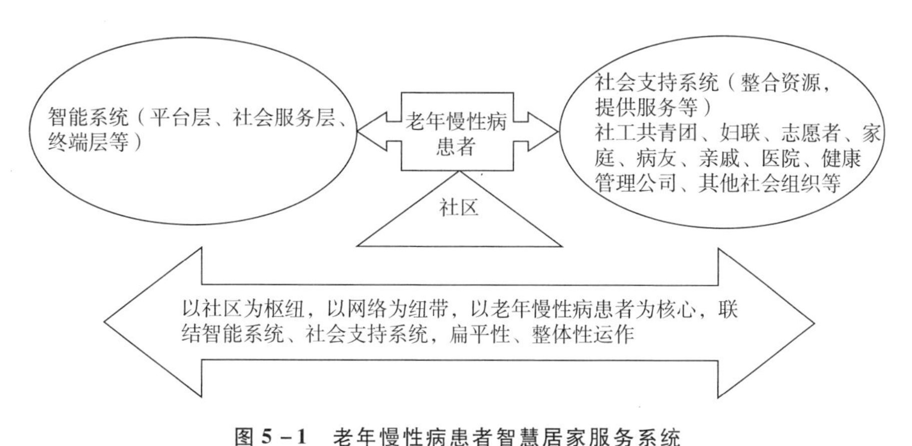

图 5－1　老年慢性病患者智慧居家服务系统

二　老年慢性病患者智慧居家服务系统建设

（一）社区服务能力建设

老年慢性病患者智慧居家服务系统社区服务能力建设主要研究如何利用智慧平台提升社区服务的专业性；并且研究如何以社区为平台整合碎片化的服务供给，包括如何利用智慧平台进行垂直整合和水平整合两个方面。

社区是若干社会个体、社会群体或社会组织聚集在某一个领域，进而形成的生活上相互关联的大集体，是宏观社会的缩影。社区的基本特征就是有一定的地理区域、一定数量的人口，居民之间有共同的意识和利益，

① 张晓松、鞠鹏、丁林：《习近平为志愿者点赞：你们所做的事业会载入史册》，《中国民政》2019 年第 2 期。

② 夏伟东：《深入学习贯彻习近平总书记系列重要讲话精神　推动学雷锋志愿服务工作深入开展》，《思想政治工作研究》2017 年第 3 期。

有着较密切的社会交往[①]。因此，老年慢性病患者智慧居家服务系统将社区作为自己最基本的服务单元。社区因此在老年慢性病患者智慧居家服务系统中成为非常独特的一部分。老年慢性病患者智慧居家服务系统的一大优势就是使各种服务资源能以最大的效益、最方便的方式向老年慢性病患者聚集：一方面优化现有的社区资源，另一方面鼓励、激发、动员社会资源。社区资源对老年慢性病患者来说是就近的、可行的、现实的；社会资源却是遥远的、潜伏的、零散的，无组织的、无秩序的，对社区老年慢性病患者来说只是具备了某种可能性，但社会资源又是巨量的，甚至无限的、可用的，需要有效地触动和激发，并通过可靠的传导系统才能实现由资源向服务的转变，由可能性向现实性转变。

帮助老人在社会中有着巨大的认同力，“天同此理，人同此心”，“悲天悯人”，“老吾老以及人之老，幼吾幼以及人之幼”，“物伤其类”，所以在整体社会中有巨大的资源愿意以各种形式参与对老年慢性病患者的帮助，但是他们需要有一个平台、一个机会来分享、交流和实施。老年慢性病患者智慧居家服务系统正是利用当代高科技信息技术等，实现了以前无法想象的社会资源调动和调度，并迅速整合社会资源与社区资源，多途径服务老年慢性病患者。

一方面，社会资源可以协助社区，无限地促进社区服务老年慢性病患者的能力。社区是老人可及的服务范围，尤其是在传统社区，它构成了老年慢性病患者事实上的服务区域，尽管在偶尔情况下，老年慢性病患者有机会超越社区，获得社会服务，但那是非常有限的、零散的、随机的，且需要很大的成本和一定的条件。同时，社区资源具有自身的有限性，尽管从某种意义来说，社区与老年慢性病患者具有某种天然的“血缘”一般的关系，与老年慢性病患者具有无可比拟的契合度，大多数的老年慢性病患者对社区有着特别的眷念与依赖，社区也是他们选择的最普遍的服务区域。但正是社区资源的有限性才导致对老年慢性病患者服务能力的不足，一般来说，社区不可能仅仅以自身的能力完全满足老年慢性病患者的需要，因此增强社区服务能力的根本办法在于引进社会资源并进行有效配置，通过社区将社会资源转化为服务能力与服务行动。

---

① 陈佳伟：《遵循连续性》，《城市建筑》2010年第12期。

而要实现这个目标，其根本办法在于打通社区与社会的界限，实现双方的信息、能量、资源无障碍流动。尽管在市场经济社会，这种社区界限的人为限制已经被逐步解除，且这种界限的天然限制也有所缓解，在某种程度上，社会能进入各个社区，为老年慢性病患者提供统一的服务，但这种服务仍然是非常有限和不足的。而老年慢性病患者通过自己嵌入的“互联网”“物联网”等现代高科技直接成为“地球村”的一部分，最大限度地消融了社会资源进入社区的限制，某种意义上社会与社区形成了一个联动体，从而使社区服务能力有了质的飞跃，老年慢性病患者可以按照自己的意愿选择在社区接受各种居家服务，就地满足老年慢性病患者的各种需求，实现老年慢性病患者居家服务的“在地化”，解决老年慢性病患者的各种问题。

另一方面，通过社区，社会资源可以弥补自身的许多缺陷，从而进一步增强社区的服务能力。一般情况下，社会资源对老年慢性病患者来说具有不可及性，尽管这种资源具有了服务老年慢性病患者的禀赋、意愿、动力等，因为社区与社会的分隔，这些资源在大多数情况下只是一种可有可无的闲置资源。对老年慢性病患者来说，只有通过社区服务，社会资源对他们才具有了可及性，社会资源经过社区转化，成为老年慢性病患者的各个服务项目、服务行动。同时，通过社区，社会资源也实现了“本土化”的过程，从而使社会资源更加贴近社区，更加适应社区服务方式与特点，也更加切合老年慢性病患者的需要。更重要的是，通过社区，社会资源经过了层层筛选，方方面面的社会资源经过层层淘汰，重新组织，再转化为针对老年慢性病患者的社会服务实践，提高社区服务的安全保障，并整合资源，提高效率。

而老年慢性病患者智慧居家服务系统引进、导入、改造社会资源是提高社区服务能力的根本路径。老年慢性病患者智慧居家服务系统可以从两个方面促进社区服务能力的提高。

一是将社会资源直接导入社区，与社区产生交互作用，增强社区服务能力。比如，将大医院的医疗资源通过智慧系统下潜到社区医院，在社区层面建构专业化的老年慢性病患者智慧健康管理体系，将大医院的资源直接导入社区，使老年慢性病的预防、治疗和康复全程管理社区化，从而大大推进社会扁平化，既可以缓解大医院的紧张状况，也可以有效促进老年人的健康化。除了大医院，几乎所有其他大型、高规格、专业化的社会服务机构都可以通过智慧系统进驻社区，比如，大型心理健康公司、健康管理公司等。老年慢性病患者智慧居家服务系统通过自身的网络化、智慧化，依托物联网使这些资源在社区层次与老年慢性病患者无缝对接。

二是直接将社会资源社区化，提高社区服务能力。首先要对这些引进的社会服务进行社区化、智慧化的改造。老年慢性病患者智慧居家服务系统具有强大的数据收集、存贮、交流功能，并且其在社区本身就有诸多服务于老年慢性病患者的社会服务机构、服务设施、服务项目，老年慢性病患者智慧居家服务系统通过自己强大的数据搜索、链接功能，可以直接将一些社会资源导入社区的这些服务机构、服务设施、服务项目，直接增强它们的服务能力，提高它们的服务绩效。比如，通过智慧系统将志愿者组织与社区日间托老机构等服务组织链接起来，为社区日间托老机构提供人力资源，提高其服务能力与服务意愿；将专业化的服务机构项目运营模式导入社区服务项目，提高社区服务项目效益；将慈善机构资金和理念导入社区服务机构，促进社区邻里互助等。

当然，老年慢性病患者智慧居家服务系统要对这些引进的社会服务进行必要的重新组织和秩序化，要将外在性的社会资源转变为内生性的社区资源，除了要以老年慢性病患者的需求为核心外，还要斟酌资源的内在禀赋，在智慧系统社区层面进行诸多的创意设计，形成一定的规则体系。既要激发社会资源进入社区的积极性，并通过智慧系统力促社会服务机构形成规范的服务竞争体系，保障优质社会服务行为的可持续性；又要对社会服务机构进行必要的监督、规范、整理，发挥智慧系统的自动化、智慧化、透明化、快捷化等特点，对社会资源进行整合，改变过去各种社会服务进入社区的“碎片化”（随机性和随意性）状态。通过大数据库、云服务系统建设，老年慢性病患者智慧居家服务系统：一方面可以整合老年慢性病患者的需求，在提供统一的“类型化”服务的同时为“个案”化服务寻找资源链接；另一方面可以建设自动化的选择状态，对进入社区开展服务的社会服务机构、服务项目、服务人员进行自动识别、组合、评价、选择，形成灵活、可靠、稳定、优质、系统的日常化的服务。

（二）社区服务智慧化建设

社区服务智慧化建设主要研究如何依托社区连接智慧系统和老年慢性

病患者，并提升服务的便捷性、针对性、有效性等。老年慢性病患者智慧居家服务系统本身就需要功能强大的社区基础设施做保障，从而通过社区基础设施建设从内在方面提高对老年慢性病患者的社区服务能力。基础设施是促进智慧社区服务能力提高的关键，智慧社区居家系统需要强大的信息基础设施做支撑，必须高度重视信息基础设施的建设，积极采取切实措施不断提高社区智慧化水平，才能确保智慧居家服务的质量、效益与可行性等。

首先，要加强社区服务智慧化基础设施建设。基础设施是社区服务智慧化的先行条件和基础，要尽可能地利用好社区和家庭现有的一些基础设施，并调动各种社区资源，统一规划，加大投入，逐步改善，增加新的智慧设施，从根本上保障社区服务能力的提高和改善。比如，要在现有的基础上推动高清晰度的、交互式的数字电视入户率，对数字电视做智慧化的改造并纳入智慧系统，使其除了具有普通的娱乐休闲功能外，还具有对外进行可视化双向交流和监控服务等功能；社区和家庭用户宽带接入能力要逐年提高，由10兆向100兆、1000兆步步跨越，从而确保各项信息的畅通无阻。另外，社区要有统一的智慧设施，尤其是智慧系统社区控制中心的建设，要有核心的功能模块和系统集成中心及其硬件。比如，配有电子信息显示屏，实现社区设施智慧化，向居民普及智慧化知识，传授上网技能，使与电脑、网络有陌生感的老年人能就近享受公共上网服务。逐步扩大无线网络覆盖面，实现无线网络公共领域全覆盖，加强与外部社会网络及其他硬件设施的对接与联通，科学、准确地安排老年慢性病患者智慧居家服务系统准入设置、资格审核、实时全程监控、服务留印、痕迹回溯及其配套设施建设等，鼓励标准化的家庭智能设备建设，推进家庭智能设备与社区公共设施对接（加强隐私控制设置，区分公私服务领域），对社区内的信息网络设施建设整体部署，有效对接。

其次，要推进社区服务智慧化，尤其是加快社区便民服务终端网络建设，探索建立完善的社区生活服务智能配送体系，通过体系对接，同时推进完善老年慢性病患者的服务终端和药品、设备等配送服务体系，使老年慢性病患者可以随时随地获得准确及时的服务。例如，可以在社区设置“健康小屋”，方便社区老人自助进行身体健康指数检测；根据社区居住模式，设置社区智能互动平台与社区管理交汇平台，方便社区老人参与社区活动，并加强社区管理者与老人的互动等；配备相应志愿者进行指导操作，便于老年慢性病患者缴纳各种费用，在一定成熟的条件下，也可以直接利用缴费终端帮助老人代缴各种费用，并通过培训，协助老年人利用自己的智能手机随时随地进行缴费；或者利用电视受众群体广的特点，在电视终端和地方电视台开设老年慢性病患者智慧居家服务专区，链接社区老年慢性病患者的电子辅助终端设备，为老年慢性病患者提供居家养老信息化服务支持。同时，与公共服务系统建设相配合，通过智慧基础设施建设，推进各有关部门加快电子政务向基层延伸，支持社区开展管理和服务模式创新（比如，某小区组织一个业委会都屡屡受阻，后来通过发挥老年人的积极性，由热情的退休老人在每栋楼的每个单元分别建立微信群，并分别任群主，建立电子网格管理模式，且采用电子化的投票系统和公共场所实体投票并行的模式，终于成功组建业委会，并依托业委会在日后的社区治理中解决了诸多长期以来都没有解决的老问题，而且据笔者实地观察与访谈，一个更有趣的现象是老人在这个后台走到前台的过程中，虽然有几分偶然，但是他们一旦投入并取得一定业绩的时候，各个主要负责或积极参与的老年人的社会心态有明显改变：他们变得积极、热情，爱打招呼，更愿意帮助人，更加关注邻居与社区，甚至也更加公道等），鼓励老年慢性病患者群体开展自我管理，发挥他们的积极性，建立互相支持、互相帮助的在线社区、邻里帮助小组。设置社区公共智能小屋，整合政府网页、网络与电子政务服务，配备专人负责并根据情况有效延伸至老年慢性病家庭，在线、就近为社区居民，尤其是老年慢性病患者提供即时的政策信息与便捷的办事服务，由“最多跑一次”、“小事不出社区”到“办事不要跑一次”，直接在社区解决政务事情。建立起政务服务网络，覆盖市、区（县）、街道（乡镇）和社区，使老年慢性病患者在社区即可通过网络获知相关政策信息，还可以通过可以整合共享的电子政务服务，在线为社区老人提供高效、便捷的办事服务；构建面向老年慢性病患者的网络社交服务平台和学习交流平台，促进老年人与社区智慧设施的融合与发展；大力发展远程照护、生活互助园地等；推动远程智慧医疗的实现，依托社区建立健康追踪机制和健康评估、介入方案等；推进与其他社会服务机构网络的对接，尤其是医院，让老年慢性病患者在社区就能享受到网上预约挂号服务[1]；逐步推进各类卫生健康公共服务端进社区，为老年慢性病患者提供日常医疗护理和康复照护服务项目，及时将老年人的相关信息进行集成分析、诊断、推送等，以形成对老年慢性病患者的综合、动态、系统的健康管理与生活服务，确保智慧化条件下老年慢性病患者生活质量的综合提升与发展。

再次，要构建老年慢性病患者智慧居家服务系统的社区管理体系。通过利用智慧设施优势，加快推进网格化社会服务管理体系建设，在此基础上，建立综合、集成、共享式的智慧社区数据功能模块，对社区辖区内各种服务资源信息进行全面采集、动态管理、及时发布，为社区居民提供实时服务[2]。加快推进智慧社区安全管理，这是推进智慧社区建设的重要方面。要按照国家各类政策中的规定，通过智能化的监控、对讲完善社区安保。加快推进智慧社区安居管理，这是实现老年慢性病患者生活智慧化的有效手段，完善住宅、楼道等公共区域的烟雾火灾报警设备，建立火灾与消防联动机制，安装燃气自动报警设备、智能家电控制装置和有毒有害气体检测预警设备。积极探索智能垃圾分类管理体系建设等。

最后，要推进老年慢性病患者智慧居家服务系统对社区数据的收集、处理、存储与计算能力建设，加快形成更加智能、更加高效的老年慢性病服务体系，提高其自我生存、自我设计、自我优化、智慧化发展的能力。通过智慧系统建设，促进各类老年慢性病患者服务资源信息的集成利用；通过全过程的实时监控、数据采集等提升社区的智慧化水平。老年慢性病患者智慧居家服务系统社区建设的核心是要整合社区各级、各类服务资源信息，精准定位老年慢性病患者及其需求，通过智慧手段将服务信息与老年慢性病患者及其需求进行精准匹配。因此，要结合社区实际，积极探索和丰富物联网等技术在社区的应用，要进行全面信息采集、系统集成、广泛开发、充分利用，要进行诸多创意式的设计，为老年慢性病患者提供随时随地的“一站式”信息云服务模式，使智慧系统能够为老年慢性病患者

---

① 赵广宇：《我国“互联网+医疗”时代慢病管理在民营医院的运用（2017-2025）》，载薛晓林等主编《民营医院蓝皮书：中国民营医院发展报告（2016）》，社会科学文献出版社，2017，第122~130页。

② 高志平、黄金尧：《如何在三网融合的网络框架下实现智慧城市运行》，《中国有线电视》2014年第1期。

提供生活服务、健康管理、心理资讯、社会生活等日常便民信息搜索引擎服务，并为他们能够接受各种服务提供各种直接帮助。

三　老年慢性病患者智慧居家服务系统的运营模式

以社区为导向的智慧居家服务系统的运营模式核心是确定责任主体是谁，要建立何种运营模式，也就是谁负责，谁主管的问题。可否采取企业化的运营模式；或者政府责任制，国家事业单位制；或者开放性平台，自由参与模式？这将从根本上决定智慧居家服务系统的前途与可持续发展，因为如果没有一种很好的管理运行方式和价值创造模式将这些要素结合在一起，再出色的技术也会失败，智慧也终将成为累赘。

当前国内外都还没有出现统一的、大规模的智慧居家服务系统运营模式，这一系统的规模效应及其相应的功能都还没有出现。在国外，由于发达的社会福利，社会组织及其社会服务，多元化的社会文化，分散、均衡、注重隐私的社会生活和发达的社会物质条件等，这些社会条件的综合使它们并没有这种统一的、一体化的智慧居家服务模式系统的迫切性。它们目前的运营模式主要是由个体化的公司在市场化原则下、以营利为目的各自在社区和家庭中进行。这种公司化的运营制度在社区、家庭中所进行的尝试也是非常随机的、零散的，而且除开公司的营利与发展，没有社会目标，也没有更大的战略目标。但是在中国，目前来看这些条件与发达国家还不可同日而语，因此在我国这种建设主要以政府为主导，并处于不断的实验和推进中，几乎在主要大省份都有相关的安排与探索。虽然在中国，智慧居家服务系统现在也远未达到统一化、规模化的社会性经营程度，但由于人口结构的变化，老年人看护问题日益突出，倒逼智慧居家服务快速发展，大有“星星之火，可以燎原”之势，且有日益朝着更大规模、更大范围的社会服务事业发展的趋势，国家与社会的力量是其主导力量。

目前来看，这些零散的老年慢性病智慧居家服务系统从本质上有共通之处，从功能上有共同之处，从效益上有互助之势。因此我们可以设想在未来的一天，它们将逐渐走向联合，实现在更大范围内的合作与联盟，在更大范围内实现资源调度与配置，从而在更大范围内实现资源共享、信息互通，就像医疗保险将逐渐实现在全国范围内的统筹、养老保险逐渐消除城乡差别一样，老年慢性病患者智慧居家服务系统也将逐渐走向统一和联合，当然这种统一和联合并不是要求所有的服务方案都一样，而是在共同的平台上和网络接入的基础上，各自发挥自己的特点与优势，选择性地搭配、组合。现在对这种系统负责的主体是政府职能部门——民政与卫生健康部门，它们作为负责老年人及其相关生活管理的主要职能部门，负责老年慢性病患者智慧养老具有某种天然的契合性，当然也可以考虑委托管理，由授权的老龄事业协会组织等逐步展开组织和统一管理等。

但与这种统一趋势并行的一种运营模式是市场化经营的公司、企业等，尤其是相关的房地产公司开发的新概念房产，更是铆足了劲吸引人们的眼球，并推动房地产转型与升级。这种模式的运营主体是公司、企业，其中又以公司物业为主。因为以营利为目标，公司的积极性非常高，投入非常大，且建立在高端市场分析与运营的基础上，有着充分的相关辅助手段，比如广告、市场宣传等，使这一模式在局部领域满足了部分高端消费群体的需要，受到了人们的关注，也得到了相关部门的支持。在当前阶段，这种模式还具有更加深入发展的前景和机会，如何进一步开发出新的真正满足老年慢性病患者需求的新概念房产，如何进一步规范化运作，才是他们真正需要努力的方向。

当然这种房地产公司开发的老年智慧居家服务型房地产还是局限在小型楼盘的基础上。从功能上来说，非常不健全，尽管有一些智慧设备，但是这些设备没有系统化，大多只是具备某种单项功能，即使拥有多项功能也没有有效契合，基本是单线、封闭运行，很难超越楼盘或公司本身的范围，没有通过嵌入互联网、物联网与更加广阔的社会资源连接起来；从效益上来说，主要专注在经济领域，老年人或者老年慢性病患者只是主要的营销对象，并非服务对象，而且对诸多其他社会服务资源来说，他们没有交融的机会，甚至他们之间还有一堵无形的墙，很难真正走向联合与统一，无法实现更大范围内的资源配置与调度，也无法在真正意义上满足老年人，尤其是老年慢性病患者的需要，无法减轻老年慢性病患者的社会压力。

另一种日渐受到重视的运营模式是一些大医院开展的远程医疗和一些健康管理公司开展的各种智慧服务。尽管从性质上来说，人们大多还是把带有公立性质的大医院界定为社会公益机构，但在现行的医院体制下，实际上这些医院和公司，因为它们大多数或明或暗地面临着“创收”的任务，一些民营医院更是如此。这种公司化的模式拥有更加先进的理念，依托先进的设备技术，也更具有智慧养老的单项功能性特征，也更加适用于老年慢性病的预防、治疗与康复，代表的是一种先进的老年慢性病患者智慧居家运营模式。但这种运营模式同样存在非系统化的问题，且受传统医疗模式的影响，仅仅关注于身体、生理方面，最多在老年慢性病患者的心理层面有所涉及，根本没有或无法关注到老年慢性病患者的社会生活等其他方面。与其他方面的社会资源几乎绝缘，偶尔有经济链接方面的服务等，社会服务方式也主要局限于医疗服务，除非偶尔老年慢性病患者无法支付款项，可能通过网络等为其募捐而已。

从总体上来看，在老年人口压力增大的情况下，无论是政府公益模式还是公司商业模式，都出现了很多智慧居家养老（包含了老年慢性病的照护等）的探索和试点，但无论何种形式的智慧居家养老（包含了老年慢性病的照护等）尝试，现阶段都主要处于零散分割的状态。它们的服务范围大多还只集中在某一个社区（或大或小）的试点，很多智能设备只是在单独分割使用[①]，并没有“居家”的系统化、集成化服务，服务方式和内容还过于单一，大多依靠智能系统远程监控老人的信息，医疗救助和生活便捷服务居多，精神慰藉、社会服务欠缺；服务对象大多是所有老年人，没有针对有特殊照护需求的老年慢性病患者群体（南京首家主要针对糖尿病患者的社区居家养老慢性病远程综合管理服务平台，是国内目前较少针对慢性病患者的智慧服务平台，将居家养老服务引向信息化、智能化）；智能系统倾向于个体化设计，没有形成各社区试点之间的共享交流机制[②]，更没有形成社区内外的共享共通机制，大量的社会资源无法进入系统以服务老年慢性病患者，更无法有效整合、调度与配置。

当前这些试点尚处在小型化实践阶段，没有形成一套系统性的理论模型[③]。各自运营模式不但各自为政，而且互不来往，甚至互相矛盾。没有

① 宁丹萍：《智慧居家养老服务需求研究》，硕士学位论文，湖南师范大学，2017，第23页。
② 宁丹萍：《智慧居家养老服务需求研究》，硕士学位论文，湖南师范大学，2017，第23页。
③ 宁丹萍：《智慧居家养老服务需求研究》，硕士学位论文，湖南师范大学，2017，第24页。

总体的关联与合作，没有形成一个统一、联合的网络智慧居家服务系统是其根本原因。这一缺陷也限制了智慧居家服务模式的进一步发展。因此，需要联合政府、企业、医院、社区、家庭、其他社会组织等主体共同参与智慧居家服务建设[①]，从老年慢性病患者的生理—心理—社会的社会医学角度建设老年慢性病患者智慧居家服务的系统集成，功能模块分区及其应用等。正是基于此，国务院办公厅2016年47号文件专门发文提出关于促进和规范健康医疗大数据应用发展的指导意见。虽然健康医疗大数据应用发展与老年慢性病患者智慧居家服务模式有一定的差异，不能完全等同，但是其发展基础、构想与目标等有着诸多相通之处，且互相联结，互为所用。

该文件规定到2017年底，实现国家和省级人口健康信息平台以及全国药品招标采购业务应用平台的互联互通，基本形成跨部门的健康医疗数据共享共用平台[②]。到2020年，建成国家级医疗卫生信息分级开放应用平台，实现数据共享，促进数据融合，并统筹区域布局。[③] 这个大数据的发展规划其实已经表明，公共资源的推动者和掌控者应该是国家和政府。老年慢性病患者智慧居家服务系统可以作为国家大数据战略的一部分融入其发展历程，尤其是医疗健康大数据。同时，作为社会弱势群体，政府的作为与保障也是老年慢性病患者安度晚年的重要保障。所以作为公共服务系统，老年慢性病患者智慧居家服务系统的设计、资源配置、硬件建设、配套支持等应该发挥政府主导者的角色。

政府是这一平台的“总设计师”，最大的“后台”。作为这么一个全国性的宏大平台，没有政府参与是不可想象的，就像一个大型的基础工程，它的设计、投资等都必须是政府的，因为它的受益群体是社会公众，具有社会公益性，且只有政府才具有这样的能力。事实上，在部分社区，政府已经在做这方面的尝试与探索。至于政府的具体管理形式，根据发展状况在不同阶段有多种可行的选择。

---

① 宁丹萍：《智慧居家养老服务需求研究》，硕士学位论文，湖南师范大学，2017，第24页。

② 钱军程、胡建平：《国家药品供应保障综合管理信息平台YPID编码规则与应用》，《中国卫生信息管理杂志》2019年第2期。

③ 钱军程、胡建平：《国家药品供应保障综合管理信息平台YPID编码规则与应用》，《中国卫生信息管理杂志》2019年第2期。

一是政府直接管理。在研究者看来，这个方法只能适用于老年慢性病患者智慧居家服务发展的初期。在这个阶段，由于本身发展的凌乱与分散，系统建设的主要方法是尝试和试验。作为系统化的居家服务，不仅仅是技术问题（而且现阶段可以说技术已经不是问题），更是管理问题，是各个服务主体通过智慧系统逐渐走向联合的过程，系统不断纳入新的服务要素、资源，结构持续建构与功能不断完善的过程。在这个阶段要逐步尝试根据不同类型的社区状况，在探索不同类型老年慢性病总体需求的基础上，进行基础性的智慧设施建设与配置，初步开展与互联网、物联网、社交网络、移动数据、智能设备等进行结合的尝试，动用政府的力量与资源不断推进，并不断融合国家的医疗健康大数据建设等其他战略，开展与其他战略进行匹配、链接的尝试；要尽可能地调动民众的积极性与参与热情，以新的概念与图景吸引民众，以新的理念鼓励社会资源进入，并通过地方典型建设与宣传扩大社会影响力和平台吸引力。

二是政府与社会力量合作共建。当老年慢性病患者智慧居家服务系统不断整合进新的社会资源、服务力量，并初步形成一个整体的、系统化的架构时，也就是这个平台日渐多元化，并不断与互联网、物联网、社交网络、移动数据、智能设备等日益深度结合的阶段。由于在这个阶段，老年慢性病患者智慧居家服务平台的活跃主体不再单一且日渐复杂化，应该鼓励相关社会组织参与平台建设，听取不同社会主体的意见，整合它们的要求，甚至可以直接组织它们之间开展对话，形成创意思路，合作探索，资源共享，合作配置，有效调度的氛围、习惯和机制。孵化新的社会服务组织，尤其是智慧社会服务组织，主动寻求与社会组织的合作，在诸多成熟的领域放手让社会组织进入主导者角色。政府在这个阶段的主要任务是“宏观调控，资源整合，服务调度”；主要功能是提供一个有一定标准和准入条件，具有一定规则与秩序，以及较高信任度、透明度的智慧居家服务系统总体框架。而社会组织通过各种规范的接口，广泛地嵌入老年慢性病患者智慧居家服务系统，并在各自的功能领域里提供专业服务，与其他社会组织和个人展开有效合作，并接受政府、社会和老年慢性病患者的监督和评价（这种评价主要是通过智慧系统，在打破信息壁垒的基础上公开进行。就像滴滴打车系统的星级评价，用户操作非常方便，并因此获得奖励）。

三是政府有限退出，社会力量全面进入的阶段，基本实现自营运。政府退出后，变为真正的“后台”，类似于传统理论中政府“守夜人”的角色，但仍然提供后台维护等基础性工程，以及系统建设与调整等工作。但这些工程和工作主要是由服务购买等模式间接达成的，如果条件成熟的话，可以与有关公司签订服务合作协议，由一些大公司托管，如百度、腾讯等，实现“公益化的目标，公司化运营”，由政府提供一定的考核标准，并公开、公平、公正地实施招投标程序，考核指标明示，考核过程公开，定期对托管公司发起考核、评估，并由此确定服务等级、托管条件等。另外，在一定条件下，政府也可以考虑由社会组织尤其是老年人协会介入、托管，设计某一个区域，某一个项目，让这些组织和服务机构逐渐成为智慧平台中活跃的主体。最有积极性做好这项工作的应该是老年群体本身，他们也最能把握和体会老年人需要什么，让他们介入这个系统的运行，肯定会大大有利于这个系统的完善与提高，也会大大推进老年人的自我管理意识，尤其是促进老年慢性病患者自我设计、自我预防、自我康复目标的达成，化被动治疗为主动干预。这个阶段老年慢性病患者智慧居家服务系统已经与互联网、物联网、社交网络、移动数据、智能设备等深度融合，也深度融入国家医疗健康大数据等其他战略，与其他社会生活高度一体化，基本实现老年慢性病预防、治疗、康复在社区智慧系统解决的设想。当然，由于高度数字化的信息特征，再加上大数据建设，各种老年慢性病患者智慧居家服务更有迹可循，各方行为更具有规范性、系统性，尤其是在自身的数据处理和计算能力提高的基础上，再辅以高度发展的人工智能等，将使老年慢性病智慧居家服务系统有可能像无人驾驶一样越来越具有较强的独立运营能力，也就更容易实现自营运。

综上，老年慢性病患者智慧居家服务系统的运营在当前阶段还没有出现统一、有效率并得到普遍认可的模式，它是根据自身的发展阶段和社会条件的变化而不断调整、不断发展的动态过程。在经历政府直接管理、政府与社会力量合作共建、政府有限退出，社会力量全面进入的阶段后，可以设想未来的老年慢性病患者智慧居家服务系统将形成一个依托政府搭建平台，多元主角参与（老年人自身将在其中发挥重要作用），具有开放性、动态性与自我调适性，智慧化发展的自营运体系。它将是一个连接外部资源、匹配其他战略、具有高度能动性与自我监督、评价和调适能力，并主动接受外界批评与监督的、透明的自营运系统。

第六章　老年慢性病患者智慧居家服务社会支持制度

老年慢性病患者智慧居家服务系统作为一个社会服务部门，它的发展需要社会其他部门、制度的支持与配合。国务院办公厅印发的《中国防治慢性病中长期规划（2017—2025年）》提出慢性病是严重威胁我国居民健康的一类疾病，我国居民的慢性病现已成为影响国家经济社会发展的重大公共卫生问题。我国居民慢性病死亡人数占总死亡人数的比例高达86.6%，造成的疾病负担已占总疾病负担的70%以上。[①] 一直以来，党和政府都高度重视慢性病防治工作，国民经济和社会发展"十三五"规划纲要和"健康中国2030"规划纲要均明确了"降低重大慢性病过早死亡率"的发展目标，并提出了"实施慢性病综合防控战略"的任务要求[②]。而现有的围绕分散、短暂的急性保健模式组织的卫生保健主要围绕医院、医生、医保展开，不能满足越来越多的患者特别是慢性病患者的需求，因此老年慢性病服务模式正在朝着依托社区的综合化照护方式趋势发展。在社会生活日趋智慧化的背景下，建设老年慢性病患者智慧居家服务模式是大势所趋、民心所向。老年慢性病患者智慧居家服务正在利用智慧系统的优势逐步实现这一目标。用社会支持理论分析研究智慧居家养老服务，构建老年慢性病患者智慧居家服务模式的社会支持制度系统，对促进老年慢性

---

① 国务院办公厅：《关于印发中国防治慢性病中长期规划（2017—2025年）的通知》，中国政府网，http://www.gov.cn/zhengce/content/2017-02/14/content_5167886.Htm，最后访问日期：2019年8月9日。

② 江丽娇、于倩倩：《我国居民慢性病变化趋势分析——基于国家五次卫生服务调查报告》，《中国卫生事业管理》2018年第11期。

病患者智慧居家服务模式的实现具有重要的理论意义和实践价值。

一 社会支持制度

关于社会支持的研究起源于西方精神病医学，经历了二战后的经济恢复、繁荣和发展后，人们逐渐发现人的需要具有多元性、丰富性和层次性。社会支持于20世纪60年代被首先提出，并在70—80年代迅速在学界引起共鸣与连锁反应，诸多预防犯罪学、社会工作等学科展开了对社会支持的应用与研究。因此，对社会支持的定义也就因为各自从不同的视角和研究需要出发而有数十个、上百个。早期有学者认为，社会支持是指通过来自他人或社会的支持，个体能够帮助人们解决生活或工作中遇到的各类难题，后来越来越多研究者把社会支持的定义扩展为任何帮助性的、助益性的行为都是社会支持。因此结合本研究的情况，社会支持就是社会中存在的个体、群体或组织向特定对象提供物质、心理、精神、制度、服务等方面的友善行为，并能为特定对象所获取并利用的过程。

社会支持的主体是指社会支持行为的发出者，它可以是自然人，也可以是法人，甚至可以是群体，具有多元性。一般来说，社会支持的主体由彼此关系密切且相互信任的个人与个人或组织构成。本研究界定的社会支持主体是指致力于为老年慢性病患者智慧居家服务提供各类支持的个人、群体和组织。社会支持的客体是指社会支持行为的对象，国外学者研究认为，所有需要支持的个体或群体都被囊括在社会支持的客体中；国内学者研究认为，社会支持的客体具有特指性，即社会弱势群体。而本研究将社会支持的客体界定为居家养老服务模式下的老年慢性病患者。从某种程度上来说，这一群体也可以被称为“社会的弱势群体”。社会支持的内容涵盖了社会支持主体所提供的服务和资源等内容[①]，社会支持的内容具有丰富性和层次性，可以是物质上的，也可以是精神上的，还可以是制度上的或者情感上的。几乎人类所有有需求的对象都可以视为社会支持的内容，既有有形的，也有无形的。而老年慢性病患者智慧居家服务社会支持的内

① 修宏方：《社区服务支持下的居家养老服务研究》，博士学位论文，南开大学，2013，第34页。

容则包含了物质、精神、情感、信息等不同社会层面的支持，既具有主观方面的内容，又具有客观方面的内容，是涉及多个层面的、综合性的支持内容。

与社会支持有关的规范之和称为“社会支持制度”。社会支持制度往往涉及不同方面，由不同方面共同构成的制度体系为社会支持制度体系。因此与老年慢性病患者智慧居家服务社会支持有关的规范之和称为“老年慢性病患者智慧居家服务社会支持制度”。老年慢性病患者智慧居家系统贯穿社会的各个部分，连接各方的社会资源，共同服务于老年慢性病患者，因此老年慢性病患者智慧居家服务需要一个广泛的社会支持制度体系来促进老年慢性病患者智慧居家服务的发展。随着 IBM“智慧地球”理念的提出，智能化技术开始被应用于我们生活中的方方面面，如智慧社区、智能医院等，同时这种智能化的渗透又进一步引起社会生活模式与社会治理模式的变化，它们从不同方面构成老年慢性病患者智慧居家服务的体系环境。因此，老年慢性病患者的社会支持制度体系应该建立在家庭基础之上，辅以政府的相关政策保障，依托社区为养老服务平台，并运用现代科学技术整合企业、非营利组织的社会组织携带的资源以及各种养老服务资源①。这主要涉及智慧居家设施保障、智慧居家医疗卫生、智慧居家长期护理保障、智慧居家社会保障、智慧居家人才保障、智慧居家社会资源利用等。

二　老年慢性病患者智慧居家服务社会支持制度体系

老年慢性病患者智慧居家服务社会支持制度体系是指老年慢性病患者智慧居家服务社会支持制度的构成框架及其内容，主要包括老年慢性病患者智慧居家设施保障制度、老年慢性病患者智慧居家医疗卫生制度、老年慢性病患者智慧居家长期护理保障制度、老年慢性病患者智慧居家服务人才保障制度、老年慢性病患者智慧居家社会保障制度、老年慢性病患者智

① 修宏方：《社区服务支持下的居家养老服务研究》，博士学位论文，南开大学，2013，第51页。

慧居家社会资源利用制度、老年慢性病智慧居家服务效益评估制度等方面，下面我们分别就其不同方面展开分析。

（一）老年慢性病患者智慧居家设施保障制度

完善的居家设施是老年慢性病患者能实现安全、便捷、健康、舒适的智慧居家养老的保障和前提。所谓的智慧居家设施就是把现代智能化技术应用到居家设施建设中，使居家设施体现出智慧化、人性化的特点。从功能角度看，智慧居家设施应该具备以下四个方面的基本功能要求：安全防护、高效管理、远程控制和家庭智能化。实践过程中重要是集中在生活服务设施、医疗保健设施、文化活动设施和安全保障设施等方面的建设。例如，铺设重力感应地板等智能家居材料，当老人发生意外摔倒时即时将警报信息传输给老年人子女；佩戴智能手表等移动设备，实现对老人的户外安全及行踪的全程远程监控。一方面，智慧居家设施通过利用科学技术，借助一定的工具对居家老人进行一个全方位的保护，以此来缓解老年人口日益增多而劳动力人口日益减少的压力；另一方面，智慧居家设施能够应对老年人身体机能出现不同程度的退化，对外部环境变化的适应能力降低等带来的一些养老问题。智慧居家设施建设是老年慢性病患者智慧居家服务的基础工程。没有智慧居家设施，老年慢性病患者智慧居家服务便成了空中楼阁，无法真正实现智慧居家养老服务的功能。因此要努力构建具有保障性的智慧居家设施制度，即智慧居家设施保障制度。智慧居家设施保障制度是确保老年慢性病患者智慧居家设施有效运行的制度，包括智慧居家设施的管理、智慧居家设施的运营模式、智慧居家设施的监督这三个方面。

1. 老年慢性病患者智慧居家设施的管理：以社区为主体的联合治理

智慧居家设施不仅仅局限在老年人家中的智能家居和穿戴设施，往往还会涉及社区的信息平台建设、老年人健康状况收集等方面。在实际过程中，智慧居家设施往往又是由一些公司所开发并进行保养、维修等管理的。这些情况就会导致在智慧居家设施的推广过程中，涉及很多主体：政府、企业、社区、老年人自身。应该由谁担任建设智慧居家设施的责任？不考虑好这个问题，智慧居家设施的建设就会受到很大的影响。张壁和何云峰研究的福利多元主义分权理论基于社区建设与发展视角，提出了有关福利服务中的行政权分配和流动的主张。福利服务中的行政权不仅要由中央下放到地方，同时还要从地方再转移至基层社区。因此，在权力从上级下放到社区的过程中，真正地让社区居委会成为“自我管理、自我教育、自我服务”的群众性自治组织，以及提升社区养老服务的社会参与度，这是我们推行社区养老过程中亟待处理的关键问题[①]。

综合考虑，老年慢性病患者智慧居家设施作为智慧系统的基础部分，涉及不同主体和不同层面，社区是其最佳管理主体，社区管理是充分发挥社区资源整合优势最主要的原因，它能够为居家养老提供更加便捷和多元化的支持，提高居家养老的老年人的生活质量。在减轻政府负担的同时，提供更多就业岗位并充分利用社区资源，可以优化对社区老人的照顾，实现多赢局面。另外，老年慢性病患者智慧居家设施还涉及社会、企业和政府等，牵涉统一管理的不同部分拥有不同的权限与责任，这些无法全部由社区掌握，因此老年慢性病患者智慧居家设施应该在以社区为主体的前提下，依靠老年慢性病患者智慧居家服务系统实现联合管理，共同努力，同心经营，勠力服务老年慢性病患者，才能实现老年慢性病患者智慧居家设施的有效管理、高效运行。因此，由社区作为老年慢性病患者智慧居家设施的管理主体刚好可以起到承上启下的作用，还可以进一步促进社区的发展并反哺老年慢性病患者智慧居家服务系统。

2. 老年慢性病患者智慧居家设施的运营模式：网络化运行

老年慢性病患者智慧居家设施的运营是以所有权为基础，但又不完全依赖于所有权。它可以在使用、占有的基础上进一步拓展相关方的协同行动，会涉及不同层次、诸多方面。因此，老年慢性病患者智慧居家设施的运营需要各方在智慧居家系统的基础上实行网络化运行。智慧居家设施的网络化运行是指通过信息服务平台连接各个不同层级、不同方面的智慧居家设施，以实现智慧居家设施的共联共通，联合行动的过程。这样才可以连接不同层次、不同方面的智慧居家设施实现协作与共同行动。老年慢性病患者智慧居家设施的运营包括：信息服务平台的搭建、智慧居家设施的开发部署、智慧居家设施的推广应用。

（1）信息服务平台的搭建。信息服务平台的搭建是老年慢性病患者智

① 修宏方：《社区服务支持下的居家养老服务研究》，博士学位论文，南开大学，2013，第28页。

慧居家设施运营的核心。信息服务平台的搭建是支撑智慧养老实现、体现智慧科技的重要措施。它利用先进的互联网、云计算等新一代信息技术手段，通过整合政府、社会及社区家庭的资源，构建面向家庭、社区和机构的平台，为养老提供更便捷、更高效、更灵活的物联网系统与信息平台。例如，在北京，采用 NEC 的平板电脑管理系统的智能老年公寓信息化系统[①]，不仅实现了移动生活护理，还为当地的老年居民赢得了医护保障；济南的智能居家养老服务中心，通过互联网、物联网等技术，为居家老人制定个性化养生、保健方案。信息服务平台不仅有互联互通的作用，同时也是一个智能化数据中心，通过采集信息并进行汇总来监控老年人的身体健康状况，同时提供针对性的服务。

（2）智慧居家设施的开发部署。老年慢性病患者的需求是智慧居家设施开发部署的原动力，智慧居家设施的开发部署与老年慢性病患者形成了双重关系：一方面是老年慢性病患者智慧居家设施要服务于老年慢性病患者的需要，另一方面是老年慢性病患者智慧居家设施要根据老年慢性病患者的需求来开发。这种双重关系的互动就是通过网络化的信息互通共联才得以不断进行的。众所周知，老年人的健康和生活需求非常多，针对老年人的不同需求，目前的康复和生活照料产品主要有以下几种：穿戴式、便携式、固定式、移动式、非接触式、无意识触摸式等。智慧居家设施的运用可以保证随时随地将老年人的具体情况输送到信息平台上，进而与民政部门、社区服务中心和街道办、医院、家人等想要了解老年人的机构、人员保持密切联动，及时提供健康状态的监测数据，从而保障老年人的身体安全。如果没有智慧居家系统网络不断地输送收集到的信息，智慧居家设施就无法不断地进行自我完善与发展，就不会形成有意义的开发与部署。

（3）智慧居家设施的推广应用。老年慢性病患者智慧居家设施的推广应用更是以网络运行为基础的，各种智慧居家设施的智慧功能的发挥都是在网络化的基础上进行的，把智慧居家设施收集的信息通过网络进行综合收集、集成分析、精准反馈与推送才能达成智慧化的效果。目前，市场上主流的智能家居系统主要分为智能灯光控制、智能电器控制、安防监控系统、中心控制系统等几部分。它们都具有网络化、智能化、智慧化的特

---

① 陈豪、唐艳昕：《西湖区“智慧养老”应用探索》，《杭州科技》2014 年第 4 期。

点：能够根据不同情形确定如何提示老人或者联系老人的亲友、社区等。比如，当老人跌倒的时候联系社区护理人员，或自动提醒老人出去散步，按时吃饭、吃药等。安装在家中的监控设施能够使远在他方的亲属知道老人的具体情况等。这些智慧居家设施的推广应用，保证居家老人在家能得到全方位的呵护。目前，在一些地区已经广泛运用“健康小屋”的模式，开展自助终端智能体检，它可以全面采集老年人身体的各项指标，网络系统能够自动上传检测结果至服务器终端，并将各类数据存入健康档案的数据库中。这些终端设施的运用是智慧养老的重要体现。

智慧居家设施的应用，使针对老年人身体健康状况的信息收集和突发事件的处理更准确、更便捷。信息服务平台的搭建通过整合资源能根据老年人的不同状况提供有针对性的服务。智慧居家设施的运行都是基于信息网络技术实现的，具体运营模式见图 6－1。

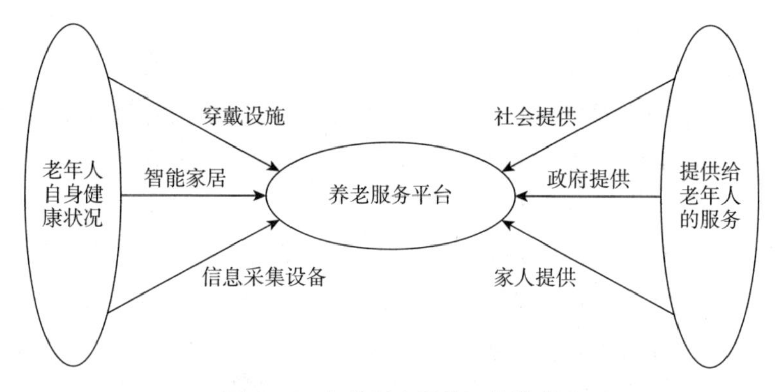

图 6－1　智慧居家设施运营模式

图 6－1 只是简单地构建出了智慧居家设施的运营模式，但还是可以直观地看出网络化的运行是其基础，尤其是养老服务平台在其中扮演着类似于中介的角色。其工作原理是基于地理位置的确认与电子 ID（装有老年慢性病患者特殊的个体化的信息，比如名字、性别、生活方式特征与健康状况等，发展到一定程度可以和身份证号码、社会保障号码等合一），在锁定服务对象之后，针对锁定的服务对象与居家服务设施收集的数据进行初步分析、了解老年人真实需求，再依据用户需求就近配置服务资源。[①] 它

① 陈玉琢：《信息化服务构建智慧养老平台》，《中国企业报》2013 年 11 月 19 日。

通过现代科学技术快速准确地收集信息，精准提供养老服务，以保障居家老人的养老问题，从而体现了智能化、人性化的特点。

3. 老年慢性病患者智慧居家设施的监督：监督网络

老年慢性病患者智慧居家设施的监督，是老年慢性病患者智慧居家服务系统利用智慧系统优势在政府的组织、领导下，在社区主动配合和提高居家老人等主体参与积极性的前提下，以建设更好的有利于居家老人的服务设施体系为目标的，对居家设施建设过程中的内部各项工作及其运行进行的监督。我们已经讨论过了对智慧居家养老设施进行以社区为主体的联合管理，在智慧居家设施的运行过程中会涉及很多的主体与不同方面，因此要建造起一个包括各个主体在内的总体化全程监督网络，只有这样才能保障智慧居家设施的高效、平稳运行。

（1）建构并完善老年慢性病患者智慧居家设施的政府监督网络。政府在老年慢性病患者智慧居家设施的监督过程中发挥着特殊的作用，尤其是在老年慢性病患者智慧居家服务系统的初级发展阶段。政府及其部门对老年慢性病患者智慧居家设施的监督管理职能主要体现在三个方面：一是建立一套贯穿各部门内部和各部门之间的监督体制，各部门内部和各部门之间既分工明确，又合作密切，由此能够具备更高的指导性和可操作性。二是提升对与老年慢性病患者智慧居家设施密切相关的服务规章、政策执行过程中的检查力度，确保养老服务政策的真正落实到位。三是对老年慢性病患者智慧居家设施的经营行为与管理行为的监督管理。通过高效能监管，有利于真正落实居家养老服务功能，有效衔接各个环节，进而确保资源的合理配置和利用，如此才能有效保障老年人的合法权益。

在实践中，人们对养老机构的监督管理非常重视，这些其实都可以为老年慢性病患者智慧居家设施的监督提供很好的依据、借鉴与参考。例如，上海、天津等地都已出台关于养老服务机构的申办、运行监管的相关规定，并定期进行评估；宁波等地还对养老机构进行了系统的安全隐患排查工作；潍坊老龄工作委员会办公室与潍坊市民政局联合下发通知，将对全市各级养老服务机构负责人和护理员进行职业技能培训，在全市范围内实现持证上岗；《江苏省志愿者服务条例》对志愿者的各项支持和保障给予了规定；昆明市在《关于支持社会力量兴办养老服务业发展的实施意见》中对财政拨款、组织协调、设施规划与建设、专业人才的培养及舆论导向等方面都进行了明确、细致的分工。近年来，北京市采取了一系列措施：一是制定《养老服务机构服务质量标准》《养老服务机构服务质量星级评定与划分标准》《养老服务机构老人健康评估规范》等一系列标准，以解决养老服务机构的监督管理长效机制等问题，具有很强的科学性、可行性和实用性。二是建立养老服务标准化操作体系。养老服务过程涉及社会多个职能管理部门，现代社会分化不断加快，社会分工越来越细，这就越来越需要政府各部门加强协作，只有通过标准化管理，才能使社会化管理体现在养老服务的各个环节。三是加强对养老服务供给主体及其人员的监管。坚持培育和监管并重的原则，严格按照《社会福利机构管理暂行办法》《养老护理员国家职业标准》等的要求，重点加强对养老机构在基础设施、日常管理、服务质量和人员队伍方面的监管，并建立相应的奖惩制度①。

这些监督措施都为老年慢性病患者智慧居家养老提供了前提条件和基础。但是随着老年慢性病患者智慧居家服务的进一步发展，政府监督模式必然要做相应的调整：一是制定的标准要考虑到老年慢性病患者智慧居家服务的特殊性和智慧建设的特殊性，增加服务质量的层次性要求，划分标准要明确智慧设施硬件要求和智慧服务体验软件审核，星级评定要更加重视老年慢性病患者体验数据的收集等。二是通过智慧化建设的特殊有利条件进一步推进老年慢性病患者智慧居家服务的标准化体系建设。智慧化的最大优势就是既能满足个性化的需求，又能推进标准化体系的建设，还是拓展服务领域、整合服务资源、开展各方协作的必要条件。三是通过建立直接的智慧化监管设施与设置，先天性地促进对各个服务主体的监督。比如，建立服务现场监控设施、数据储存机制与可回溯机制等，使老年慢性智慧居家服务的监管更加透明化和可信任、可依赖。

（2）建立老年慢性病患者智慧居家设施的社会监督网络。社会监督是老年慢性病患者智慧居家设施监督机制中至关重要的部分，尤其是对老年慢性病患者智慧居家服务设施建设的财政资金、捐款等，可以充分发挥社会力量的监督作用，是老年慢性病患者智慧居家服务监督机制的发展优势。社会力量监督主要包括三个部分。

---

① 孙飞雪：《浅议社会化居家养老模式中的政府定位》，《现代妇女》（下旬）2011 年第 4 期。

一是公众的监督。随着社会文明的发展，公众越来越愿意参与公共事务的治理，也更加关注公共事务的财政资金和捐款使用情况，各级组织一方面要通过一定的方式公布财政资金、捐款和实施项目的状况，满足公众知情权，并接受来自公众的咨询、查询，使其运作透明化；另一方面要让公众监督渠道更加畅通，通过制度保障，增强公众监督的主动性。二是媒体监督。公众往往通过大众传媒等渠道获取信息，因为媒体具有普及范围广、影响力大的特点，对社会舆论起着很大的作用，媒体的监督能够对各级政府的管理者形成强制性约束。通过各类媒体的作用，建立起社会监督的数字化平台①。三是评估监督。在借鉴已有经验的基础上，利用老年慢性病患者智慧居家服务模式的智慧化、系统化、整体化的优势，革新我国现有评估制度与评估方式，大力推进体验式参与评估、全数据型评估、专家散布式评估、志愿评估等新型评估模式，逐步建立对老年慢性病患者智慧居家设施的第三方评估制度等，在大力增强评估的可靠性、参与性、可信性、可及性和权威性的基础上，以评估为监督，形成智慧居家设施的评估与监督良性互动，共同促进老年慢性病患者智慧设施建设与运行的高效发展。

（3）逐步实现老年慢性病患者智慧居家设施的自我监督。这是智慧居家设施的最大优点与特色。通过智慧居家系统的数据分析、社会计算、人工智能等可实现老年慢性病患者智慧居家设施的自我监督，从而进一步推进老年慢性病患者智慧居家设施的自我完善与进步。当然这种智慧居家设施的智慧监督不可能一蹴而就，它需要5G等科学技术的进一步发展，也需要一个自我积累、逐步推进的过程，同时还需要一个科技与伦理的自我把控，否则就像人们讨论的机器人的未来一样，如果一个智慧化的系统（等同于数个机器人的社会集合体）变成了一个自主的、完全脱离人类，乃至超人类社会的力量，那就远远脱离了老年慢性病患者智慧居家系统最初的目的。

（二）老年慢性病患者智慧居家医疗卫生制度

老年慢性病患者智慧居家医疗卫生服务的医疗模式正在逐步实现由被

① 关玉琴：《完善我国慈善机构监督机制的对策建议》，《经济研究参考》2008年第70期。

动转向主动、由治疗转向预防、由住院治病转向社区康复的转变，医疗服务机构势必将拓展覆盖居家健康监测的居家养老服务[①]，努力把老年人健康地留在家中。“居家医疗”指的是以居家的形式，依托全科医学背景，为老年慢性病患者提供医疗、康复和心理疏导等服务。老年慢性病患者智慧居家医疗卫生制度就是指通过智慧居家设施、社区医院、社区等对老年慢性病进行检测、控制、管理等系列居家医疗服务的行为规范。老年慢性病患者智慧居家医疗卫生制度的建立，有利于全科医生制度不断完善，优化医疗卫生领域资源配置，形成基层医疗卫生机构与城市医院两者间合理分工的分级诊疗模式[②]，缓解基层医疗卫生资源不足的结构性矛盾；有利于为群众提供连续协调、方便可及的基本医疗卫生服务，实现15分钟医疗卫生服务圈（实质上，智慧居家医疗卫生能够实现更多、更快捷的服务），有利于解决患者“看病难”和“看病贵”的问题。建立老年慢性病患者智慧居家医疗卫生制度，在培养一批基层高素质全科医生、提升基层医疗卫生服务质量的同时，也有利于促进基本医疗卫生服务的公平性、可及性与公共性。

1. 建立健全老年慢性病患者智慧居家医疗卫生筹资机制，促进智慧医疗卫生的均衡发展

老年慢性病患者智慧居家医疗卫生服务现阶段的关键是缺乏基础设置与设施：一方面是各方局限于传统的时空观念、组织思维与行为模式，无法打破彼此界限，实现医疗卫生资源的共享共通；另一方面是基层社区医疗卫生资源的薄弱、老年慢性病患者智慧基础设施建设的滞后，导致老年慢性病患者、家庭等当事人与相关者在参与医疗卫生过程中的被动与缺席。要从根本上改变这一现状的首要任务就是建立健全老年慢性病患者智慧居家医疗卫生筹资机制，以解决一些基础性的问题与矛盾。因此，在建设老年慢性病患者智慧居家医疗卫生制度的过程中，首先要建立健全老年慢性病患者智慧居家医疗卫生筹资机制，从根本上来说是要致力于解决智慧医疗卫生投入上的结构性矛盾。

一是明确各级政府在老年慢性病患者智慧居家医疗卫生制度建设过程

① 刘晓：《居家医疗服务新理念》，《中国医院院长》2014年第18期。

② 郑敏芳、王馨：《社区居家医疗发展模式探讨》，《中国乡村医药》2014年第16期。

中的资金投入责任。目前，中央政府和省政府的财政收入在整个国家的财政收入中占有绝对支配地位。从理论角度分析，中央政府能通过集中资金实现居家医疗卫生的转移支付，进而能够解决老年慢性病患者智慧居家医疗制度中的一些重大卫生问题。但是在实践中财政体制只侧重于对收入的划分，而未重视对支出责任的划分。中央政府和地方政府在事权和财权方面划分不均衡，公共财政体制不到位，将更多的支出责任交给了地方政府。[①] 从支出结构上看，中央政府支出占卫生预算支出比例偏少，其他均为地方支出，尤其是县、市两级卫生支出。这样，经济比较发达的县、市还能够确保资金投入，对于经济欠发达、财力薄弱的县、市而言，就很难确保资金投入了。要切实加强居家医疗卫生事业的发展，必须重新划分政府间的财权和事权。在财权没有改变的情况下，必须将支出责任向上转移。这就需要依照建立公共财政体制的要求，加强中央政府和省政府对居家医疗卫生转移支付的力度，建立合规的居家医疗卫生专项转移支付制度，并针对性地解决居家老人的若干重大公共卫生问题[②]。二是依靠智慧居家服务的体系优势，将政府财政支持领域明确定位于公共卫生服务。事实上，如果没有智能化设施收集相关数据，是无法精准确定各医疗机构提供的公共卫生服务性质、数量和质量的，医疗卫生机构迫切需要一定程度的财政补助，但这块“唐僧肉”的支出效率还比较低下，不能满足医疗卫生机构的改革。要提高支出效率，必须按照卫生服务的性质、数量和质量，而不是按照机构的性质补偿公共卫生服务。应当对医疗机构提供的公共卫生服务数量和质量进行科学评估，根据评估结果确定财政补助额度，而很明显，只有通过智慧居家服务体系才能可持续、公开化、高效率并可信赖地进行评估。三是改进投入方式，提高投入效率。我国对医疗卫生机构的投入方式曾经是按照人头将资金直接补助给服务供给方。这种方式会导致低效率和劣质服务，并且直接导致机构的膨胀。政府可以将补助发放给服务对象，由其选择服务供给方。通过投入方式的改变可以促进供给方的竞争，竞争机制下的供给方就会自动降低服务成本以赢得用户信赖，积

---

① 李宁：《中国农村医疗卫生保障制度研究》，博士学位论文，中国农业大学，2005，第17页。

② 鄢洪涛：《我国农村医疗卫生制度的适应性绩效分析》，《湖南社会科学》2013年第6期。

极提高服务质量，切实扩大服务对象的选择范围。

2. 构建新型老年慢性病患者智慧居家医疗卫生的医院协调与合作制度，努力促进远程医疗、协作医疗

由于医疗资源主要集中于大城市的二、三级医院，社区医疗机构的医疗资源、技术水平较低，不利于老年慢性病患者智慧居家服务的发展，极大地限制了老年慢性病患者行动的便利，也抑制了他们居家生活、治疗和康复选择的可能性，造成了大医院人满为患的现象，因此国家与社会大力提倡医疗卫生服务双向转诊制度。老年慢性病患者智慧居家服务系统刚好在诸多方面具有自己的独特优势，从而能加强医院之间的合作，突出上级医院对社区医院的支持，并促进远程医疗、协作医疗，进而在更广泛的意义上、更深刻的内涵上实现老年慢性病医疗卫生事业的双向转诊制度。

要通过老年慢性病患者智慧居家服务系统推进社区卫生服务中心首诊制、家庭医生制、家庭病床护理制、双向转诊制等制度的完善；[①] 要通过老年慢性病患者智慧居家服务系统等努力实现上级大医疗机构对社区医疗机构的支持（比如，可以实行知名专家到社区医院网络坐班问诊制度）；要通过老年慢性病患者智慧居家服务系统实现远程医疗（比如，可以实行远程医疗考核制度等）；要提倡通过老年慢性病患者智慧居家服务系统实现医疗设备的社会化经营，实现共享医疗。国外的经验表明，对于一些昂贵的设备，可以采取社会化经营的方式。这样，对医疗卫生机构来说，可以降低成本；对患者来说，可以减轻医疗负担；对设备购买者来说，由于具有规模效应，还可以获得较高的经济回报。因此，今后应当鼓励对昂贵的医疗设备实行社会化经营，也可以采取由不同机构共同分担成本的方式，共同利用设备，以降低运营成本。社区医院与上级医院的协调与合作其实不仅仅是对社区医院的支持，也是对上级医院科研与医院工作的协作，可谓双向互利，各收所益。在实施过程中，可以由试点逐步向推广转变，分阶段、分步骤建立，进而不断查漏补缺，完善运行机制。[②]

---

① 吴娜：《长沙城市社区医疗卫生服务问题研究》，硕士学位论文，湖南师范大学，2012，第45页。

② 吴娜：《长沙城市社区医疗卫生服务问题研究》，硕士学位论文，湖南师范大学，2012，第45页。

3. 努力实施强基固本的帮扶制度，扶持社区医院和老年慢性病患者智慧居家医疗卫生设施发展，促进社区医疗卫生服务的智慧化

老年慢性病患者智慧居家医疗卫生服务才刚刚起步，目前社区医疗卫生服务补助偏低，尤其是大部分地区的大量智慧居家医疗卫生设施还没有真正发展起来并形成有效应用，给予其各个方面的扶持与鼓励（尤其是资金投入方面）就显得必不可少了。但目前是政府大部分的扶持资源依然集中在作为二、三级医疗机构的大型医院，社区卫生机构还处于空白区。针对目前社区服务提供中存在的种种问题，必须从加强对社区卫生机构的规划，提高从业人员综合素质，改善社区诊所医疗条件和社区医生的待遇，完善社区医药管理体制等各方面着手，加强社区医疗机构建设。受财力所限，在信息化网络建设中资金缺口大，很多社区并没有建立起智慧居家医疗卫生信息服务平台，但建立了纸质的信息档案。然而，纸质的信息档案具有利用率较低、信息资源不便共享的特点，不能高效发挥社区卫生的服务功能。通过搭建智慧居家医疗卫生服务平台可以将居家健康监护设备采集到的包括血压、体重和血糖等数据，通过智能手机或电脑自动上传到医院的远程监控数据库中，然后与电子病历系统整合。医生在电子病历系统中不仅可以查询患者在院留存的数据，还可以即时查看患者上传的健康监护数据。同时，患者也可以通过门户网站查看自己的健康信息。

我国卫生部时任部长陈竺在2010年全国卫生工作会议上提到要重点建设以居民电子健康档案为核心的区域医疗信息平台和以电子病历为基础的医院信息平台，逐步将传染病报告、医疗应急、医疗监督、医疗服务、新农合、妇幼医疗、社区医疗卫生服务、采供血等方面的信息系统进行对接，连点成面，促进医药、医疗信息系统整体建设，防止和减少信息孤岛的问题。[①] 目前，有些社区养老服务的慢性病监测逐渐智慧化。南京市鼓楼区的“智慧养老试点”，有慢性病且行动不便的老人已经开始使用初级智慧养老系统；厦门思明区“中华社区街道公共卫生服务中心”，开发了慢性病远程管理系统，并搭建“健康小屋”采集数据。[②] 通过现代化手段

---

① 张雅洁：《卫生部陈竺部长在全国卫生工作会议上强调信息化建设》，《中国卫生信息管理杂志》2010年第1期。

② 飞尚集团：《智慧养老行业现状》，道客巴巴网，http://www.doc88.com/p-8085463620579.html，最后访问日期：2019年5月5日。

逐步实现健康档案的信息化管理，从而提高其利用率。准确的健康档案有利于各级医院掌握居民的身体状况及变化趋势，更有针对性地对疾病进行防治，使各类医疗服务有效地开展。

4. 建立、健全老年慢性病患者智慧居家医疗卫生服务的法制建设

法律得以顺利实施的保证是法律的权威性，而我国现有的社区医疗卫生服务的法律法规层次较低、缺乏权威性，现有的立法机关没有针对社区医疗卫生服务制定相关方面的法律，只有一些由国务院制定的法规和地方性法规以及政府部门的规章、政策性文件。如 1999 年的《关于发展城市社区卫生服务的若干意见》、2002 年下发的《关于加快发展城市社区卫生服务的意见》、2006 年的《关于发展城市社区卫生服务的指导意见》等都是由国务院或者下属部门颁布的。[①] 法律法规应该由全国人民代表大会审议制定，因为最高立法机关制定的法律能提高法律的权威和尊严，为社区医疗卫生服务的法制化进程奠定坚实的基础。

社区医疗卫生服务法制化建设的滞后性导致政策并不能在实际工作中落实到位，从而制约社区医疗卫生服务的发展。尤其是在当前社区医疗卫生服务法制化建设本身就滞后、权威性不足的同时，老年慢性病患者智慧居家医疗卫生服务又因为全新的行为模式与工作方式提出了一系列新的问题。比如，联合医疗如何进行，责任模式如何，智慧居家医疗卫生设施如何建设、营运，智慧居家医疗卫生服务事业如何投入，如何与原来的基层社区卫生服务事业协调？当然一些智慧居家医疗卫生模式已经在其他地方展开探索，如医疗设备的社会化经营与共享医疗，只要借鉴其成功的做法并将其纳入老年慢性病患者智慧居家医疗卫生服务制度并加以法制化就可行。比如，作为社区共同财产的一些智慧居家医疗卫生设施——“健康小屋”如何实现共享运行就可以借鉴大型医疗设备的社会化共享运营的一些具体做法并将其纳入法制化的议程。可以肯定的是随着老年慢性病患者智慧居家医疗卫生服务事业的发展，其法制化的需求将日益迫切，没有法制化的支撑，其很有可能陷入无序化的内耗，最终使这个具有无限前景的新的社会事物失去发展的机会与潜力。

---

① 吴娜：《长沙城市社区医疗卫生服务问题研究》，硕士学位论文，湖南师范大学，2012，第 1 页。

（三）老年慢性病患者智慧居家长期护理保障制度

老年慢性病患者智慧居家长期护理服务是以智慧居家系统为依托的居家式长期护理服务，是在智慧系统的统合下，由社会服务机构上门或远程提供的专业化和非专业化的服务。老年慢性病患者智慧居家长期护理服务有利于提升家庭养老功能、强化老人居家养老的观念，减轻家庭成员压力，继而满足老人居家护理的需求。不可否认，在当前的社会条件及其发展趋势下，依靠传统的人力服务实现老年慢性病的长期护理服务几乎没有可能，因此必须依托老年慢性病患者智慧居家系统的优势，以坚持发展以社区为依托的居家式长期护理服务为核心，延伸远程服务，整合养老服务资源，为老人提供便捷、低价的长期护理服务，让老年慢性病患者实现在家安度晚年的愿望。

1. 根据个人实际需要，按不同类型服务需求，确定老年慢性病患者智慧居家长期护理服务的项目、内容等

居家长期护理服务在中国还是一个较为创新式的事物，其服务项目、内容、方式等都还在探索中，较高层次的、统一的标准也还在探索中，更遑论老年慢性病患者智慧居家长期护理服务的项目、内容和方式了。特别是，由于老年人自身情况的不同，不能提供“一刀切”的服务项目、内容等，而要根据老年慢性病患者本身的需求提供有针对性的长期护理服务。老年慢性病患者智慧居家长期护理的服务对象主要是由于慢性病（也包括一些急性病转化而来的慢性病）而轻、中、重度失能的、居住在家或社区机构中的老人。通常在传统的医疗模式下，重度失能老人以入住专门的护理机构为最佳选择；轻、中度失能老人则主要被安排在社区进行护理；家庭护理的对象以居住在家的失能老人为主，一般是轻度失能老人。[①]

但是专门的护理机构不仅价格昂贵，而且违背当前大多数老年人的意愿与传统，同时由于社区机构缺乏一些专业康复治疗设备，护理人员与专门护理机构的人员相比较缺乏专业性，家庭护理弱化，再加上人工护理费用的昂贵与护理信任的缺失等，造成人们普遍不愿意回家护理，从而导致大医院人满为患的现象。另外，很多在家的老年慢性病患者甚至放任式治

---

① 李朝静：《上海市失能老人长期护理服务体系研究》，硕士学位论文，上海工程技术大学，2013，第61页。

病与养老，处于听天由命的状态，结果造成社会资源的极大浪费与老年慢性病患者的健康、生活质量等的直线下降。延伸老年慢性病患者智慧居家系统，通过确定老年慢性病长期护理的具体项目、内容与方式促进这一全新的居家长期护理方式的建立、发展与完善，则是当代中国解决这一问题的根本办法。

2. 合理划分权责，构建多渠道、多主体的老年慢性病患者智慧居家长期护理筹资管理机制

老年慢性病患者智慧居家长期护理的筹资机制是老年慢性病患者智慧居家长期护理发生发展的基础。对老年慢性病患者智慧长期护理筹资机制有两个基本选择：一个是将其纳入当前中国正在实践探索的长期护理保险框架，另一个是建设独立的老年慢性病患者智慧居家长期护理的筹资机制。根据当前居家长期护理的基本情形与老年慢性病患者智慧居家护理的特征，本研究认为最好的筹资机制是在两者之间走第三条道路：将老年慢性病患者智慧居家长期护理的主要项目、内容纳入长期护理保险框架，同时发挥老年慢性病患者智慧系统的优势，努力促进地方型、社区型乃至个体型的多渠道、多主体的筹资机制。目前，中央尚未建立相关法规政策，各地方大胆投入实践与创新，因地制宜，结合当地特色发展老年护理事业，尤其是有针对性地建立当地老年慢性病患者智慧居家长期护理制度的相关发展规划和筹资机制。在构建制度伊始，应该重视城乡之间的契合和制度的整合，依靠老年慢性病的一体化智慧系统，着力推进城乡护理体系一体化。

老年慢性病患者智慧居家长期护理费用支出规模庞大，老年人由于资金有限而不能承担相应费用，进而导致护理风险不能有效解决；如果依靠政府大量投入，会给国家财政收支带来压力，不利于经济发展。因此，养老的长期护理费用需要多方面、多机制参与，必须建立长期护理费用的多渠道融资机制，实现政府、社会和个人的多主体分担。可参照国际经验，对社会性长期性护理保险实行公费负担 50% 以上。其中，国家、省（自治区、直辖市）、县（市、区）按照一定比例分担，40 岁（或 50 岁）及以上的被保险人承担一定缴费责任，各级政府要调整财政支出结构，逐步提高长期护理保障支出占财政支出的比重，巩固现有筹资渠道，积极开辟其

他资金来源。[①]

老年慢性病患者智慧居家长期护理制度保障能否有效发挥其作用，关键在于其能否提供充分且优质的护理服务。当前，长期护理服务产业在我国尚处在成长初期，在传统的管理模式下，政府包办一切。应努力发挥市场的有效作用，并与政府形成合力，努力打造具有中国特色的老年长期护理保障基金，形成筹资与服务的一体化管理。在社会保险、社会救助等方面，政府可发挥主导作用，在制定规则、出资和监督的同时，通过购买等方式，恰当地引入市场运行机制，并将业务的具体操作和管理交付专业机构，充分发挥其核心竞争力。老年慢性病患者智慧居家长期护理服务因其是基于更大规模的政府公共基础设施的建设，所以从一定程度上来说，它有着更多的政府投入，政府主导地位就更加强势，因此探索 PPP 模式更具有合理性与迫切性。

3. 制定老年慢性病患者智慧居家长期护理保障制度的专项法律法规

结合《中华人民共和国老年人权益保障法》有关规定，中央政府应制定老年人长期护理保障法及相关规范性文件，对主管机关、筹资模式、保险对象、保险给付水平、护理服务输送方式、服务供给者资格条件等予以具体规范。[②] 结合老年人长期护理保障制度，在其名目下设立老年慢性病患者智慧居家长期护理保障规定，根据当地老年慢性病患者智慧居家服务发展的状况、形式、社区条件、服务类型等确立老年慢性病患者智慧居家长期护理保障制度的具体管理主体、筹资模式、保险对象、保险给付水平、护理服务输送方式、服务供给者资格条件、评价标准等。由于长期护理保障制度涉及环节较多，必须建构完备的且具有运作效率的政府组织体制，加强协调沟通，完善对法律法规实施的督促检查，确保规划目标的如期实现。老年慢性病患者智慧居家长期护理将会是未来社会护理发展的一个方向，如何通过法律法规的引导，使其走上正规化、制度化、智能化、人性化的轨道，是决定未来老年慢性病患者生活、健康质量的关键环节，因此必须仔细考虑，周详设计，谨慎推动老年慢性病患者智慧居家长期护理的发展，尤其要通过专项法律法规的制定进行提前规划，做好长期布局。

---

① 丁继红：《长期护理保障制度建设刻不容缓》，《探索与争鸣》2015 年第 12 期。

② 朱铭来、郑先平：《我国长护险发展实践》，《中国金融》2017 年第 21 期。

（四）老年慢性病患者智慧居家服务人才保障制度

老年慢性病患者智慧居家服务人才，指已具备一定的现代科技知识、居家养老服务知识和从事居家养老服务与管理能力的人员，囊括了养老护理员、医疗工作者、养老服务的经营者和管理者、心理咨询师、网络服务人员、数据开发人员、智慧居家设施研发与管理人员、社会工作者等。无疑，老年慢性病患者智慧居家服务人才要求标准在原有的居家服务人才标准基础上更推进了一步：更加高端，更具有综合性，更加前沿，在传统的居家养老服务的基础上更加强调现代科学技术的运用能力，并新增了诸多传统的居家养老服务没有的职业与工作形式。这些老年慢性病患者智慧居家服务的人才组合构成了老年慢性病患者智慧居家服务的工作队伍，这些工作队伍的数量、质量及其结构对老年慢性病患者智慧居家服务均有十分重要的意义，老年慢性病患者智慧居家服务的发展从根本上来说取决于人才队伍的发展。

居家养老服务人才是老年慢性智慧居家服务的基础。全国老龄委办公室副主任吴玉韶在《老年产业发展需求与高素质人才培养》一文中指出，我国当前养老服务总体水平不高，很大程度上是人才服务队伍建设滞后造成的，提出要加强“三支”队伍建设：一是管理者队伍，二是护理员队伍，三是志愿者队伍。[①] 目前，我国养老服务队伍整体素质有待提高，从业人员往往缺乏专业的职业培训，导致现有的养老服务人才还无法适应养老事业发展的实际需求。而且由于服务队伍的整体素质偏低，其管理能力、专业水平、业务能力、服务质量，在一定程度上无法满足老年人的护理需求。[②] 此种状况对老年慢性病患者智慧居家服务人才的建设形成了巨大的制约。

1. 建立健全智慧居家养老服务制度建设，规范机构建设，增加行业的人才吸引力

从根本上来说，老年慢性病患者智慧居家服务的人才建设状况取决于居家服务行业本身的发展状况，因此行业本身的建设才是对行业人才的最大吸引力。政府是社区居家养老服务人才队伍的建设工作的主力军，只有

---

① 吴玉韶：《老年产业发展需求与高素质人才培养》，《社会福利》2010 年第 10 期。

② 白英：《我国“养老职业”缺口巨大》，《光明日报》2009 年 12 月 29 日，第 5 版。

政府在制度层面努力营造有利于人才健康成长并发挥作用的好环境，制定可操作性的、科学性的、系统性的法律、法规与政策，人才队伍机制才能积极发展；必须不断健全居家服务人才队伍建设的法规制度体系，为老年慢性病患者智慧居家服务人才队伍建设提供强有力的制度保证。尽管居家服务市场有着巨大的市场潜力与规模，但居家服务人才队伍建设反而更加捉襟见肘，困境主要有两个方面：一是行业的整体收入偏低、附加值低、福利低而工作量相对偏大；二是职场比较混乱，职业声望低。因此可以通过制定规章制度适当提高居家服务行业的最低收入标准，推进该行业的福利与保障事业。另外，可以通过智慧居家养老的创新性制度设计，规范人才市场，提高行业本身的吸引力，同时，应规范机构建设，为居家服务人才创设平台，增加居家服务对各层次人才的吸引力，为居家养老服务人才制度的落实寻找抓手。一般情况下，居家养老服务需要在一定的机构或平台框架下开展。一方面，扶植和建设社区养老服务机构。这有利于为服务人员创造就业机会和提供稳定的收入，同时提高养老服务水平。在城市，结合社区服务设施建设，增加托老设施网点，增强社区养老服务能力，打造居家养老服务平台；在农村，结合城镇化发展和新农村建设，以乡镇敬老院为基础，建设日间照料和短期托养的养老床位，逐步向区域性养老服务中心转变。[①] 另一方面，加强各种平台建设，努力通过制度设计，融通各个机构与平台建设，促进居家服务人才的流通，促进居家养老服务向高端化发展，吸引高素质的人才投身老年慢性病患者智慧居家服务事业的发展。

2. 增加投入，加强专职队伍建设，完善居家服务人才的培训体制

当前无论是数量、质量，还是结构，居家服务人才都是处于极端缺乏的状态，成为居家养老服务事业发展的瓶颈，更遑论老年慢性病患者智慧居家服务人才需求的满足，因此加大政府财政投资成为缓解当前居家养老服务人才短缺最直接、最硬核的办法。要增加财政投入，在条件成熟的情况下设立养老事业独立中央账户，增加对养老服务业的财政预算；要明确政府的主导地位，明确政府支持是为了吸引民间资本，创新资金的支持方

① 周晓蒙：《老年人长期照护与劳动力需求研究》，博士学位论文，东北财经大学，2018，第 133 页。

式，而不是政府包办一切；应落实减税，免水电费等优惠政策，引导与鼓励社会团体从事居家养老事业。根据舒尔茨的人力资本理论主要观点之一，人力资本的积累是社会经济增长与行业发展的源泉，政府应该重视专门针对人员的资金支持，提供居家养老人才聘用财政补贴等。[①] 政府可设立居家养老人力资源建设专项基金，保障居家养老专职人才队伍的发展等。

同时，要不断完善老年慢性病患者智慧居家服务的培训体制。《关于全面推进居家养老服务工作的意见》指出，要全面加强养老服务专业队伍的建设，对通过居家养老服务人员职业技能培训考试的人员发放相应的职业资格证书。加强高层次人才的培养，逐步形成涵盖中专以上学历，乃至硕士、博士的多层次学历教育体系。同时，政府应建立完善的人才培训机制，根据养老事业实情，按照科学的比例输出养老服务人才，包括研究型、管理型、技能型等人才。此外，完善养老服务人员的职业资格证书制度，促进我国养老服务队伍走向专业化、规范化。因此，必须是在不断进行养老实践探索的基础上，分门别类地建立居家养老服务的职业培训、考试与准入资格制度，有效监督养老服务人员职业资格证书制度的执行，确保执证上岗，从而提高养老服务业的服务质量。

3. 利用老年慢性病患者智慧系统的优势，建立健全志愿者开展养老服务行动的激励机制

志愿者是当代居家养老服务事业发展的重要人才资源之一，可将志愿者服务体系应用到养老服务事业。老年慢性病患者智慧居家服务是一项综合性的事业，实质上它与社会上的各行各业都紧密相连，因此很多的专业工作者都可以以志愿者的形式参与到老年慢性病患者智慧系统中，缓解我国养老服务事业人员紧缺问题。一是鼓励低龄老人参与志愿者服务。当前绝大部分退休的低龄老人在物质方面较为丰裕，但是缺乏精神慰藉，通过鼓励他们加入志愿养老服务活动，既可以为养老事业做贡献，又可以发挥自己的社会价值。但关键是要做好宣传和组织工作，让老年人不再觉得“伺候人不光彩”，同时让“低龄老人”帮助“高龄老人”的互助模式获得良性发展。二是依托老年慢性病患者智慧系统的优势，建立养老服务时间

① 江涛：《舒尔茨人力资本理论的核心思想及其启示》，《扬州大学学报》（人文社会科学版）2008 年第 12 期。

储蓄银行。社区工作者将志愿者给予社区老人所需帮助的时间等内容都录入信息系统，需要别人帮助时，志愿者就可以获得与之前同一时长的无偿服务。这样一来，我国养老的美德得以进一步弘扬，志愿者的服务热情也被激发，进而成为一种社会风尚。

（五）老年慢性病患者智慧居家服务社会保障制度

党的十九大报告明确指出，“必须在经济发展的基础上，更加注重社会建设，着力保障和改善民生，推进社会体制改革，努力使全体人民学有所教、劳有所得、病有所医、老有所养、住有所居，推动建设和谐社会”。在探索如何解决老年人老有所养、安享晚年的问题上，提出建设“9073”的养老模式。所谓的“9073”模式主要是按照养老服务的地点不同来划分的，即居家养老、社区养老、机构养老人数分别占90%、7%、3%。[①] 居家养老不仅仅保留了传统家庭养老的优势，比如促进代际交流，给予老年人精神归属感；同时，通过利用社会养老服务延伸到家庭中的方式，来弥补家庭养老能力的不足。老年慢性病患者智慧居家服务在提供老年人居家养老服务上扮演着重要的角色，如何提供好社会保障的支持关系到老年慢性病患者智慧居家养老模式的推广与可持续，关系到老年人的晚年幸福。

但是老年慢性病患者智慧居家服务作为一个新生事物，与传统的社会保障关系没有也不可能有天然的吻合，老年慢性病患者智慧居家服务原生机制和运行机制与社会保障并非一体，属于两个并列的、各自运转的机制，使社会保障对老年慢性病患者智慧居家服务的社会支持无法真正发挥。社会保障制度在老年慢性病患者智慧居家服务运行过程中遇到的问题主要表现在以下几个方面。

一是来自老年慢性病患者智慧居家服务本身的运作机制。即当前的老年慢性病智慧居家服务运作设计要么与社会保障机制没有搭界、毫无关系，因此步履蹒跚，无法有效发展；要么产生与社会保障机制不一样乃至交错矛盾的过程与结果。比如，如何确定哪种类型的老年人（包括老年慢性病患者）作为何种保障对象，如何通过老年慢性病患者智慧居家系统实现普惠型老年人保护的政策和补缺型老年人保护的社会保障制度相结合，

---

① 李娜：《盘点现代生活十大趋势》，《科技导报》2012年第34期。

以及在老年慢性病患者智慧居家服务中采取何种方式实施何种内容的社会保障等（比如，传统的社会保障通过基层社区申报，组织科层考核为主的方式认定需要救助的老人，但如果老年慢性病患者智慧系统通过自己的数据收集与分析产生的审核结果与组织考核认定的结果不一致的时候该如何抉择）。

二是来自社会保障制度的运作方面。传统的社会保障是在科层制、工业化的背景下形成并实施的。老年慢性病患者智慧居家服务建立在现代的互联网、物联网、人工智能、大数据、社会计算等基础上，有着典型的去"科层化"、去"中心化"的特征。双方无论是在价值理念上、组织架构上，还是运作方式上，都有着不同的逻辑与轨道。尤其是在当前，老年慢性病患者智慧居家服务处于初级发展阶段，在智慧居家系统下，诸多社会保障项目、服务内容的工作形式发生变化，内容一样，形式不一样。但传统的社会保障管理程序并没有将其纳入考量的范围（没有对此做出相应的规定）。比如，何种形式的远程医疗可以纳入社会保障报销范畴，社会保障经过何种程序给予其何种形式的报销等。又如，现在正在努力建构的全科医生签约制度，签约的全科医生可以通过何种途径利用智慧居家设施收集数据并开展工作。诸多老年慢性病患者智慧居家服务过程中的新问题、新场景考验着社会保障制度的运作。

三是老年慢性病患者智慧居家服务新业态相关工作人员的社会保障制度如何规定。从本质上来说，老年慢性病患者智慧居家服务是一个网络共享型的经济模式。随着网络社会的到来，人类社会劳动方式、组织形式、管理模式相对于工业社会已经发生深刻变化。源于"科层式"管理的集中化、规模化生产体系之上，与工业化时代的社会形态、生产方式、组织形式与管理模式相适应的价值理念、主体关系、资金筹集、经营管理等在网络社会中逐渐式微，甚至消失。网络社会对即时效率的追求、主体间的交互性、劳动的自由化及其关系的碎片化、社会管理的去"中心化"，无不对工业化时代形成的社会保障制度提出新的重大挑战。[①] 就工业化还未完全实现的国家（地区）而言，新型社会风险的不断孕育，更是严重威胁作

① 朱海龙、邓海卓：《社会保障制度：网络时代的挑战与创新发展》，《湖南农业大学学报》（社会科学版）2018 年第 2 期。

为社会“安全阀”的社会保障制度的正常运行。

（1）价值理念嬗变。网络社会对即时效率的追求，与工业化时代的社会保障制度强调公平与均衡的价值理念有着明显的旨趣差异。日益增多的网络平台上共享劳动者大多以临时的“合意性”为基础，具有高强度的流动性、偶发性与即时性，因此“效率优先、即时交易”也成为日益扩大的新生代和投身共享经济这一庞大群体的主流价值观念，既有的以实现公平与均衡为价值理念的社会保障制度受到前所未有的冲击。一方面，从网络平台来说，它们无须与劳动者建立传统的归属感与忠诚度，甚至无须与劳动者建立稳定的劳动关系，而其他企业或相关主体与劳动者仅仅是有限关联，从某种意义上来说，他们之间不是稳定的三方关系，而是一种简单的双方乃至多方的、暂时的具有博弈性质的交易关系，不是稳定的共同体，因此即时效益就是网络平台或其他相关主体的第一价值追求。另一方面，从网络社会共享劳动者本身来看，特殊的网络工作情景导致他们更倾向于把其工作看作一种临时性的个体化行为，相较于长线获利与社会统筹的社会保障，他们更偏向将收入用以满足当下的消费。这容易形成一种以经济效率为导向的劳动关系，也更容易导致一种个人当前利益至上的工作理念。显然，网络社会中各方的价值理念与现有社会保障制度所蕴含的传统公平理念具有明显差异。可以说如果不妥善从制度的根源上校正网络社会各方的价值理念，就难以从根本上实现社会公平。这不仅是企业平台及其劳动关系的管理问题，更是新的劳动形式及其价值理念嬗变对社会保障制度建设提出的挑战。

（2）主体关系模糊和复杂化。由于网络社会的形塑，以劳动关系各方为主体的关系日趋模糊与复杂化。相较于传统的雇员有稳定的职业保险、完善的企业保障和兜底的国家基金划拨等，网络社会共享劳动者无法和企业、国家之间形成稳定的传统雇佣关系，也没有稳定的三方责任关系，在适用传统的社会保障制度时也难以直接适用传统模式的职业保险。而且没有工会载体的权益机构，也没有统一的雇佣者协会，甚至政府也无法参与其中，失去了“科层化”的组织依靠。临时性的劳动关系也让网络社会中的劳动各方在建构各方关系时没有了正式的渠道与方式，双方的行为因此缺乏合理的预期，行为上也就容易倾向于机会主义，无疑会增强主体关系的复杂性。同时，大多数网络共享劳动者的流动性强，很多网络平台针对网络共享劳动者的人员管理又较为松散，相比传统社会保障国家、集体、个人三方之间形成的稳定信赖和持续安全的统筹关系，网络社会共享劳动者等受到保障的机会明显不足。

网络社会日益增多的共享劳动模式也有别于全日制雇员模式，这种特殊的非全日制劳动模式，与基于传统劳动关系的全日制雇员模式最大的区别在于其劳动关系大多是一种临时性的合意模式，在现有的制度规制下，双方不存在劳动约束。而既有的社会保障制度主要针对的是与企业订立正式劳动关系的雇员，虽然已有国家（地区）明确将非全日制雇员纳入现有的社会保障制度体系，但是因无法确定网络共享劳动是否属于传统的劳动雇佣关系范畴，对是否将其纳入，以及怎样纳入现有的社会保障制度体系还存在较大分歧；有的则对网络社会中部分社会保障项目的适用主体范围存在争议，因而导致临时性共享劳动者的社会保障权利受到限制。此外，网络服务商等新的责任主体以符号化、信息化的形式涌现，使网络平台与网络服务商之间的法律权利和义务关系面临许多前所未有的新场景、新问题，再加上双方联系手段的数字化、虚拟化，网络平台、网络内容服务商以及共享劳动者之间的三方关系的责任划分更为复杂和模糊，这就让以稳定对等关系为依托的传统社会保障制度呈现“碎片化”和“分散化”的趋势，导致基于网络平台的共享劳动者在社会保障上进一步边缘化。

（3）社会保障资金统筹困难。社会保障的一个重要资金来源是个人缴纳的税费，工业化时代主要是强制劳动关系双方负担相应比例的税费，并通过企业代扣代缴个人税费。然而，时过境迁，在网络社会时代，社会保障资金很难以工业化时代的方式统筹到位，其面临的主要挑战如下。

其一，虽然网络共享劳动者是以依附网络平台实现就业的模式，但是松散的合意管理机制让网络共享劳动在很大层面上是以一种特殊化的个体经营形式存在。由于网络社会中的网络平台与共享劳动者之间并不存在传统的劳动关系，也没有确定的工作时间、地点和任务，平台难以强制其缴纳社会保障费用，让网络平台履行为共享劳动者缴纳一定比例的社会保障金职责的“雇主”也十分困难。其二，大多数网络共享劳动者具有双重劳动关系，他们往往在具有传统雇佣关系的实体组织中已缴纳了强制性的社会保障金，因而不愿也不会在兼职的网络平台再次缴纳社会保障金。网络共享平台是否可以作为雇主单位承担相应的社会保障责任并缴纳相应的社会保障费用，能否作为社会保障金的代征、代管机构，都是悬而未决和有待商榷的新问题。其三，基于互联网平台的共享劳动者尚未受到有关社会保障制度的刚性约束，当前社会保障制度还无法全面覆盖这一全新的劳动形式，无法将他们纳入社会统筹的范畴，何况他们大都有以个人储蓄作为未来自我生活保障的偏好。这就必然会增加网络共享劳动者的社会保障资金统筹难度。

（4）社会保障管理受阻。网络共享劳动者与传统雇员最明显的区别是工作时间、地点灵活多变，以效率为导向的共享经济及其衍生的共享劳动模式，在适用现有社会保障管理制度时难免面临诸多新的场景或者复杂化的尴尬局面：网络社会中大量共享劳动者与平台之间不存在稳定的劳动关系，平台难以获得或实施对劳动者的代管权。很多网络共享劳动关系都是阶段性存在的，劳动报酬都是即时结算，不存在代扣、代缴社会保障金的可行性。由于共享劳动者工作的分散性强、流动性大，对其社会保障资金的经营管理难以形成有效的体系，造成社会保障管理受阻，进而导致经营管理效率低下。同时，现有的社会保障“科层化”管理制度还无法有效延伸到网络社会中来：没有专门针对网络共享劳动者的社会保障项目与管理机构，现有社会保障制度的运作和基金项目经营管理主要采取签订合同，发放社会保障卡，通过企业或其他市场主体代理的主流模式，而这种模式对网络共享劳动者几乎失效。

总之，随着网络社会共享经济及其共享劳动模式、经营形式的变迁，具有工业化时代制度烙印的现行社会保障体制及其社会保障金、适用主体、整体运行等方面的不适症状日益凸显。因此，基于网络共享经济、共享劳动的分散性、流动性、灵活性，打破以传统劳动就业形式为基础的社会保障体系，重构社会保障审核、监督程序，创新社会保障资金经营管理模式，提高社会保障制度运行和项目资金经营管理效率，在合理细分的基础上实现网络社会保障适用主体精准的管理和服务迫在眉睫。[①]

这样就会导致两种最差的结果：要么老年慢性病患者智慧居家服务没

---

① 朱海龙、邓海卓：《社会保障制度：网络时代的挑战与创新发展》，《湖南农业大学学报》（社会科学版）2018 年第 21 期。

有社会保障制度的有效支持，要么老年慢性病患者智慧居家服务无法有效协助社会保障制度的运行和发展。因此要结合双方的特点与优势，大力推进老年慢性病患者智慧居家服务与社会保障相结合，构建新型的老年慢性病患者智慧居家服务社会保障制度：一方面，从老年慢性病患者智慧居家服务与社会保障制度的结合入手，实现两者的有机连接，协同作业，共同服务于老年慢性病患者；另一方面，从改革社会保障制度本身入手，实现老年慢性病患者智慧居家服务相关的工作人员的社会保护，使老年慢性病患者智慧居家服务正式形成一个可持续的、稳定的、新型的、整体化的业态。

首先，努力连接老年慢性病患者智慧居家服务本身与社会保障制度。具体来说，包括以下几个方面。

（1）构建老年慢性病患者智慧居家养老服务发展的专项社会政策安排。老年慢性病患者智慧居家服务作为一个全新的社会服务模式，甚至其具体的方式目前还在不断探索中。而既有的社会政策安排在诞生时是不可能考虑到日后的老年慢性病患者智慧居家服务模式的，更兼中国社会发展一日千里，在当前甚至可以说是中国正在面临着“百年未有之大变局”，因此对老年慢性病患者智慧居家服务应该充分考虑其特殊性，针对其特性建构专门的社会政策体系，借助激励机制和约束机制，推进老年慢性病患者智慧居家养老服务健康、有序发展。一是促进老年人居家养老的专项社会政策，为老年慢性病患者服务创造条件。例如，建立健全家庭支持政策，让老年人与家庭成员共同居住，可以在其就业、子女入学、购房等方面给予政策倾斜。政府应重视社区居家养老发展，通过医保金补贴、部分医疗费减免、社保金补贴等特别优惠政策，在“家庭养老”“近家养老”[①]的基础上发展老年慢性病患者智慧居家服务。二是促进老年慢性病患者智慧居家服务的基础设施建设的专项社会政策，为老年慢性病患者智慧居家服务奠定基础。比如，将老年慢性病患者智慧设施社区部分纳入公共建设，按照统一标准，由政府投入资金建设，也可以由政府规定，按照标准由开发商在建设时统一进行。三是确定将一些基础性的老年慢性病患者智

① 田玲、张思峰：《居家养老服务发展的思路框架与制度安排——基于国际实践经验的分析探讨》，《理论与改革》2014 年第 6 期。

慧居家服务项目纳入政府公共资金支持，如将老年慢性病的居家检测、预防、管理、教育等与社区公共卫生服务等一起纳入政府支持项目。

（2）建立并完善老年慢性病患者智慧居家服务的医疗服务保障制度。如何建构老年慢性病智慧居家医疗服务保障制度是老年慢性病患者智慧居家服务保障制度的核心。一是建立困难老人的慢性病智慧居家医疗救助制度，为贫困的老年人提供保护屏障，有利于完善多层次的医疗保障体系，在一定程度上缓解贫困老年群体的医疗困难问题。有许多老年人因经济拮据而难以应付疾病带来的巨额开销，政府部门应对该群体加强医疗救助。政府需要关注贫困老年人的生存状况，尤其是不受离退休保障的城市老龄人，给予及时的救助，来缓解他们由于经济困难而无法在居家生活中得到有效医疗的问题。二是建立老年慢性病患者智慧居家服务的医疗保险项目，将老年慢性病患者智慧居家服务的主要的基础性项目纳入医疗保险中。比如，老年慢性病远程问诊、远程医疗、远程手术等服务享受与医院急性病治疗一样的保险程序与报销水平，甚至将老年慢性病患者智慧居家服务系统与社会保障保险系统相连接，打通两者的数据联结，实现老年慢性病患者智慧居家服务的自动审核、报销等。三是推进老年慢性病患者智慧医疗服务的福利化制度的建设。老年慢性病患者智慧居家医疗服务是最好的嵌入式养老模式，随着经济社会的发展，应该将老年慢性病患者智慧居家服务的项目不断纳入社会福利制度建设进程，满足老年慢性病患者不断增长的各方面需求。

（3）制定和完善相关智慧居家养老服务的法律法规。当前老年慢性病患者智慧居家服务诸多方面都还处于法无可据的状态，应在充分考虑自身经济发展状况的基础上，建立健全针对老年慢性病患者智慧居家养老服务的法律法规，尤其是将老年慢性病患者智慧居家养老服务工作制度化、规范化和法律化，及时制定养老服务法等相关法律、法规和政策，并在养老服务法下专列老年慢性病患者智慧居家服务章节，最终为保障老年慢性病患者智慧居家养老服务事业的发展奠定坚实的法律基础。[①] 应当通过制定相关的法规合理地把老年慢性病患者智慧居家养老服务有序纳入社会保障制

① 田玲、张思峰：《居家养老服务发展的思路框架与制度安排——基于国际实践经验的分析探讨》，《理论与改革》2014 年第 6 期。

度，尽可能地通过各种渠道健全养老保障制度以及住房、医疗等相关的社会保障制度；应当确立社会保障制度中老年慢性病患者智慧居家服务的基本原则、宗旨、方法；应当为老年慢性病患者智慧居家服务发展的资金筹集、责任主体、管理方式等提供法律框架；应当确立将老年慢性病患者智慧居家服务的基础性的项目与服务内容纳入社会保障的法律规定；应当尽快建立健全老年慢性病患者智慧居家养老服务的监督、评价和管理制度，为居家养老服务的发展和完善建立制度基础。应当为将来的老年慢性病患者智慧发展方向提供法律指导等。

其次，努力实现在老年慢性病患者智慧居家服务过程中相关业态的社会保障制度创新。

围绕老年慢性病患者居家服务的提供将创造许多新的行业，改造许多旧的行业，形成一个全新的以老年慢性病患者智慧居家服务为核心的新的业态链条。这个新的业态链条的发展具有整体性、系统性。它的整体性和系统性深刻影响老年慢性病患者智慧居家服务的发展。其中，最核心的是与之相关的社会保障制度的创新发展。老年慢性病患者智慧居家服务建立在互联网、物联网、人工智能、大数据、云计算等的基础上，具有相当的网络共享特征，与之相关的工作者往往不具备劳动和保障关系上的稳定性，其主要方式有即时就业、即时服务、即时结算等。因此，政府必须顺应网络社会与共享经济发展的新趋势，大力改革基于“单独保障，即时保障”的社会保障制度创新。①

（1）允许以个人作为老年慢性病患者智慧居家服务行业保障管理的主体单元。现行主流的社会保障模式是以国家、企业、个人三方为责任分担主体，以集体为单元的国家统筹、集体组织代管的模式。劳动者个人（雇员）享受社会保障的最基本前提大多是与雇主（企业、工作单位、社区或其他集体等）存在稳定的关系，尤其是劳动关系。即使对于非雇佣关系的劳动者，个人享受社会保障时也要求其与责任主体之间有明确的责任划分，或建立以社保卡等为明确标志的社会保障户头。随着网络共享经济的发展，以即时性、灵活性、不稳定性为特点的网络共享劳动和服务逐步成

① 朱海龙、邓海卓：《社会保障制度：网络时代的挑战与创新发展》，《湖南农业大学学报》（社会科学版）2018 年第 2 期。

为主流的社会生产方式，显然，再恪守基于传统劳动关系的社会保障制度的陈规，难免会造成社会保障制度公平和效率的缺失。因此，应尽快建立以个体为直接管理单元的社会保障体系，不再依托企业等集体组织代管；允许以个体独立的身份建立社会保障户口，实现分散管理、单独监管；以个体为单位及时记录和更新个人信息，同时统筹个人在集体代管中的社会保障信息；以网络共享劳动者就业总收入为基础，划分社会保障金的缴纳份额和年限，从而规定相关的社会保障标准。而以大数据为基础的智慧社会民生建设为这一切提供了机会与可能。

（2）基于网络社会特点推进社会保障服务的多元化、灵活化与制度化。现有社会保障方面的管理和服务虽然对劳动关系相对稳定的人来说是比较便利的，但难以满足网络社会共享劳动者及形形色色自由劳动者的个性化需求。网络社会中的共享劳动关系具有即时性、灵活性、多变性等特点，甚至其劳动报酬、补贴金额的计算都要因人、因地制宜，应以个性化的补贴方式来增强现金补贴等的即时性，确保其及时获得应有的社会保障。征收社会保障金的方式也应多元化，如可以依法将网络共享劳动者所获得的即时性报酬在第一时间扣缴作为其社会保障的费用或通过网络慈善捐款、福利返点等方式，激励共享劳动者交纳一定数量的慈善救助费用，并进行严格的网络监督与社会化的统一管理；还可以将网络共享劳动者的社会保障福利、补贴与其工作关联起来，如在扣缴“网约车”司机的社会保障资金后，可将其社会保障福利体现在其车辆维护、个人所得税抵扣或返还等方面。此外，还可以规定缴纳社会保障资金的下限标准，允许个人在达到此标准后选择是否继续缴纳社会保障金并可以选择不同的缴纳标准和保障模式，从而实现强制性社会保障和个人自主选择的兼顾。

（3）创新网络社会保障资金统筹管理机制。社会保障资金除了国家（政府）划拨一定的财政资金外，还需要公民以现金或个人储蓄等方式缴纳部分费用，后者往往具有一定的不确定性，社会保障金来源会因此而不稳定，而网络社会的劳动特点也加剧了个人在社会保障金缴纳上的懈怠甚至会有偷减缴纳资金等道德风险。为了预防这一问题的发生，应基于互联网大力创新由个人负责的社会保障资金缴纳、征管方式，确保强制性缴纳的规范化管理、保障制度，及时征管到位。同时，对于个人缴纳的社会保障金，应允许从个人所得税应税额中通过网络统一监管、即时扣除，以避免重复计征[①]，并允许税费同缴，合理制定税费同缴的比例和标准，对特定项目实行特定的征收方式，允许个人在达到标准后自主选择。此外，还可以建立专门针对基于网络平台共享劳动者的强制社会保障模式，如建立专门针对网络共享劳动者的社会保障项目与管理机构，以共享劳动者年度工作量为单位，以年度工作收入为标准划定专门的社会保障缴纳标准，强制实现年度申报、年度缴纳。以网络共享平台工作记录和社会保障信息平台关联的模式为基础，做到互相补充、相互监督，提升社会透明度，使劳动记录随时查阅，社会保障内容及时更新。

（4）构建社会保障的智慧管理和服务系统。由于网络共享劳动具有流动性、短期性等特点，一方面难以与企业建立完整而稳定的社会保障服务系统；另一方面如果勉强参照现有的模式进行社会保障管理和服务，必然会造成程序冗杂和成本上升。这就要求构建一个基于大数据、全覆盖，以劳动者个人为社会保障主体单元（单独设置户口，并将其身份信息转化为“二维码”等标识）的智慧型管理和服务系统。通过这一系统，服务对象可以凭借智慧型社会保障卡，通过多类型电子设备终端即时更新个人记录，确认有关数据信息，完成社会保障金缴纳及社会保障福利费的领取。管理人员也可及时在线知悉并确认有关劳动者个人的工作地点、任务、薪酬等方面更新的记录和信息，高效完成相关管理和服务工作，如更新个体劳动者的社会保障关系的转录，从而减少烦琐的社会保障转移手续；敦促其缴纳费用，核定和发放福利费等。

总之，构建的新型社会保障智慧管理和服务系统应充分适应网络社会共享劳动关系多变性的特点，满足形形色色共享劳动者对社会保障管理和服务的个性化需求。秉持以人民为中心，以实质公平为导向，全面创新社会保障制度体系，不仅是实现社会保障持续健康发展的必经之路，也是社会经济发展的迫切需要。以实质公平为核心价值追求的社会保障制度如何更好地适应今后网络社会共享经济的快速发展，更好地满足全体公民尤其是共享劳动者的个性需求，有效保护其在不同劳动情形下的社会保障权益

① 黄玉荣、曲顺兰：《转型期我国社会保障资金筹集与管理改革研究》，《山东经济》2003年第6期。

仍是一个有待学界深入探讨的问题。①

（六）老年慢性病患者智慧居家社会资源利用制度

积极推动各种社会力量参与我国养老事业，是由当前我国所处的发展阶段和老龄化现状所决定的。一方面，当前我国还处于社会主义初级阶段，经济发展水平总体不高，人均收入水平较低，国家财力有限，短时期内还无法建立起完善的社会养老保障体系，难以提供较高标准的养老服务，单纯依靠政府力量无法解决庞大的养老问题，需要各种企事业单位、民间组织和社会个人等积极参与其中。另一方面，进入21世纪，我国人口老龄化问题日益严重：老年人口尤其是高龄老年人口不断增加；半失能、失能老年人所占比例增大，需要大量的生活照料服务；老年人的养老需求也不断提高。这些都决定了解决我国养老保障问题，单纯依靠政府力量是不够的，还需要开发好各种社会资源，鼓励各种社会化力量的积极参与。党的十七届五中全会强调，要“积极应对人口老龄化，注重发挥家庭和社区功能，优先发展社会养老服务，培育壮大老龄服务事业和产业”。这是党和政府从我国国情出发，审时度势提出的应对我国日益加重的人口老龄化问题的战略决策，并把发展社会养老事业作为优先发展战略提出，凸显出社会化养老方式在应对我国养老保障问题中的重要角色。② 开发社会资源乃是社会化养老的题中之义，只有高效、稳定地利用社会资源，才能真正地推进老年慢性病患者智慧居家服务的发展。同时，老年慢性病患者智慧居家服务的诸多优势又使它更有机会开发和利用好社会资源。要达到目的，关键是要制定好老年慢性病患者智慧居家社会资源利用制度，为各种社会资源的利用和发展创造好条件。

1. 要不断完善鼓励和支持民间组织积极参与老年慢性病患者智慧居家服务的机制

改革开放以来，各类民间组织随着我国市场经济的发展、政府职能的转变以及社会生活的多样化而大量涌现，并且在社会领域作用显著。民政

---

① 朱海龙、邓海卓：《社会保障制度：网络时代的挑战与创新发展》，《湖南农业大学学报》（社会科学版）2018年第2期。

② 刘强：《人口老龄化背景下我国城市居民养老保障问题研究》，硕士学位论文，山东大学，2013，第47页。

部公布的数据显示，截至 2011 年，我国民间组织的数量为 48.281 万家，其中社团组织 25.3 万家，民办非企业单位 20.2 万家，基金会为 2510 家①。相较于发达国家，我国民间组织还存在着管理不规范、数量偏少、作用发挥不够等问题，尤其是在养老服务领域，民间组织几乎还没有进入该领域。随着网络社会的发展，各种民间组织已经逐步地网络化了，并且伴随着大量的虚拟社会组织的诞生，已经成长为一支蕴藏着巨大社会资源的力量，而且由于网络特殊的平台作用，作为一种焦点、事务型的民间组织广泛发生，且易于凝聚各种陌生的社会资源服务于某一特殊的目的。老年慢性病患者智慧居家服务一方面刚好易于与这些组织发生交叉与组合，另一方面可以为这些社会组织社会功能的释放提供难得的平台与机会。

老年慢性病患者智慧养老服务事业需要民间组织的力量，为了鼓励和支持民间组织的积极参与，要坚持培育发展和监督管理相结合的政策。首先，要积极调动民间组织参与老年慢性病患者智慧居家服务的积极性。一方面要改进和完善民间组织管理等相关政策法规，顺应社会发展节奏。改革双重管理体制，简化民间组织准入审批程序，增强民间组织的自主性，为民间组织更好地参与养老事业创造良好的法律政策环境；另一方面要加大对民间组织内部行为的规范与引导力度，促进他们更加积极地参与社会事务，尤其是老年慢性病患者智慧居家服务。其次，加大对各种非营利性组织和民间机构创办的养老机构的财政支持力度。一方面，将非营利性养老机构的成本和运营费用纳入政府财政预算，并建立专业的拨款和评估委员会，定期对这些养老机构进行检查和评定，根据考核结构合理拨款，同时，政府应出资为非营利性养老机构培训专业的养老服务人员；另一方面，要充分利用税收杠杆的作用，对于民间组织参与的养老服务给予税收优惠。再次，加强对民间组织的监督管理。民间组织作为市场化力量参与养老事业，不可避免地会产生一些问题，需要政府加强监督和引导，包括完善相关的监管法规、建立全方位的监督体系等②。最后，要适当引导、鼓励网络虚拟社会组织参与社会服务事业，尤其是老年慢性病患者智慧居

① 民政部：《民政事业统计季报》，民政部官网，http://files2.mca.gov.cn/cws/201202/20120209154838112.htm，最后访问日期：2019 年 9 月 9 日。

② 刘强：《人口老龄化背景下我国城市居民养老保障问题研究》，硕士学位论文，山东大学，2013，第 48 页。

家服务事业中来，激活他们内在的能量与活力，为老年慢性病患者智慧居家服务提供组织能力与活动机会。

2. 要利用智慧居家网络平台优势，建立健全家人亲友、邻里社区、志愿者等个体化参与老年慢性病患者智慧居家养老服务的路径与规范

老年慢性病患者智慧居家服务系统的最大优势与特征就在于它能非常容易地链接到社会的各个方面，特别是分散的、非正式的个体，使他们都能有效地、方便及时地参与到老年慢性病患者智慧居家服务的过程中来。这样不仅仅是养老服务具有可及性，帮助性行为、志愿者行为、亲人的支持都具有了可行性、便利性，从而可以极大地促进此类养老服务资源的开发。应设立合理的制度与智慧居家设置相配合，从而激励、开发此类资源，使其养老服务功能能够得到最大限度的释放。

实质上，家庭养老功能的弱化，很多时候“非不为也，实不能也”。老年慢性病患者智慧居家系统不仅可以在某种程度上赋能老人并为老年慢性病患者扩权，而且可以在更大程度上改变家庭照顾老人的模式与机会，也就是给家庭、亲友等服务老人赋能、扩权，从而从原始的基础上促进老年慢性病患者智慧居家服务的发展。只是这种赋能、扩权也需要老年慢性病患者智慧居家系统与相关制度的配合方能顺利进行，因此要在实践中不断探索具体形式，实现老年慢性病患者智慧居家服务家庭照顾资源的深层开发利用。另外，现代化的社会生活使邻里社区的社会距离日渐疏远，而老年慢性病正好可以利用自己的系统优势重构邻里社区的人际关系模式，为守望相助型的邻里社区关系重新寻回活力并开发出新的互助点，促进互助性养老、互帮性生活的不断深化与创新。我国经济社会结构正处于加速转型中，人们的思想道德水平也随之提高，社会兴起志愿服务新风尚，志愿者队伍应成为居家养老服务中的重要组成部分。在积极做好老年慢性病患者智慧居家养老服务宣传工作的基础上，广泛发动爱心人士参与到居家养老服务队伍中来，这样既能降低服务成本，又能拓展志愿者提供参与志愿服务的有效渠道和弘扬志愿精神，完善居家养老服务。①

---

① 徐卉：《社会组织驱动的居家养老服务研究》，硕士学位论文，浙江财经大学，2014，第44页。

3. 要积极稳妥地开拓市场资源，建构以服务为导向的企业参与老年慢性病患者智慧居家服务的规章制度

市场上有着充分而广阔的资源。老年慢性病患者智慧居家服务尽管作为一项社会事业，其本身的服务并不是以利润最大化为目标，但它可以充分开拓利用市场资源，调动企业积极性，为自身的可持续发展提供无尽的资源。养老服务“无利可图”的传统观念，造成企业参与积极性不高。然而根据有关专家评估测算，仅就我国目前的城市居家养老服务中的家政和护理服务两项服务项目而言，潜在的市场规模会超过 700 亿元，并且今后还会逐年增多。① 国家已经充分看到这一市场前景，并试图通过居家服务市场的开发推进社会就业潜力的挖掘并进一步为当前中国经济的供给侧结构性改革创造条件。老年慢性病患者智慧居家服务系统可以从多个方面发挥这个作用。一方面，老年慢性病患者智慧居家服务系统可以通过国家的政策利好等把无数的相关企业引导到同一个平台上来，使它们能在机会均等的前提下依靠服务质量参与服务竞争，并通过自身的实力赢得老年慢性病及其相关者的客观认可；另一方面，老年慢性病患者智慧居家服务系统可以以自己广泛的联系能力为企业寻找到广阔的市场，甚至直接作为老年慢性病患者利益代言人参与和企业的对话、协商与谈判，推动企业在智慧养老事业中形成薄利多销的行为模式，同时为自己赢得持续、可靠的市场。

总之，中国养老产业拥有巨大的发展潜力，同时老年人有不断增强的消费能力和消费意愿，这有助于刺激公司和企业对居家养老服务领域的投资与发展。我国需要从以下三个方面着手来鼓励养老服务产业的发展：一是充分利用我国现行“营改增”税制改革的机遇，为养老服务产业确定合理优惠的税费水平；二是为养老服务企业发展建立贷款贴息政策，支持更广泛的社会力量投入养老产业建设；三是扶持带头企业，每个行业内的带头企业必将促进行业的显著发展，因此要选择合适的地区，扶持几家具有一定实力的带头企业，以带动小企业，形成规模效应，促进居家养老服务

---

① 姚冬磊：《我国居家养老服务体系建设研究》，硕士学位论文，河北师范大学，2014，第 24 页。

的全面发展。[1]在促进相关实体产业发展的基础上，建构各种企业导入老年慢性病居家服务的机制，因此要制定老年慢性病患者智慧居家服务系统的相关制度，并在制度基础上设立相关技术设置。比如，谈判公示与追踪机制，企业老年慢性病患者智慧居家服务的准入机制，老年慢性病患者智慧居家服务项目的公开招标制度，企业居家服务的智慧跟踪与监督机制等。通过一系列新型老年慢性病患者智慧居家服务制度的建构，扩大老年慢性病患者智慧居家服务可选择的企业来源，天下企业可尽收囊中，最大限度地挖掘市场资源，并通过老年慢性病患者智慧居家系统的特殊功能性进行制度建构，以实现企业资源利用效率的最大化，为老年慢性病患者智慧居家服务的发展找到最持久、最可靠的渠道与路径。

（七）老年慢性病患者智慧居家服务效益评估制度

老年慢性病患者智慧居家服务效益评估制度，是指对社区智慧居家服务过程及其产生的效益进行评估的相关规定，主要包括以“老年慢性病患者健康化”为核心诉求的老年慢性病患者智慧居家服务的服务质量、项目管理、系统建设和社会效益等方面。

服务质量是效益评估的核心。国外现有的老年居家服务效益评估制度发展和起步比较早，有较成熟的体系加以借鉴，比如芬兰社会卫生部制定的最新目标是使超过 90% 的 75 岁以上老人可以在自己家中独立地养老，并制定了较为详尽的居家服务效益评估制度。借鉴发达国家的效益评估制度，我国老年慢性病患者智慧居家服务也要提供尽可能细致完善的效益评估制度。服务质量效益评估方面的制度要确定两个方面的内容。一个是主观方面的老年慢性病患者智慧居家服务的满意度，它是指以老年慢性病患者为中心，以与其相关的人员为主要对象的对老年慢性病患者智慧居家服务的满意度。满意度的测量已经有了较为成熟的方法，居家服务满意度的制度规定关键是要确定全新的测量程序和测量体系，这在智慧系统的条件下，既有得天独厚的优势，又是一个全新的尝试。在这里，笔者尝试借鉴滴滴打车等电商平台的满意度反馈模式，直接将满意度的状况与服务赋权、机会获取、利益返回等相连接，努力实现老年慢性病患者智慧居家服

---

① 姚冬磊：《我国居家养老服务体系建设研究》，硕士学位论文，河北师范大学，2014，第 24 页。

务的制度激励功能。另一个是客观方面的效益，主要有四大方面，每个方面被细化为若干小项，每个小项下进一步拓展具体内容。例如，在保健和护理方面列有 8 个小项：体检和疾病控制、医学护理、夜间护理和夜间医院、健康风险防控、记忆力衰退者护理、康复期看护、牙医护理、自我护理器械。老年慢性病患者智慧居家服务效益评估制度的规定要尽可能细化相关内容，使之具有可操作性，简单易行，且在智慧化的基础上推进评估手段、评估程序的变革，同时要明确老年慢性病患者智慧居家服务评估要由具有专业资格的家庭护理团队完成，并由独立第三方组织开展效益评估。这种评估可以建立在网络化、远距离、智慧化的条件下，并随时可以接受老年慢性病患者、家属及其他社会公众等的再评估。

项目管理效益评估制度是指对老年慢性病患者智慧居家服务项目实施全过程中各阶段的工作监管、工作水平和工作目标实现程度做出评估的制度，主要内容包括项目管理体制与机制创新，项目管理者是否有较强的责任感和有效管理项目的各项工作、人才和资源，在多大程度上实现预定工作目标等。老年慢性病患者智慧居家服务项目效益评估制度要尽可能地发挥智慧系统的数据优势、可留痕与可回溯的特性，尽可能地采取“内容标定法”实现效益评估的客观性，因此要在项目的设置、准入、实施及其结果的测定等方面明确规定其形式与内容，并由智慧系统进行自主记录与实时传输、公示、未来预期行动与过程追踪等。当然对项目管理各方面的满意度也在智慧居家服务效益评估之列，只是在智慧系统的条件下，对老年慢性病患者智慧居家服务项目管理的满意度也可以更多地采取大数据等全新的测定方法，从而使老年慢性病患者智慧居家项目管理效益的评估更加精准、科学与合理。项目管理的效益评估制度首先必须注意的一点就是要利用智慧系统的优势，确定评估的过程受到人们实时、全天候、全过程的监督，从而使种种项目效益评估结论更加受到人们的信任。

系统建设效益评估制度包括老年慢性病患者智慧居家系统硬件和软件评估，系统功能与作用评估，系统整合度评估，系统外部环境评估等几个方面的制度规定。系统建设是一个基础性的工程，但是它随着社会技术的变化而变化，因此老年慢性病患者智慧居家系统建设效益评估制度要以老年慢性病患者居家需求为核心，确定老年慢性病患者智慧居家服务系统的基本功能规定，再根据老年慢性病患者智慧居家服务的基本功能规定确定老年慢性病患者智慧居家服务功能性的硬件和软件基本标准（比如，在社区是否有老年慢性病的检测设备与系统及其使用状况的评估等），并以效益与可行性为原则，将系统不同部分的整合度及系统和外部环境的资源与信息互动作为效益评估的两个不同方面。依托老年慢性病患者智慧居家服务的特殊优势，对老年慢性病患者智慧居家服务的投入做出适当的基础性规定，再进一步确定其在各方面的实现程度标准并以此做纵向与横向的比较，来确定老年慢性病患者智慧居家服务的系统建设效益。

社会效益评估制度则主要是对老年慢性病患者智慧居家服务的服务质量、项目管理、系统建设等的溢出效应评估做出相关规定。考量社会效益评估对社会的整体价值、长远利益所产生的影响，这个评估最宏大，也最困难，现阶段发展最迟缓，基本还停留在初级阶段，因此在拟定社会效益评估制度的时候要更加具有前沿性、探索性和预见性。但是老年慢性病患者智慧居家服务的全天候、全过程的监测体系，活动留痕与可回溯特性，大数据收集与计算使社会效益评估制度更具有可行性，制度制定的关键是老年慢性病患者智慧居家服务如何确定对这种全新的社会效益评估制度的新的原则与方法。可以考虑根据数据的匿名程度和自主性程度，明确老年慢性病患者智慧居家服务所产生的系统性、整体性社会效益的主要衡量指标，并为此提前在智慧系统中规定相应的设置，同时采用大数据等全新的方式来对社会效益做精准评估，对采用大数据的方式直接对老年慢性病患者智慧居家服务的社会效益评估要在充分尊重数据主体权利的基础上确定全新的制度规定，避免不必要的伦理与法律问题等。

总之，老年慢性病患者智慧居家服务效益评估制度可以充分考虑借鉴已有居家服务评估的制度规定，再结合每一个地区、城市，乃至社区的具体情形进行针对性的设计安排，可以借鉴发达国家和地区一些已有的先进方法，尤其是利用智慧化的条件，提前预设，大胆进行老年慢性病患者智慧居家服务的制度创新，发挥制度监督、制度激励等功能，从而通过老年慢性病患者智慧居家服务的效益评估实现老年慢性病患者智慧居家服务的良性循环与发展。

第七章　结论、讨论与反思

一　结论

在人口老龄化加剧、老年人健康养老服务需求强烈的背景下，老年慢性病患者群体的养老和康复护理问题将成为今后发展的一个重要应用点和增长点。当前，我国老年慢性病患者居家健康养老服务缺口巨大，应当探索信息新技术构建慢性病智慧居家服务模式，努力实现慢性病患者的基本养老服务应保尽保，满足其多层次、多样化的养老服务需求。尽管智慧居家养老服务在我国还处于试点阶段，但养老模式所呈现的多元化发展趋势表明，只有“智慧”地借助信息科技力量才能为老年慢性病患者打造健康、便捷、愉快、有尊严、有价值的晚年生活。可以说，智慧养老（当然包括老年慢性病患者智慧居家服务）是未来中国千年养老模式变革的根本方向。在社会生产和生活模式大变革的前提下，我们不能指望延续传统的家庭照护模式，而其他譬如机构养老等模式也大多非老人的第一志愿选择(研究者的调研充分说明，居家享受天伦之乐才是他们大多数人的本来愿望)。现时人口政策的调整，虽然有满足老年人照护需求之考虑，但显然这已经回不去了。因为社会日益信息化，智慧化的生活是人类发展不可避免的归宿，而老年慢性病患者又是人类群体中最需要智慧化生活的群体。通过国家与社会的共同努力，老年慢性病患者智慧居家服务可谓未来文明社会最好、最现实也最可能的方案。

当然老年慢性病患者智慧居家服务已经有了初步的探索与尝试，在国外有更好的条件与形式，但得益于其发达的社会制度与特别的社会文化，智慧居家服务似乎在国外并没有其发展的迫切性；作为发展中国家，中国上上下下对智慧居家服务有着独特的需要和发展的迫切性，这一点从国家不断出台的发展战略和各地探索的数量与形式也可以看出，这是智慧居家养老服务在中国被看好的重要原因。作为发达国家，有其在社会制度、文化方面的积累，我们跟在后面，实现超越非常困难，反而可能在别人的规则与标准的范围内，被牵着鼻子亦步亦趋，既拿不出自己应该有的“中国方案”，也体现不了“中国道路”的自信。而在既定条件下，如果能体现“中国方案”的优越性和“中国道路”的自信心，中国就能够利用新的信息技术发展、新的业态萌动的良机，实现弯道超车，一跃成为新的生产、生活方式的领军者。所以中国政府大力推进“互联网+”战略，强调对可能出现的新业态，不要一开始就“拦住”“管死”，大力鼓励“‘大众创业’‘万众创新’结合起来，这既可以催生新技术、新模式、新业态，也可以提高经济整体的运行效率”。①

作为发展中国家，国家在整个现代化过程中担负着特殊的责任与扮演着特殊的角色。所有新业态机遇的把握和战略推进都需要国家的力量介入。同时也要逐步探索体现国家力量的国家政策并获得社会的认同。所幸智慧居家养老服务（包括老年慢性病患者智慧居家服务）在中国都具备这些条件，然而作为一个新的生活模态它并不是一个成熟、稳定的体系，它还在初步探索中，我们需要从总体上对其有一个战略规划和精准定位：老年慢性病患者智慧居家服务系统应该与国家其他的业态发展战略相配合。它是一个相对独立并开放的体系；既是一个体系，更是不断探索，不断创新和发展的过程。从一个基本的方向来说，它的轮廓是融合淘宝、腾讯等多功能的全国性平台；它融合、融通社会居家养老服务的各个方面；它的服务方式不仅仅是商业的，更是一种社会服务，甚至可以通过社会政策来促进社会服务，通过网络自身智慧化的优势推动新型服务，促进养老事业的社会动员，优化社会配置。

因此我们对它的远景既要有所规划，又要针对现状，做出努力。从远景来说，老年慢性病患者智慧居家服务系统包括：（1）智慧系统（从横向

---

①《李克强谈互联网+物流：既是发展新经济，又能提升传统经济》，中国政府网，http://www.gov.cn/xinwen/2016-07/20/content_5093214.htm，最后访问日期：2019年9月15日。

看包括老年慢性病患者智慧居家生活服务监控系统，老年慢性病患者智慧居家健康及心理管理服务系统，老年慢性病智慧居家社会生活协助系统；从纵向看包括平台层、社会服务层、终端层）；（2）社区（社区作为一定地域范围内人们结成的生活共同体，对于满足老年慢性病患者生理治疗需求、精神慰藉需求等方面有不可替代的作用。社区资源包括社区公共设施、社区工作人员、邻里及家庭等）；（3）社会支持系统（政府和社会正式组织等的正式支持是智慧居家服务平台构建的主要物质支持主体和日常运行的监管主体，由社工、共青团、妇联等通过各种制度性安排参与其中；来自家庭、病友、亲戚、医院、邻里和其他非正式组织的支持则属于非正式支持）；（4）配套保障系统。老年慢性病智慧居家服务系统从社会医学理论出发，提供生活、生理、心理、社会等四个不同层次的服务，采用远程化的社会服务和近程化的社区服务，智能化的服务和人文化的服务，线上服务和线下服务，虚拟服务和实体服务，个案化的服务和一体化的服务等相统一的方式进行。

通过调动社会资源，整合社区资源，采用智慧化的效益评估模式，并在不同阶段由不同的主体推动和负责。就现状来说，还不能形成一个老年慢性病患者智慧居家服务系统化的服务，尽管国家在 2015 年发布文件《关于积极推进“互联网 +”行动的指导意见》明确提出“促进智慧健康养老产业发展”的目标和任务，这意味着智慧养老上升到国家战略层面，成为养老行业新的选择；但是无论国内还是国外现在都处在初级阶段，且从目前来说还存在诸多问题，这些基础性的现实问题如果不得到解决，则智慧养老方案既无法实现现时间段的功能，也无法进一步发展变化成新的更高模态，也就没有远景和未来。因此现在应该在明确发展方向、构建远景规划的同时，脚踏实地地解决当前的问题，进而实现老年慢性病患者智慧居家服务系统的健康和良性发展，服务和服从于社会发展和老年慢性病患者智慧居家服务的需要。

二　研究讨论

本研究的重点在于老年慢性病患者智慧居家服务模式的构建研究与社会支持制度研究。原本以为本文研究的难点在于资料收集的过程，尤其是老年慢性病患者社区介入视角的选取和处理，如何选取典型地区和社区中的研究对象群体，从而得出群体自身特质，为智慧居家服务模式的构建提供服务基准，这是需要审慎地进行思考和处理的。但研究进行过程中发现，事实上，从两个基本方面去做，这个最大的困难与问题便会迎刃而解。一方面是在收集资料与设想新的智慧养老模式的时候，作为一个试探性的研究，在研究过程中磕磕碰碰在所难免，而由于本研究的特殊性，似乎又多了一些困扰。本研究的一个首要问题是老年慢性病患者与普通老年人的概念和范畴的处理。既然研究老年慢性病患者，那其他老人呢？难不成老年慢性病患者智慧居家服务还要首先区分为老年慢性病患者和普通老年人吗？即使有这种区分，它有意义吗？何况这会不会碰到一个老生常谈的问题：这种区分有歧视的成分吗？可行吗？等等。因为我们的研究对象是老年慢性病患者智慧居家服务系统，而我们分析的理论框架是社会医学，它考量的不仅仅是生理、身体层面，还包括心理、社会层面。另一方面是慢性病本身具有独特性，一般无法查询病因，可能存在一果多因、一因多果、多果多因等，且发病周期长，病症可能比较隐蔽，需要长期照料等。

因此，在本研究中，将所有的老年人视为老年慢性病患者或者潜在的老年慢性病患者。事实上，大多数老年人是老年慢性病患者。而且作为生物规律，老年人身体器官必将日渐衰弱，发生某种病变，这种病变大多数也都是以慢性病的形式出现，其中急性病或者意外死亡的比例是比较低的，而真正健康老化或者健康过世的更是微乎其微。所以我们在研究的过程中，尽管研究目标是老年慢性病患者智慧居家服务，提供的应用性服务方案也是针对老年慢性病患者，但基于社会医学原理，老年慢性病患者智慧居家服务系统的设计并不是仅仅针对老年慢性病患者，而是针对更具有普遍性的包括老年慢性病患者在内的几乎所有的老年人。即使我们由于学术问题的要求（作为学术或者文章的基本要求是文题一致），不予承认或者不予考量，但事实上的后果是老年慢性病智慧居家服务所不可避免的外延的拓展，这就导致我们在通常研究中所不可能碰到的问题：内涵与外延的延展与变化，研究目标与实际状况的矛盾与冲突。

但这种表面上的困境与我们研究的本质并不冲突，相反，它是内在的、一致的，因为老年慢性病患者智慧居家服务的目标就是要让老年人健康老化。它有与传统的急性病医疗模式相区别的两个重要特征。其一，它的早期介入。从预防的角度提前因应各种因素，也就是说，在老年人还从身体表征上来看是健康的时候就做好准备，防患于未然，这个时候虽然它的目标群体是老年慢性病患者群体，但是它的实际作用群体就是老人群体。其二，老年慢性病患者的预防、治疗和康复并不是仅仅局限在病理的本身。人们已经基本对慢性病达成一个共识，慢性病病因复杂，需要用系统的视角做整体的考虑（似乎在慢性病的应对上中医理论更具有说服力和实践应用价值），不仅要考虑身体与生理，还要考虑心理乃至社会，所以它的涉及对象会扩大化，只有从老年人整体考虑，才会真正应对老年慢性病的发生与变化。因此我们在用词上当然性的选择的是老年慢性病患者，但是基于理论和实践的双重考量，它们之间在事实上是没有区别的，也没有区分的必要和意义。

本研究中的另一个问题虽与第一个问题不同但又有相通之处：既然研究的对象是老年慢性病患者，那么它应该针对慢性病来开展研究，甚至可以说它应该是一个医学问题而非一个社会学问题。从社会学的视角来研究，岂非一个“牛头不对马嘴”的问题，或者说这样的研究能解决问题吗？它有价值和意义吗？是否可以说这是一个伪命题，甚至是否可以说这是科研资源的滥用呢？当然不是。诚如我们在研究论述中反复陈述，并在研究过程中反复发现的情形一样，老年慢性病当然是病，具有生理/身体的原因。但就如中国的诡辩论“白马非马”“汝果欲学诗，功夫在诗外”“病也非病”，要想真正防治慢性病，必须在慢性病之外，用一个更加广泛的视角和系统化的方法来处置，这也是社会医学得以产生的根本原因，也是人们在长期的医疗经验和实践中获得的宝贵体验和经验。如果没有健康的社会，就不会有健康的个人。个人与社会关系的真谛被揭露得淋漓尽致。这也是本研究的出发点和立脚点。

事实上，任何问题的突生与异变都不是以学科为界限的，问题本身就是一个综合体，其本身并不分政治/社会，医学/社会学，而人为的学科划分恰恰容易限制人们的思考，使人们在解决问题的过程中局限于一地而得不到展开，问题的解决因此找不到出路。正因为如此，纯粹的西方分析医学开始低下它高傲的头颅，向中医学习或与中医展开合作。也正是因为有所感，有人甚至断言医学不完全是科学。而人口老龄化进程加快和疾病谱从传染病为主向以慢性非传染性疾病为主转变，在这一趋势下，医学模式亟待从传统的生物医学模式转变为生物－心理－社会医学模式，与此相适应的医疗卫生服务则有待向四个方面扩大，即从单纯治疗扩大到预防保健，从生理扩大到心理，从医院服务延伸到家庭和社区服务，从单纯运用医疗技术服务扩大到社会动员下的服务。[①] 这种社会化服务需要吸收现代信息技术，结合慢性病社会医学的高危理论、生物－心理－社会健康理论、全员参与理论、社会因素理论，分析这些理论在老年慢性病发生和防治过程中的作用，确定社区、家庭、志愿者等在智慧居家养老中的角色，构建能满足老年慢性病患者健康、心理需求的智慧系统，指导老年慢性病的管理：预防、治疗、康复护理。而本研究正是基于社会医学的视角，来分析老年慢性病智慧居家服务内容，并因此建构老年慢性病智慧居家服务系统。

三　研究反思

在研究过程中，原来的设想与研究对老年慢性病患者智慧居家养老过于乐观，认为智慧居家养老已经是一个现实存在的“实然状态”，研究的目的就是在这个“实然存在”的基础上收集资料，进行思考，再进行完善就可以了。但随着研究的一步步深入，发现尽管从历史时间来说，智慧居家养老（自然就包括老年慢性病患者智慧居家养老）的提出到实践已经有一段时日，在理论研究和日常应用中也在不断深入。从某种程度上来说，智慧居家养老的的确确是一个“实然存在”，它在老年人（自然包括老年慢性病患者）的生活中日益发挥更加重要的作用；但是由于种种限制，老年慢性病患者智慧居家服务实际上还远不是一个完整的状态，这种模式还可以说仅仅处于萌芽阶段，甚至连雏形都还不具备，现在拥有的只能是一些探索性的应用，根本不是系统化的运用，且还有诸多方面没有针对老年慢性病患者的特殊需求，乃至整个社会对老年慢性病患者根本没有整体性概念，我们只能从学术角度，明确其范畴，明晰其内涵与外延，但还是不

① 莫碧珍：《论社会实践对医学生人文素质教育的作用——以右江民族医学院为例》，《新西部》（理论版）2013 年第 18 期。

能用之于调查，无法与老年慢性病患者，乃至普通受访者有效交流，而对他们来说，更不能苛求他们自己对老年慢性病患者智慧居家服务系统有什么整体的概念和设想了，只能在他们的认识基础上，做初步的交流，或者通过调研者的努力解释略有深度地交流。

因此，从某种意义上来说，老年慢性病患者智慧居家服务系统还无法求得一个整体性，这个研究对象还不是实体性的存在，不得不调整原来的计划，更多的是在调研的基础上，发挥“社会学想象力”的办法。具体的步骤：首先，通过初步的调研（主要是面对面的非结构式访谈）进行一些基础性的了解，尤其是老年慢性病患者的基本状况与需求；其次，通过网络等各种途径对各地的智慧居家服务方案进行比较［主要是网络资讯，因为一方面是随着早期国家电子政务的推进和近期提出的“互联网＋”战略的推进，另一方面是因为智慧居家服务所固有的特征与要求，所有的智慧服务方案（无论是何种主体设计或者执行的）几乎都可以在网上查询到］；再次，根据研究需要对不同类型并处于不同实施阶段的服务方案展开评估，以老年慢性病患者为中心，对重点实施区域实施效果检测，对各种方案办法、实施效果进行比较等［这个阶段既可以以电话、网络通信、视频等（比如，QQ、微信、网络社区）的形式，有些情况下又可以根据需要实地考察］；最后，对各个方案比较后得到的经验进行理论总结，并就该方案的相关实践经验、问题、未来设想，乃至改进方案与理论思考同实施该智慧服务方案的相关人员展开交流与切磋，从实践者那里找到更多的灵感与思考（他们因工作原因，有不同的视角、体验，也更具有发言权，而作为研究者从客观中立的角度，以“价值无涉”的态度，对他们进行交叉分析、比对，再做整合）。

但如果仅仅到此，就无法达成研究目标了。因为本研究目标既是学术性的，也是应用性的。所以最根本的一条研究道路是既要根据老年人普遍的、既定的需求，也要考虑老年人特殊、弹性的需求，同时在信息技术发展的未来学基础上，根据社会医学理论，做出一些有意义的探索性设想蓝图，这种探索同样具有非常重要的意义。正如爱因斯坦所说，有时候提出一个问题比解决一个问题更重要。在现在的信息科技日新月异的发展大趋势下，技术已经具有了一股原始的冲动，自我发展、循环的本能，所以技术本身不是问题，而技术的社会应用是个大问题，甚至是个带有根本性的问题，它不仅仅牵涉技术整合、资讯保障、资源效益的最大化，而且牵涉技术运用的终极价值和未来方向，甚至从某种意义上来说，这也牵涉人类社会未来的前途。

因此，关于老年慢性病患者智慧居家服务系统其实就是一场现代科技的社会运用，它至少带给现代技术运用一个正确的方向：服务社会、服务人文，且它始终只是一个客体，本身并不是主体，虽然它可能在某种程度上非常智慧化，但是仍从属于社会，使社会更加健全和美好，而不是独立地成为一个新的体系。我们知道虽然老年慢性病患者智慧居家服务系统强烈地建立在现代高科技发展的基础上，但有趣的是它发展和运行的关键不在于技术是否可行，而在于社会如何需要，进而推导出技术如何被创造并如何被运用到社会。因此从某种意义上来说，它已经过渡到了社会设计第一次在某种意义上超越了技术设计，一定程度地颠覆了传统社会的发展路线图，甚至在现代高度发达的科技发展的成就本身颠覆了自己的重要性，而且反过来使社会自身的框架组合与设计配合显得更加重要。

对于本研究来说，在某种意义上，尽管诸多设想是根据社会医学理论从老年慢性病患者的特殊性需求出发，并做出设想，有一定的理论根据和现实性要求，但并不意味着其是固定的未来模式和趋势。因为迄今为止，人们还无法确切地知道未来的科技发展状况，只能估计它的发展趋势和轮廓。同时对于老年慢性病患者本身来说，他们的需求既有相对的稳定性，也会有相当的延展性和变化性，老年慢性病患者智慧居家系统的服务技术与应用设计都只是具有现时的合理性，所以这种设计也就具有相对的稳定性，可以作为我们制度实践与社会运用的基础，但它不具有永恒性和固定性，需要不断调整和修缮。因此，在本研究的过程中，既赋予老年慢性病患者智慧居家服务未来的大胆设想，又对现时段老年慢性病患者智慧居家服务做一些调整和完善，但是如何在该群体智慧居家服务实践经验和研究理论均相对缺乏的情况下，探索相关理论并将理论应用于社会情境，使之可行、有效，同时如何有效依托社区，通过智慧系统与网络，整合社会资源构建多层次的、扁平化的智慧居家服务模式，对于研究者研究能力和理论功底要求很高。在本研究中，只是往这方面进行了努力，并力求达到两者的均衡，企图通过前者提出一个理想模态且予以较好的阐释，再回到现实，对现时段的老年慢性病患者智慧居家服务状况进行探索，发现问题，寻找差距与原因，进而在现在的条件下做提高，就如提出共产主义作为我们社会发展的目标，但主要是着眼于目前我国社会主义初级阶段的现状，并寻找、探索社会主义初级阶段的基本路线一样。我们寻求建立理想模态的老年慢性病患者智慧居家服务系统，同时也着眼于它的现状，寻求它初步的发展道路、对策与方法等。这就难免会产生理想和现实的差距、矛盾等。但作为研究的客观立场来说，它们两者并不矛盾，相反可以相辅相成、互相促进。

对于老年慢性病患者智慧居家服务系统来说，本研究只能算初步的、探索式的研究。其虽然经历了大量的实地考察和调研，但是社会信息技术必将发生新的令人难以想象的变化，社会情势也处在不断的变动中，老年慢性病患者本身的需求也有可能发生变化，因此关于它的未来构想和现时段的方法、对策都可能存在不足，需要进一步研究。在理论层面的研究，需要人们进一步开拓发掘这一新的社会事务与社会其他方面现象的关系；而在实践操作层面更需要研究可行性、具体方案、操作方式等。因此无论是从理论层面还是实践应用层面该研究都只是一个中观层面的中程研究，在实地考察、调研的基础上，根据理论发展的逻辑和实践应用的需求，在充分发挥社会想象力的基础上，做了诸多努力和探索，虽然相对于现状来说具有很大的超前性，但相比于日新月异的科技变化和一跃千里的社会情势，本研究在很多方面有不足的地方，我们必须保持基本的研究谦抑以求抛砖引玉，后面将有更多、更有价值和更有想象力的研究；同时，本研究及本研究团队也将时刻保持高度的敏感性，在原有的基础上继续努力跟踪新的社会情势与科技变化，推出新的选题和研究成果。

参考文献

艾丽：《对我国机构养老模式的思考》，《人民论坛》2013 年第 11 期。

白英：《我国"养老职业"缺口巨大》，《光明日报》2009 年 12 月 29 日，第 5 版。

鲍成中：《学校管理的麦当劳化及其危害》，《教育理论与实践》2011 年第 2 期。

北京大学人口研究所课题组：《全球人口发展趋势及其对世界政治的影响》，《当代世界与社会主义》2012 年第 8 期。

本刊编辑部：《划分中老年人年龄的标准》，《中国自然医学杂志》2001 年第 4 期。

曹淑敏：《关于积极推进"互联网 +"行动的指导意见》，《软件产业与工程》2015 年第 5 期。

陈豪、唐艳昕：《西湖区"智慧养老"应用探索》，《杭州科技》2014 年第 4 期。

陈佳伟：《遵循连续性》，《城市建筑》2010 年第 12 期。

陈莉、卢芹、乔菁菁：《智慧社区养老服务体系构建研究》，《人口学刊》2016 年第 3 期。

陈玉琢：《信息化服务构建智慧养老平台》，《中国企业报》2013 年 11 月 19 日。

陈玉祥：《建筑物区分所有权还是业主权——法律术语的选择与界定》，《盐城工学院学报》（社会科学版）2009 年第 4 期。

陈志明：《缺氧型慢性病》，清华大学出版社，2017，第 1～30 页。

程怀志、郭斌、谢欣、刘艳瑞：《我国慢性病患病率的社会人口学分析》，

《医学与社会》2014 年第 3 期。

《党的十八届五中全会〈建议〉学习辅导百问》编写组:《党的十八届五中全会〈建议〉学习辅导百问》,《理论学习》2016 年第 1 期。

党俊武:《关于我国应对人口老龄化理论基础的探讨》,《人口研究》2012 年第 3 期。

邓高权:《中国家庭结构变迁与养老对策探讨》,《湖南社会科学》2014 年第 4 期。

邓颖、吴先萍、李宁秀、何君、刘朝杰、张宁梅、任晓晖、刘丹萍、杨晓妍、袁建国、汪凯:《不同养老模式的养老成本及成本—效用分析》,《预防医学情报杂志》2004 年第 4 期。

丁继红:《长期护理保障制度建设刻不容缓》,《探索与争鸣》2015 年第 12 期。

丁文均、丁日佳、周幸窈、欧阳赢:《推进我国智慧养老体系建设》,《宏观经济管理》2019 年第 5 期。

董红亚:《中国社会养老服务体系建设研究》,中国社会科学出版社,2011,第 1 页。

豆小红:《发展智慧健康养老要坚持"三个理念"》,《中国人口报》2019 年 8 月 23 日,第 3 版。

杜敏:《浅析生物 - 心理 - 社会医学模式》,《成功》(教育)2013 年第 5 期。

段祺华:《建议以购买服务形式鼓励社会医疗机构参与公卫服务》,中国政府采购网,http://www.ccgp.gov.cn/specialtopic/2015lh/lhszc/201503/t20150310_5067624.htm,最后访问日期:2015 年 3 月 10 日。

飞尚集团:《智慧养老行业现状》,道客巴巴网,http://www.doc88.com/p-8085463620579.html,最后访问日期:2019 年 5 月 5 日。

傅东波、傅华:《慢性病自我管理》,《中国慢性病预防与控制》2002 年第 2 期。

高志平、黄金尧:《如何在三网融合的网络框架下实现智慧城市运行》,《中国有线电视》2014 年第 1 期。

戈智永、吴清:《物联网在我国居家养老服务中的应用》,《上海工程技术大学学报》2016 年第 3 期。

龚学军:《社区慢性病管理存在的问题分析与对策》,《中医药管理杂志》2015 年第 12 期。

顾景范:《中国居民营养与慢性病状况报告(2015)解读》,《营养学报》2016 年第 6 期。

关玉琴:《完善我国慈善机构监督机制的对策建议》,《经济研究参考》2008 年第 70 期。

郭骅、屈芳:《智慧养老平台的辨析与构建》,《贵州社会科学》2017 年第 12 期。

国家统计局:《中国统计年鉴 2011》,国家统计局官网,http://www.stats.gov.cn/tjsj/ndsj/2011/indexch.htm,最后访问日期:2019 年 7 月 5 日。

国家统计局:《中国统计年鉴 2018》,国家统计局官网,http://www.stats.gov.cn/tjsj/ndsj/2018/indexch.htm,最后访问日期:2019 年 7 月 5 日。

国家统计局:《中华人民共和国 2012 年国民经济和社会发展统计公报》,《中国统计》2013 年第 3 期。

国务院:《国务院关于加快发展养老服务业的若干意见》(国发〔2013〕35 号),中国政府网,http://www.gov.cn/zhengce/content/2013-09/13/content_7213.htm,最后访问日期:2013 年 9 月 13 日。

国务院办公厅:《关于印发中国防治慢性病中长期规划(2017—2025 年)的通知》,中国政府网,http://www.gov.cn/zhengce/content/2017-02/14/content_5167886.htm,最后访问日期:2019 年 8 月 9 日。

何世亮:《社会工作介入智慧居家养老服务路径探索》,《辽宁经济管理干部学院学报》2018 年第 6 期。

胡宏伟、李玉娇、张亚蓉:《健康状况、社会保障与居家养老精神慰藉需求关系的实证研究》,《西华大学学报》(哲学社会科学版)2011 年第 4 期。

黄玉荣、曲顺兰:《转型期我国社会保障资金筹集与管理改革研究》,《山东经济》2003 年第 6 期。

贾玉娇、王丛:《结构二重性视角下智慧居家养老服务体系释析——从"人技隔阂"到"人技融合"》,《社会科学战线》2020 年第 12 期。

江丽娇、于倩倩:《我国居民慢性病变化趋势分析——基于国家五次卫生服务调查报告》,《中国卫生事业管理》2018 年第 11 期。

江涛：《舒尔茨人力资本理论的核心思想及其启示》，《扬州大学学报》（人文社会科学版）2008年第12期。

姜清玉、李亚军：《社区居家养老智慧医疗空间优化配置策略分析》，《学海》2020年第3期。

靳永爱、赵梦晗：《互联网使用与中国老年人的积极老龄化——基于2016年中国老年社会追踪调查数据的分析》，《人口学刊》2016年第6期。

孔灵芝：《关于当前我国慢性病防治工作的思考》，《中国卫生政策研究》2012年第5期。

李宝娟、孙晓杰：《我国"互联网+"居家智慧养老现状分析》，《卫生软科学》2019年第3期。

李贝：《引导社会养老保障由"碎片化"走向"系统化"》，《人民论坛》2018年第27期。

李兵：《我国构建长期护理保险制度的可行性与必要性探讨》，《改革与战略》2015年第3期。

李朝静：《上海市失能老人长期护理服务体系研究》，硕士学位论文，上海工程技术大学，2013。

李晗：《长春市某区直机关公务员健康现状及影响因素分析》，硕士学位论文，吉林大学，2011。

李娜：《盘点现代生活十大趋势》，《科技导报》2012年第34期。

李宁：《中国农村医疗卫生保障制度研究》，博士学位论文，中国农业大学，2005。

李宁秀：《社会医学》，重庆大学出版社，2017，第10~15页。

李琪等：《我国65岁以上人群慢性病患病率超六成》，华声新闻网，http://news.voc.com.cn/article/201807/201807031713398352.html，最后访问日期：2019年11月25日。

李琬予、寇彧、李贞：《城市中年子女赡养的孝道行为标准与观念》，《社会学研究》2014年第3期。

李伟梁：《社区资源整合略论》，《重庆邮电大学学报》（社会科学版）2010年第4期。

李希如：《人口总量平稳增长 城镇化水平稳步提高》，国家统计局官网，http://www.stats.gov.cn/tjsj/sjjd/201901/t20190123_1646380.html，最后访

问日期：2019年4月5日。
李亚军：《设计关怀老年人》，《设计》2013年第12期。
李岩、曾维伦：《网络阅读对传播社会主义核心价值体系的影响与对策研究》，《河海大学学报》（哲学社会科学版）2012年第3期。
李烨、胡世莲：《老年慢性病患者铁代谢异常与慢性病的相关性》，《中国临床保健杂志》2019年第4期。
李中秋、王朝明：《中国人口老龄化对储蓄率的影响》，《理论与改革》2013年第1期。
廉超、刘慧、林春逸：《以人民为中心的中国城乡居民养老服务均等化研究》，《改革与战略》2018年第8期。
梁春艳：《"互联网+"背景下社区慢性病老人健康养老新思路》，《中小企业管理与科技》2017年第19期。
梁捷：《专家指出：居家养老任重道远》，《光明日报》2009年10月23日，第5版。
廖楚晖：《智慧养老服务总体性问题破解与实现路径》，《经济与管理评论》2019年第6期。
林浩：《社区居家养老的慢性病护理服务设计研究：以广州为例》，硕士学位论文，广东工业大学，2017。
林钧昌、尹新瑞、司洁萌、唐伟：《城市化进程中社区养老服务的现状与对策研究——以T市为例》，《唐山师范学院学报》2014年第4期。
刘贵平：《我国农村慢性病老年人的贫困风险分析》，《重庆科技学院学报》（社会科学版）2017年第10期。
刘强：《人口老龄化背景下我国城市居民养老保障问题研究》，硕士学位论文，山东大学，2013。
刘稳：《云南大学大学生生命质量影响因素研究》，硕士学位论文，云南大学，2014。
刘晓：《居家医疗服务新理念》，《中国医院院长》2014年第18期。
刘效壮：《社区养老服务智慧化研究——以宁波为例》，《科技视界》2015年第4期。
刘妍：《智慧养老将成为养老新模式》，《西安日报》2016年2月15日。
罗娟、黄聘聘、石雷、赵莎莎：《对上海"9073"养老服务格局的思考》，

《科学发展》2018 年第 3 期。

马军腾：《浅谈空巢家庭子女教育的新问题及对策》，《教育教学论坛》2011 年第 35 期。

民政部：《2016 年社会服务发展统计公报》，http://www. mca. gov. cn/article/sj/tjgb/201708/20170800005382. shtml，2017 年 8 月 3 日/2018 年 1 月 10 日。

民政部：《2017 年社会服务发展统计公报》，搜狐网，http://www. sohu. com/a/246098937_100122244，最后访问日期：2019 年 10 月 5 日。

民政部：《民政事业统计季报》，民政部官网，http://files2. mca. gov. cn/cws/201202/20120209154838112. htm 最后访问日期：2019 年 9 月 9 日。

莫碧珍：《论社会实践对医学生人文素质教育的作用——以右江民族医学院为例》，《新西部》（理论版）2013 年第 18 期。

宁丹萍：《智慧居家养老服务需求研究》，硕士学位论文，湖南师范大学，2017。

皮书说：《中国社会保障发展报告（2019）》，中国皮书网，https://www. pishu. cn/zxzx/xwdt/530099. shtml，最后访问日期：2019 年 6 月 5 日。

钱军程、胡建平：《国家药品供应保障综合管理信息平台 YPID 编码规则与应用》，《中国卫生信息管理杂志》2019 年第 2 期。

乔治・里茨尔：《社会的麦当劳化》，顾建光译，上海译文出版社，1992，第 31 页。

全国老龄办：《中国人口老龄化发展趋势预测研究报告》，《中国妇运》2007 年第 2 期。

任泽平、熊柴、周哲：《中国生育报告 2019》，《发展研究》2019 年第 6 期。

《社会医学科研课题疾病发生和防治》，医学教育网，http://www. med66. com/yixuebaike/yixuewanhuatong/lj1502107255. shtml，最后访问日期：2019 年 5 月 9 日。

睢党臣、曹献雨：《“互联网 +”养老平台供给模式的选择与优化——基于动/静态博弈分析》，《陕西师范大学学报》（哲学社会科学版）2018 年第 1 期。

睢党臣、彭庆超：《我国城市“互联网 + 社区居家养老”服务模式的构建基础分析》，《社会保障研究》2017 年第 3 期。
隋澈、周晓梅：《人口老龄化背景下劳动力供给对中国经济增长的影响》，《当代经济研究》2014 年第 3 期。
隋雨荧、阮云军、吴赛珠：《医养结合养老模式研究进展及我国现状》，《中华保健医学杂志》2019 年第 3 期。
孙婵、陈云良：《医疗救助制度立法生成的理论逻辑》，《社会科学家》2019 年第 4 期。
孙东青：《智慧社区养老服务精准化问题的思考》，《重庆行政》（公共论坛）2018 年第 1 期。
孙飞雪：《浅议社会化居家养老模式中的政府定位》，《现代妇女》（下旬）2011 年第 4 期。
孙建琴、张美芳：《社区老年营养与慢性病管理》，上海科学技术出版社，2019，第 1 ~20 页。
孙伟、杨小萍：《我国养老设施的分类特征及发展趋势探讨》，《山西建筑》2011 年第 5 期。
孙晓杰：《社会资本与城市居民健康公平的关系——来自西宁和银川的实证研究》，博士学位论文，山东大学，2008。
泰康保险集团、毕马威中国：《2019 年中国大健康产业财税热点报告》，未来智库网，https://www.vzkoo.com/doc/18278.html，最后访问日期：2019 年 11 月 29 日。
田玲、张思峰：《居家养老服务发展的思路框架与制度安排——基于国际实践经验的分析探讨》，《理论与改革》2014 年第 6 期。
田钰燕、包学雄：《“互联网 +”时代居家养老服务供给：从技术嵌入到协作生产》，《社会保障研究》2017 年第 2 期。
童星：《社区居家养老必须走“互联网 +”的道路》，《学术界》2015 年第 10 期。
童玉芬：《人口老龄化过程中我国劳动力供给变化特点及面临的挑战》，《人口研究》2014 年第 2 期。
王德龙、杨少远、江丽丽：《慢性病防治与康复》，山东大学出版社，2017，第 1 ~25 页。
王宏禹、王啸宇：《养护医三位一体：智慧社区居家精细化养老服务体系研究》,《武汉大学学报》2018 年第 4 期。

王辉:《“十三五”国家老龄事业发展和养老体系建设规划》,中国政府网,http://www.gov.cn/xinwen/2017-03/29/content_5181748.htm,最后访问日期:2019 年 8 月 5 日。

王坚、张玥、朱庆华:《智慧养老领域的研究现状与热点分析》,《信息资源管理学报》2019 年第 1 期。

王金营、李天然:《中国老年失能年龄模式及未来失能人口预测》,《人口学刊》2020 年第 5 期。

王婧婷、王园园、刘砚燕、袁长蓉:《智能手机应用程序在慢性病患者健康管理中的应用及展望》,《中华护理杂志》2014 年第 8 期。

王琳、周世锋:《沿海发达地区人口流动特征与发展趋势研究——基于全国第五次和第六次人口普查数据的分析》,《浙江科技学院学报》2016 年第 2 期。

王念兹:《李克强谈互联网、物流:既是发展新经济又提升传统经济》,搜狐网,http://news.sohu.com/20160720/n460205267.shtml,最后访问日期:2019 年 9 月 15 日。

王培安:《中国家庭发展报告》,中国人口出版社,2014,第 20 页。

王晓慧、向运华:《智慧养老发展实践与反思》,《广西社会科学》2019 年第 7 期。

王艳凤、梁珍伟、叶芳飞:《连续护理模式在老年慢性病护理管理中的应用思考》,《中医药管理杂志》2019 年第 3 期。

王瑜:《中国传统养老模式陷巨大困局　服务与需求严重脱节》,《工人日报》2011 年 10 月 30 日,第 3 版。

温海红、王怡欢:《基于个体差异的“互联网+”居家社区养老服务需求分析》,《社会保障研究》2019 年第 2 期。

文荣强:《运用大数据构建智慧居家养老服务模式》,《重庆文理学院学报》2019 年第 3 期。

吴娜:《长沙城市社区医疗卫生服务问题研究》,硕士学位论文,湖南师范大学,2012。

吴燕:《“互联网+智慧养老”发展之路》,《人民论坛》2019 年第 15 期。

吴玉韶:《老年产业发展需求与高素质人才培养》,《社会福利》2010 年第

10 期。

夏保京、王少清：《慢性病管理学》，第二军医大学出版社，2014，第1～10页。

夏纯迅：《社区养老服务机构的开发与实践》，《价值工程》2014年第13期。

夏红升：《基于计划行为理论的老年人参与智慧居家养老意向研究》，硕士学位论文，湖南师范大学，2018。

夏伟东：《深入学习贯彻习近平总书记系列重要讲话精神　推动学雷锋志愿服务工作深入开展》，《思想政治工作研究》2017年第3期。

谢罗群：《“三项能力”建设破解发展难题——金海燕物业转型升级之路》，《中国物业管理》2013年第6期。

修宏方：《社区服务支持下的居家养老服务研究》，博士学位论文，南开大学，2013，第34页。

徐光来：《慢性病飙升你如何应对》，浙江大学出版社，2017，第1～20页。

徐卉：《社会组织驱动的居家养老服务研究》，硕士学位论文，浙江财经大学，2014。

徐军、王春英、胡耀仁：《常见老年慢性病的防治及护理》，浙江大学出版社，2016，第1～15页。

许宝健：《今天我们如何养老》，中国发展出版社，2014，第25～27页。

许靖、余红梅、李彦霖、杨义、谢冬梅、陈小雪、沈兵、郭凡、李凤仙：《成都市某社区居民社会支持及健康状况调查研究》，《河南预防医学杂志》2019年第9期。

许晴晴：《8成老年人生活自理　7成多患慢性病》，健康中国网，http://health. china. com. cn/2016－03/07/content_8615983. htm，最后访问日期：2019年11月19日。

许永硕：《中国制造新起点：服务业革命开启服务业文明》，电子工业出版社，2017，第97页。

鄢洪涛：《我国农村医疗卫生制度的适应性绩效分析》，《湖南社会科学》2013年第6期。

杨秉辉：《健康的逻辑 生活行为与慢性病》，上海交通大学出版社，2017，第1～25页。

杨海瑞：《“互联网+”：养老模式再选择》，《三门峡职业技术学院学报》2016年第1期。

杨文龙：《基于S.E.E方法的居家远程健康照护服务系统设计研究》，硕士学位论文，广东工业大学，2015。

养老信息化智库：《10年后老年人口突破3亿，智能护工为养老减压》，新浪博客，http://blog.sina. com.cn/u/5640851940，最后访问日期：2019年10月5日。

姚冬磊：《我国居家养老服务体系建设研究》，硕士学位论文，河北师范大学，2014。

姚燕：《常州养老服务管理与运行机制研究》，《常州大学学报》（社会科学版）2016年第4期。

于潇、孙悦：《“互联网+养老”：新时期养老服务模式创新发展研究》，《人口学刊》2017年第1期。

曾巧妹：《居家慢性病老人自我管理能力的社会工作介入研究——以H市X社工机构的居家养老服务为例》，硕士学位论文，厦门大学，2018。

翟振武：《人口新常态与人口政策》，《攀登》2015年第6期。

张博：《“互联网+健康养老”视域下老年照护产业发展研究》，《当代经济管理》2019年第10期。

张恺悌、曾琦：《中国老龄工作年鉴——第七部分　赴瑞典、波兰出访报告》，华龄出版社，2016，第287页。

张雷、韩永乐：《当前我国智慧养老的主要模式、存在问题与对策》，《社会保障研究 》2017年第2期。

张立平：《把老年“医养结合”养老服务做成最美的夕阳产业》，《中国老年学杂志》2013年第21期。

张敏杰：《浙江省人口老龄化进程与养老实践》，《浙江社会科学》2010年第1期。

张萍、沈凤杨、春芸、张丹霞：《医养结合理念用于老年慢性病患者住院管理的价值》，《中医药管理杂志》2019年第12期。

张泉：《智慧养老服务缘何遭遇普及推广难题？——基于青岛市智慧养老服务业的价值》，《理论学刊》2020年第5期。

张晓松、鞠鹏、丁林：《习近平为志愿者点赞：你们所做的事业会载入史册》，《中国民政》2019 年第 2 期。

张雅洁：《卫生部陈竺部长在全国卫生工作会议上强调信息化建设》，《中国卫生信息管理杂志》2010 年第 1 期。

张要茹、金真：《我国医养结合人才队伍建设分析》，《人口与计划生育》2018 年第 12 期。

赵广宇：《我国“互联网 + 医疗”时代慢病管理在民营医院的运用（2017—2025）》，载薛晓林等主编《民营医院蓝皮书：中国民营医院发展报告（2016）》，社会科学文献出版社，2017，第 122 ~ 130 页。

赵婧：《山西省养老事业与产业融合发展研究》，《劳动保障世界》2018 年第 36 期。

郑敏芳、王馨：《社区居家医疗发展模式探讨》，《中国乡村医药》2014 年第 16 期。

郑世宝：《物联网与智慧养老》，《电视技术》2014 年第 22 期。

智研咨询：《2019 年中国人口老龄化市场分析报告 - 行业运营态势与未来趋势研究》，http://baogao. chinabaogao. com/baojianpin/382708382708. html。

《中国家庭发展报告 六成老年人确诊慢性病》，http://www. pinlue. com/article/2017/03/0403/08564282634. html。

中国老龄科学研究中心课题组：《全国城乡失能老年人状况研究》，《残疾人研究》2011 年第 2 期。

周晓蒙：《老年人长期照护与劳动力需求研究》，博士学位论文，东北财经大学，2018。

朱海龙：《场域、动员和行动：网络社会政治参与研究》，博士学位论文，上海大学，2011。

朱海龙：《老年慢性病智慧居家养老服务定位研究》，《湖南师范大学社会科学学报》2017 年第 5 期。

朱海龙：《智慧养老：中国老年照护模式的革新与思考》，《湖南师范大学社会科学学报》2016 年第 3 期。

朱海龙、邓海卓：《社会保障制度：网络时代的挑战与创新发展》，《湖南农业大学学报》（社会科学版）2018 年第 2 期。

朱海龙、欧阳盼：《人养老观念的转变与思考》，《湖南师范大学社会科学学报》2015 年第 1 期。

朱慧鸿、邓琦、曹莹、苗志刚：《信息时代的智慧养老服务平台》，《散文百家》2019年第3期。

朱铭来、郑先平：《我国长护险发展实践》，《中国金融》2017年第21期。

朱勇：《智能养老》，社会科学文献出版社，2014，第109~117页。

朱勇：《智能养老催生新产业》，《健康报》2017年8月23日，第7版。

左美云：《智慧养老的含义与模式》，《中国社会工作》2018年第32期。

左美云：《智慧养老的内涵、模式与机遇》，《中国公共安全》2014年第10期。

MBA智库百科：《社会医学》，MBA智库网，https://wiki.mbalib.com/wiki/%E7%A4%BE%E4%BC%9A%E5%8C%BB%E5%AD%A6，最后访问日期：2019年6月5日。

Bradford Roger, *Children, Families and Chronic Disease: Psychological Models of Care* (London: Taylor and Francis, 2002), pp. 15-20.

Epstein et al., "Measuring patient-centered communication in Patient-Physician consultations: Theoretical and practical issues," *Social Science and Medicine* 61 (2005): 1516-1528.

J. Larry Durstine, Geoffrey Moore, Patricia Painter, et al., *ACSM's Exercise Management for Persons with Chronic Diseases and Disabilities - 3rd Edition* (Poland: Human Kinetics, 2009), pp. 25-26.

JoAnne E. Epping-Jordan, Gauden Galea, Colin Tukuitonga, et al., "Preventing chronic diseases: taking stepwise action," *The Lancet* 366 (2005): 1667-1671.

Joann M. Burkholder, Howard B. Glasgow, Nora Deamer-Mella, "Overview and present status of the toxic Pfiesteria complex (Dinophyceae)," *Phycologia* 40 (2001): 186-214.

Renée R. Taylor, *Cognitive Behavioral Therapy for Chronic Illness and Disability* (Boston: Springer, 2006), pp. 30-40.

Ruth Pinder, *The Management of Chronic Illness* (London: *Palgrave*, 1990), pp. 10-20.

The International Council of Nurses, "Code of Ethics for Nurses," *International Nursing Review* 47 (2000): 138-141.

Theo Vos, Amanuel Alemu Abajobir, Kalkidan Hassen Abate, et al., "Global, Regional, and National Incidence, Prevalence, and Years Lived with Disability for 328 Diseases and Injuries for 195 Countries, 1990 - 2016: a Systematic Analysis for the Global Burden of Disease Study 2016," *The Lancet* 390 (2017): 1211 - 1259.

Travis Georgia, *Chronic Disease and Disability* (California: University of California Press, 1961), pp. 1 - 10.

Valentine Fay, Lowes Lesley, *Nursing Care of Children and Young People with Chronic Illness* (New jersey: Blackwell, 2007), pp. 20 - 30.

WHO, "The World Health report 2002," *Midwifery* 19 (2003): 72 - 73.

Xinyan Zou, "The Dilemma and Countermeasure of Technology Application of State-run Nursing Home Facing Smart Endowment," *Atlantis press* 85 (2019): 396 - 401.

Zhu, Hailong Peter, et al., "Information Technologies and Elderly Care in China: A New Paradigm," *Communications of the Iima* 14 (2014): 27 - 36.

附　录

老年慢性病患者智慧居家服务访谈提纲

尊敬的女士/先生：

您好！我们是“老年慢性病患者智慧居家服务”课题组，正在进行关于老年慢性病患者智慧居家服务的调查研究。本研究将会充分考虑老人的需求，并对探索构建智慧居家养老服务模式提供建议及参考，希望能得到您的理解和帮助，尽可能配合我们获得相关资料。本次访谈结果仅用于学术研究，我们将对您的个人信息严格保密，有任何疑问您都可以联系我们（联系方式可以根据老人的要求保留）。

衷心感谢您的帮助与支持。祝您身体健康，万事如意！

“老年慢性病患者智慧居家服务”课题组

访谈时间：________　　　　访谈地点：________

[1—8 为老年人（老年慢性病患者）的访谈]

1. 您的年龄多大？您是党员吗？您的受教育程度是什么？您的户籍是城市的还是农村的？

2. 您有几个子女？您的婚姻状况是什么？您是和谁一起居住的？您平均月收入大概多少？

3. 您身体状况怎么样？有一些疾病吗？这些疾病给您带来了哪些麻

烦？您认为最有可能是什么原因导致这些疾病的？您是怎么对待的？除了医院，您还通过什么渠道改善身体状况？您觉得您的身体照顾得怎么样？您对自己以后的身体照护有什么想法与打算？

4. 除了待在家里，您想去参加一些社会活动（比如，小区选举、亲朋好友的走动、小区的文娱活动）吗？您参加过吗？是怎样参加的？您主要和谁一起参加社会活动？您现在主要做些什么呢？参加过帮助其他人的活动吗？

5. 您对自己的生活状态满意吗？您曾经感到孤独吗？孤独的时候最想做什么？您对未来有信心吗？如果有孤独的话您想通过什么办法解决？需要哪些手段、工具、人员、机构的帮助呢？

6. 您在生活中遇到的主要困难是什么？当您在生活中有困难时您是怎么解决的？您在有困难的时候一般求助于谁？实际上您都是靠谁来服务帮助的？还有哪些想法和问题吗？

7. 您对子女满意吗？您想他们吗？您想和他们住吗？您喜欢社区吗？想住在自己的社区吗？您愿意到专门的养老院去吗？您的子女常回来看您（空巢老人）吗？您知道《中华人民共和国老年人权益保障法》吗？您享受到国家和社会给您的一些政策吗？您感觉到我们的社会是对老人友好的社会吗？您在生活中遇到过哪些不开心、不公平的事吗？

8. 您知道智慧居家养老这种模式吗？您知道在家独自使用一些现代科学器具（比如，摔倒报警器，可以测量血压、心跳等的智能手环等）可以帮您解决困难吗？您有在家里独自使用这些器具来帮助自己的经历吗？您是如何获得并使用这些器具的？您使用的这些现代科学器具与医院、社区、政府或子女有什么关系吗？他们介入这个过程吗？如果没有过使用的经历，主要是什么原因？将来条件具备的话，您打算使用这些器具来帮助自己吗？打算怎样使用？您希望在使用的过程中有其他人、社区、国家的帮助吗？您希望怎么进一步改进这些器具以更好地服务于您本人的生活与身体？或者您希望将来有怎样的工具来帮助您们提高生活质量和保障身体健康？

9. 您觉得老年人是不是越来越多了？老年慢性病患者是不是越来越多了？工作压力是不是越来越大了？政府是不是越来越重视老年慢性病患者了？相关政策与投入是不是越来越多了？这是为什么？老年慢性病患者的

状态怎么样？他们有哪些需求？他们得到很好的照顾了吗？老年慢性病的成因在您看来有哪些？您知道的典型案例有哪些？您有什么看法？政府采取了哪些措施？您觉得目前我国的养老服务供应体系有哪些问题？应该加强哪些方面的服务？还存在哪些方面的缺陷？治理和服务工作遇到哪些问题？应该如何解决？当前有利的条件是什么？将来会怎么办？您参加过或了解社区老年人服务吗？您是否了解或参与过智慧社区建设？应该如何加强社区建设？如何实现社区向智慧社区转型？智慧社区如何建设？如何加强智慧社区建设？如何在智慧社区里加强老年人服务，尤其是老年慢性病患者的服务？政府的投入足够吗？您感觉老年慢性病患者智慧居家服务当前发展得怎么样，运用得怎么样？老年人适应吗？有哪些需要改进的地方？它是未来的发展方向吗？（对政府工作人员访谈）

10. 您参加老年人服务工作多少年了？老年慢性病患者是不是越来越多？您认为老年慢性病患者致病的因素有哪些？他们有哪些服务需求？您的工作压力是不是越来越大了？（对政府工作人员访谈）

访谈中个体的其他特殊情况与情形＿＿＿＿＿＿＿＿

注：（1）“智慧居家养老”还没有明确的模式，在访谈过程中要努力帮助访谈对象进行相关的沟通与理解。比如，用简单的例子来说明：老人外出有GPS定位并联通子女和家人；老人独自在家可以有智能机器人陪伴，并提示用药、吃饭等事项；老人有可穿戴设备并将检测数据传递给社区医院和签约全科医生等。

（2）访谈问卷对同一类对象并不是所有的访谈问题都一一提到，根据访谈对象交流的信息选择性地提问，并根据具体情形安排访谈问题的先后，视情况确定某一个问题的详略等。

图书在版编目(CIP)数据

老年慢性病患者智慧居家服务模式 / 朱海龙著. -- 北京 : 社会科学文献出版社, 2021.9
ISBN 978 - 7 - 5201 - 8875 - 3

Ⅰ. ①老… Ⅱ. ①朱… Ⅲ. ①老年病 - 慢性病 - 护理 - 研究 Ⅳ. ①R473

中国版本图书馆 CIP 数据核字 (2021) 第 167000 号

老年慢性病患者智慧居家服务模式

著　　者 / 朱海龙

出 版 人 / 王利民
责任编辑 / 胡庆英
责任印制 / 王京美

出　　版 / 社会科学文献出版社 · 群学出版分社 (010) 59366453
地址: 北京市北三环中路甲 29 号院华龙大厦　邮编: 100029
网址: www. ssap. com. cn
发　　行 / 市场营销中心 (010) 59367081　59367083
印　　装 / 三河市尚艺印装有限公司

规　　格 / 开 本: 787mm × 1092mm　1/16
印 张: 14. 75　字 数: 241 千字
版　　次 / 2021 年 9 月第 1 版　2021 年 9 月第 1 次印刷
书　　号 / ISBN 978 - 7 - 5201 - 8875 - 3
定　　价 / 98. 00 元